告知されたその日から始める

私のがんを治した毎日の献立

西台クリニック院長・三愛病院医学研究所所長
済陽高穂

講談社

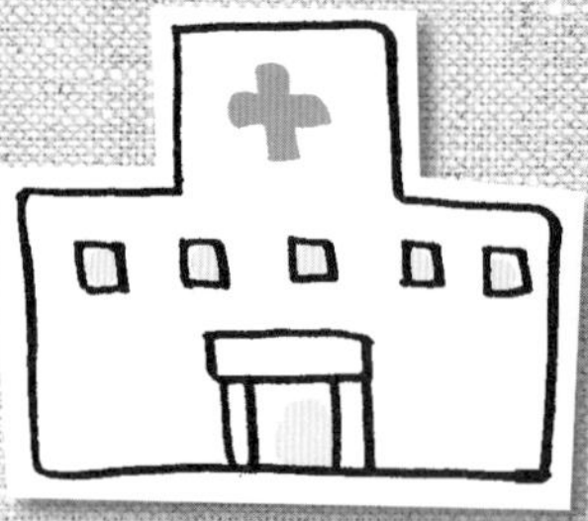

prologue

はじめに

三大療法の限界に直面して

日本人の３人に１人の命を奪うがんを治したいという思いから、私は医師を志しました。がんがもっとも多く発生する消化器の外科医として修業を重ね、30年以上、数千例のがんの手術を執刀してきました。技術を磨き、がんの病巣を的確に取り除くことが、私にとっての初心を貫く道であると信じていたのです。

しかし、ある時期を境に漠然とした疑問を抱くようになりました。「手術・放射線・抗がん剤」という三大療法だけでは、がんは治しきれないのではないかと思い始めたのです。疑問を確信に変える転機となったのが、２００２年に行ったがん手術後の追跡調査でした。

当時、外科部長を務めていた都立荏原病院で１４０２例の手術後の経過を調べたところ、５年生存率（手術から5年後の生存率）はわずか52%。半数近くの方は手術が成功したにもかかわらず、再発して亡くなっていたのです。手術で患者さんの体に負担を強いておきながら、その半分しか助けられないという現実に直面し、私は無力感に打ちのめされました。完全に病巣を取り除き、抗がん剤や放射線で最善を尽くしても数年で再発してしまうのです。それを防ぐにはどうすればいいのか。その時、恩師である中山恒明教授の教えを思い出しました。

「医者は、自分が病気を治すんだなどと大それたことを考えてはいけない。体は患者さん自身が治すもの。患者さんの免疫の力を高めて、治癒力を引き出すのが本当の名医だ」

この恩師の言葉が、私の原点となりました。

晩期がんも食事で回復が可能

漠然とした疑問を抱き出していた頃のことです。私は非常に興味深い症例を体験しました。ある肝臓がんの患者さんは既に手遅れの状態で、肝臓の半分を切除しても根治治療に至らず病変を残したまま手術を終え、余命は3カ月と思われました。ところが、ご家族の強い希望で自宅療養を始めると、その方は不思議にもみるみる元気になり、3カ月後に腫瘍マーカーの値が低下。さらに、1年半後のCT検査ではがん病巣の消失が確認できました。

驚いて「何かされたのですか」と尋ねてみると、奥様の提案で食事療法を行っていたとのことでした。10種類の野菜と果物、きのこや根昆布などの海藻、納豆、ハチミツを毎日とったというのです。この患者さんのおかげで、たとえ晩期がんであっても徹底した食事療法で病気の治癒は十分に可能だということがわかりました。

余命を宣告され、自宅療養に移った患者さんには、こうした特殊な例が少数ながら存在しました。大きな肺がんが縮小したり、せき髄転移を伴う前立腺がんが治ってしまった症例もありました。その方たちも皆、共通して玄米菜食に徹し、塩分を制限、肉食を一切やめるなどの食事の工夫をされていたのです。

きめ細かく食事療法の実践を

そこにがんの改善・治癒の大きなヒントを見つけた私は、本格的な食事療法の研究を始めました。実際の治療に取り入れ、食事指導を始めると、これほどがんを抑制できるのかという驚きの連続でした。そして、ついにもっとも効果的な食事療法を確立することができたのです。

本書では、その済陽式「食事療法」を説明するとともに、実際にがんを克服された患者さんの毎日の食事の内容を紹介しています。1日3食をどのように食べていけばよいのかを、献立形式でわかりやすくまとめました。

食事療法は半年から1年継続することで代謝に変化が現れ、体の状態が整ってきます。定期的な検査で体調を見ながら、きめ細かく着実に実践していただきたいと思います。この本が、すべてのがんの患者さんとご家族の皆さんに希望を与える一書となることを願ってやみません。

Contents

※食事により「がん」を治す効果には個人差があります。

実例レシピ7 茂木真希子さん
乳がん克服・4日間メニュー …… 96

実例レシピ8 多田 久さん
前立腺がん克服・4日間メニュー …… 108

実例レシピ9 馬場悦則さん
大腸がん克服・4日間メニュー …… 120

済陽式食事療法をおいしく続けるコツ …… 132

Chapter 2
管理栄養士 杉本恵子先生の お助けレシピ

●野菜がたっぷり摂れるワンプレート

プレート1 …… 134
エビとキャベツのパスタ
焼ききのこのアーモンドマリネ
じゃがいもヨーグルトソースサラダ

プレート2 …… 136
ごぼう入りオムライス
よくばりピクルス
トマト豆乳スープ

プレート3 …… 138
豆カレー
野菜たっぷり餃子
キャロットアップルサラダ

●野菜を美味しくたっぷり摂れるドレッシング&ソース …… 140

●ジュースのしぼりかすを使ったヘルシースイーツ …… 142

写真／江頭徹（講談社写真部）
デザイン／田中小百合（オスズデザイン）
原稿／西田知子
患者さん実例レシピ整理、お助けレシピ作成／杉本恵子（管理栄養士・ヘルスケアトレーナー）
料理製作／須田涼子（栄養士）、福原由加里（管理栄養士）、中山康子（管理栄養士）

がんを封じるために 毎日の食習慣を見直そう

食生活の欧米化による弊害

現在、日本における年間の死亡者数約114万人のうち、約3割をがんが占めています。がんによる死亡者は昭和56年以来、死因のトップとなり、なおも増え続けています。

一方、アメリカをはじめイギリス、フランスなどの欧米諸国では、1990年代前半以降、がんの患者数と死亡率が減少し続けています。そのきっかけとなったのが、1977年にアメリカで発表されたマクガバン・レポートでした。

この報告書では「1.肉食中心の食生活　2.野菜摂取減少によるビタミン、ミネラル不足　3.病気と栄養の問題を医学界が黙殺してきた」ことが、がん、心臓病、糖尿病の増加の要因と指摘。「動物性食品を減らし、未精製の穀物、野菜、果物を多く摂る食事」を提唱しています。

その後、アメリカ政府は健康のための数値目標を設定し、1990年に米国国立がん研究所が「デザイナーフードプロジェクト」を打ち出しました。この国家プロジェクトを実行に移し、着実な成果を得ています。食事指導を徹底することにより、がんは減り続けているのです。

また、イギリスの故ドール博士によるがんと食事に関する研究も広く知られています。長年かけて行った疫学調査の結果、「がんの原因の35%は食事、30%は喫煙であり、アルコールや薬剤、添加物などを含めると原因の40～45%は食品である」と報告しました。

1981年の発表当初はそれほど注目を集めなかったのですが、後にこの調査をもとに「がんは予防可能」と考えられるようになりました。すなわち、「がんは禁煙と食事で6、7割防ぐことができる」。この考えはいま、世界におけるがん予防の常識になっています。

こうした研究や調査を経て、植物性食品を主体にする食事が世界的に見直され、今では米国だけでなく、多くの先進国で十数年前からがんの食事指導が実施されています。

食事で自然治癒力を引き出す

対する日本は本来、米、野菜、魚を中心とする理想的な食生活だったのが、いつのまにか肉食中心の欧米流の食生活に陥り、動物性食品の摂り過ぎによる弊害に苦しめられるようになっています。その結果、がんは増加する一方です。

がんの治癒を目指し、再発を予防するには、もう一度、日本人の食事の大原則を思い出さなければなりません。長きにわたり続けられてきた低塩・低脂肪・低たんぱくの食事は、日本人の体質に合い、免疫力を高めてくれます。がんの食事療法こそ、患者さんの体質を改善し、自然治癒力を引き出す方法なのです。

ところが、日本の医療技術は世界的にも高いレベルにあるのに、食事指導をきちんと行える病院や施設は一部に限られています。そこで、私は手術を受けた患者さんを何とか再発させないように、さらには晩期がんの患者さんを救う

手だてとして食事療法の模索を始めました。国内外の食事療法に関するさまざまな文献を読み、この分野の先達たちの業績に学びました。

主なものは、ゲルソン療法、星野式ゲルソン療法、甲田療法、マクロビオティック、栗山式食事療法、ナチュラルハイジーンなどです（次ページの表参照）。

ドール博士によるがんの発生要因分析

- 食品添加物
- 医薬品
- 紫外線
- 工業生産品
- 不明
- 放射線
- 職業
- 公害
- アルコール
- 出産・性生活
- 慢性炎症 10%
- 喫煙 30%
- 食事 35%

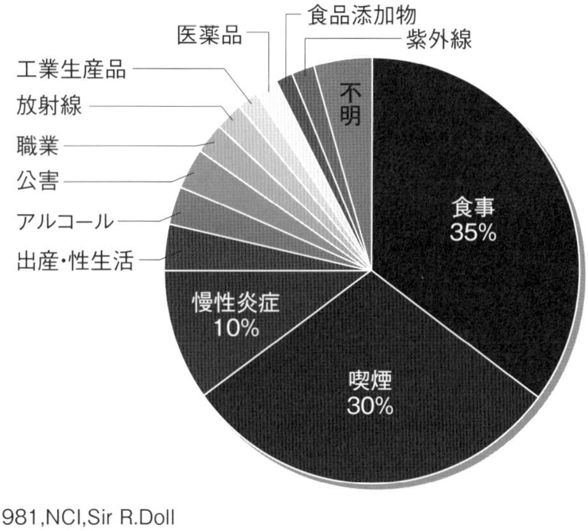

1981, NCI, Sir R.Doll

食事指導により、進行がんの6割強が改善

済陽先生が参考にした主な食事療法

●甲田療法

甲田医院院長の甲田光雄氏が、「西式健康法（西勝造氏がつくった独特の食事療法や体操などを行う健康法）」を継承しつつ確立した療法。少量、生菜食、断食療法などを適宜行う。生菜食とは文字通り加熱しないで生でとる方法で、主食を生の玄米粉とし、大量の青汁や根菜のすりおろしなどを摂るのがポイント。動物性食品の摂取を禁止している点や塩分制限、大量の生野菜の摂取などはゲルソン療法と一致している。

●ゲルソン療法

ドイツ生まれの医師、マックス・ゲルソンが1920年頃に確立したもので、がんの食事療法の草分けである。その方式や症例は「がん食事療法全書」として上梓され、今では食事療法のバイブル的存在として世界中で読まれている。動物性食品、脂肪・塩分を厳しく制限し、新鮮な野菜や果物を大量にとることで、免疫力を高める。野菜の摂取法の中でも、1日2000mℓ以上の野菜のしぼり立てジュースはとくに重要とされる。

●星野式ゲルソン療法

精神科医の星野仁彦氏が、自らのがん（大腸がんから転移した肝臓がん）を克服した実体験に基づいて考案した、ゲルソン療法のアレンジ版。野菜・果物の大量摂取など大きな指針は元法どおりであるが、一般的な社会生活を送りながら実行でき、しかも効果が失われないように工夫されている。たとえば、野菜ジュースは「400mℓを1日3回以上飲む」とし、ゲルソン療法より野菜ジュースの量が減る分をビタミンC剤などで補給する。

●マクロビオティック

第二次世界大戦前後、桜沢如一氏が考案した玄米菜食を中心とする食事療法。その後、弟子の久司道夫氏などが海外に広めたことから、日本国内にとどまらず、世界各地で普及している。主食は玄米や雑穀、全粒粉の小麦製品。副菜は野菜、豆類、きのこ、海藻などで、肉類や乳製品は禁止。砂糖は使用せず、塩はにがりを含んだ自然塩を用いる。独自の陰陽論をもとに、食材や調理法のバランスを考えるのが特徴。

●栗山式食事療法

栗山毅一氏とその後継者の昭男氏が提唱する100年の歴史をもつ自然食療法。生の水、生の果物、野菜を中心とする自然食により、健康を維持できるとする。

●ナチュラルハイジーン

1830年代にアメリカで起こった自然主義運動。松田麻美子氏が日本に紹介した。生の果物、野菜を中心とする自然食で、自然治癒力の正常化の維持を目指す。

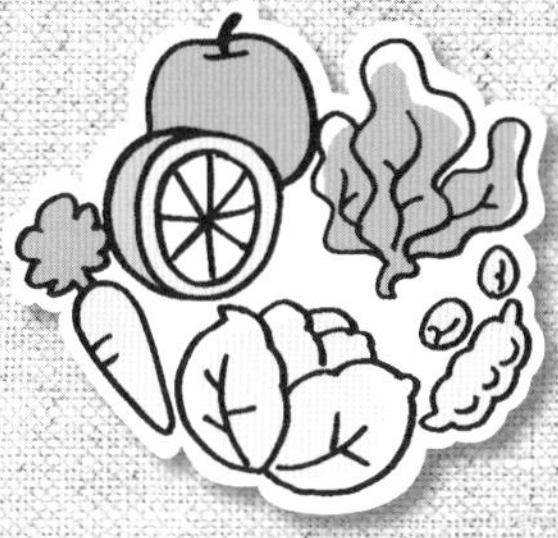

驚くべき有効率61・5%

食事指導を始めてみたところ、驚くべき症例が続々と出てきました。手術・放射線・抗がん剤の三大療法を用いても手の施しようがない患者さんも回復するケースが少なくないのです。

ただし、食事療法が効果を発揮するには最低ラインとする免疫力（血液1㎣中のリンパ球が1000個以上かつ白血球が3000個以上）が必要です。これ以上ならば、晩期がんでも食事療法を試す価値があるといえるでしょう。

では、実際に私が食事指導を行っている患者さんの治療成績をご紹介します。対象は胃がん、大腸がん、肝臓・すい臓がん、前立腺がん、リンパ腫など計156例。すべて晩期がんを含む進行がんで、手術後の再発例が約半数です。

指導後の結果は完全治癒19例、改善77例、不変2例、進行9例で、有効率61・5%。進行がんでも6割強は改善するのです。

なお、私はがんの三大療法を否定するわけではありません。事実、現在も患者さんの状態に応じて必要な療法を行っています。さらに、そこに食事療法を加えて三大療法とコンビネーションをとれば治癒率が飛躍的に高まるのです。

ぜひ済陽式「食事療法」を正しく実践して、がんの抑制にお役立てください。具体的な方法については、次ページより説明していきます。

約10年間における食事療法の治療成績

臓器別症例数		完全治癒	改善	不変	進行	死亡
胃がん	20	2	9		1	8
大腸がん	45	3	22	1	1	18
肝臓がん	4	2	1			1
すい臓がん	11	1	4		2	4
胆道がん	8		3		1	4
食道がん	7	2	2		1	2
前立腺がん	12	4	6			2
乳ガン	16	1	9	1	1	4
悪性リンパ腫	9	1	7			1
その他	24	3	14		2	5
総計	156	19	77	2	9	49

がんを防ぐ8箇条 1

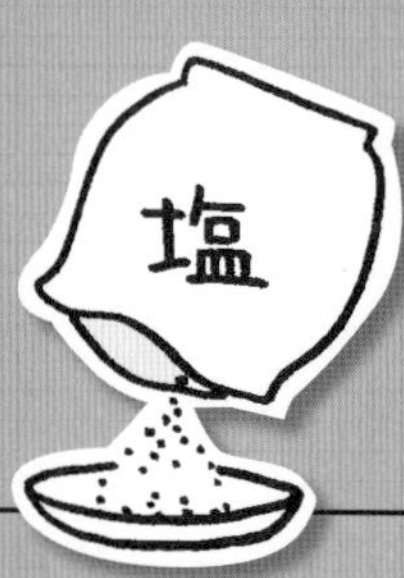

限りなく減塩を

調味料の塩分はゼロに近づける

塩分は胃がんと密接なかかわりがあり、さらにはあらゆるがんにかかわっています。塩分とがんの関係が注目されるきっかけになった調査は1968年以降、秋田県で行われたものでした。当時、秋田県は脳卒中の発症率が高く、全国平均より非常に多い塩分摂取が要因と考えられました。そこで減塩を呼びかける運動を進めたところ、脳卒中が半減。のみならず、胃がんの発症までもが3分の1になったのです。

なぜ塩分の過剰摂取で胃がんのリスクが増加するのでしょうか。塩分を摂りすぎると、胃壁粘膜が傷むからです。さらに細胞のミネラルバランスもくずれるため、すべてのがんのリスクが高まると考えられるのです。

食事療法では、できるだけ無塩に近づけることが原則。塩分は、魚介類や海藻に含まれるもので十分なので、調味料による塩分は不要です。

だしを利かせて香辛料の活用を

調理の際に、塩や醤油はいっさい使わないのが基本です。どうしても必要なときは、塩分が通常の半分程度になる減塩塩や減塩醤油をほんの少し使用するようにしましょう。

おひたしやお刺身などには、減塩醤油を同量のレモン汁や酢で割って使うといいでしょう。すると、通常の醤油の約4分の1の塩分で済みます。私自身も実践している方法ですが、酢の風味も加わってこれで十分に満足できます。

他にも、昆布やカツオブシ、しいたけなどのだしを利かせたり、ワサビやサンショウなどの香辛料を使ったり、しょうがやシソなどの香味野菜を活用すると、味のバリエーションが広がり、料理をおいしく楽しめます。

なお、漬け物や塩蔵品はもちろん、練り製品やハム、ウインナーなどにも多くの塩分が含まれます。こうした加工品の使用は禁止です。

がんを防ぐ８箇条 2

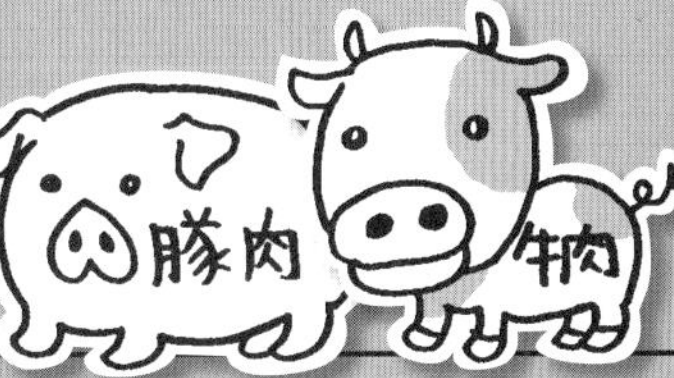

四足歩行の動物は食べない
（牛、豚、馬、羊）

牛肉・豚肉の摂取は完全禁止

牛・豚をはじめとする四足歩行の動物は、がんの発生・悪化を促す要因となります。

動物性脂肪の摂りすぎにより悪玉コレステロールが増え、がんの危険性が高まることは広く知られていますが、最近では動物性たんぱく質もリスクを高めることがわかってきました。

米国・コーネル大学のキャンベル教授は次のような実験を行っています。２群のマウスの一方に動物性たんぱく質５％を含むエサを与え、他方には20％を含むエサを与えた上で肝臓がんを起こす物質を投与したところ、後者のほうが前者の３倍も多く肝臓がんが発生したのです。

これは動物性たんぱく質を分解し合成するため、肝臓内の酵素が活性化して遺伝子のミスマッチなどを起こし、発がんが促されるからです。

がん患者さんは体質改善が進むまで、半年から１年以内は四足歩行の動物は一切禁止します。

鶏肉・魚は部位や種類を選んで

鶏肉や魚を摂る場合は部位や種類を選んで、２日に１回、通常の半量を目安にしてください。

鶏肉は、脂身の少ないささみや胸肉の皮の部分を除いて使うといいでしょう。

魚は酸化しやすいマグロやカツオなどの赤身魚は避け、ヒラメやタラなどの白身魚を選びます。ちなみに鮭も白身魚ですが、赤さのもとの抗酸化物質アスタキサンチンが抗がんに役立ちます。アジやサバなどの青背魚は現代人に不足しがちなＥＰＡやＤＨＡを含みますが、酸化しやすいので新鮮なものを吟味してください。

他にも、イカ、タコ、カキ、エビ、カニなども少量ならけっこうです。丸ごと食べられる小魚もおすすめですが、シラス干しやメザシなどの塩蔵品は必ず塩抜きしてから使いましょう。

なお、卵は健康的に育てた鶏が産んだものを選び、１日１個を目安に摂取してもけっこうです。

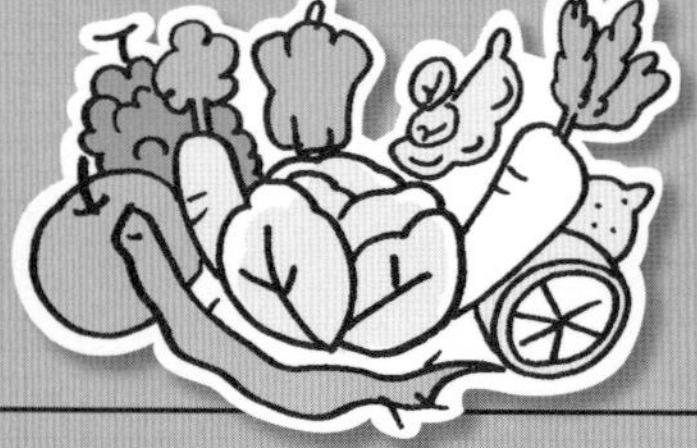

がんを防ぐ8箇条 3

野菜・果物をたっぷり摂る

新鮮な野菜で抗酸化物質を補給

野菜や果物には、ポリフェノールやフラボノイド、カロテノイド、ビタミンC、葉酸などの抗酸化物質、すなわち発がんの要因となる活性酸素を除去する働きをもつ成分が豊富に含まれています。これらはファイトケミカルとも呼ばれ、がんに限らず、生活習慣病対策に欠かせないものとして注目を集めています。野菜や果物の大量摂取をすすめるのは、こうしたファイトケミカルを補給するという目的があります。

さらに、野菜や果物にはさまざまな酵素（体内で起こる科学反応を促す物質）が活性の高い状態で含まれています。それらの酵素も、消化力や免疫力を高めるのに役立ちます。

また、がんを抑制・改善するには細胞のミネラルバランスを整えることが不可欠です。そのため、減塩と併せてカリウムを補う新鮮な野菜や果物を毎日、たっぷり摂ることが重要です。

ジュースで効率よく大量摂取

加熱調理による酵素やビタミンの損失を防ぐため、野菜や果物は生で摂取するのが理想です。しかし、そのままでは量を食べられないのでジュースにして効率よく飲むといいでしょう。

野菜と果物を4、5種類組み合わせ、ジューサーで作ります。がんの抑制には1日1.5〜2リットルを目安に、その半分程度ならサラダなどで食べてもいいですが、少なくとも1リットルはジュースで摂りましょう。作り置きせず、必ずしぼり立てで飲んでください。

種類はできるだけ旬のものから、いろいろな食材を取り合わせましょう。果物ではGI値（グリセミック・インデックス）が低く、食後の血糖値への影響が少ないりんごがおすすめです。

また、野菜や果物は無農薬か低農薬のものを使用すること。新鮮な野菜や果物も大量の農薬が使われていると、体に害を及ぼしかねません。

がんを防ぐ8箇条 4

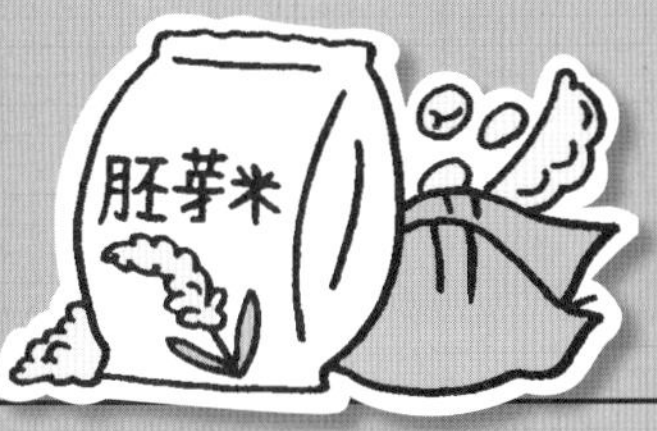

胚芽を含む穀物と豆類を食べる

胚芽は有効成分の宝庫

米や麦の胚芽の部分は、植物が育つための栄養素や酵素がたくさん詰まった有効成分の宝庫です。主な成分はビタミンB_1をはじめとするビタミンB群やビタミンE、抗酸化物質のリグナンやフィチン、腸内環境を整える食物繊維などで、いずれもがんの改善に働きかけます。

主食となるごはんは玄米や胚芽米、パンなら全粒小麦でつくったものにしましょう。

玄米は米のもみ殻だけを除いたもので、さらに種皮を除いたものが胚芽米です。できれば玄米のほうが望ましいのですが、消化・吸収の弱い人の場合は胚芽米にしてもいいでしょう。また、玄米が発芽した段階で製品化した発芽玄米を使えば、より柔らかく食べやすくなります。

これらの穀物を利用する際に気をつけいたいのが農薬です。農薬は主に胚芽部分に蓄積するので、必ず低農薬のものを選んでください。

イソフラボンが抑制作用を発揮

大豆には、大豆イソフラボンという有効成分が含まれています。この成分はすべてのがんの抑制に役立ち、とりわけ乳がんや前立腺がんに有益であることは広く知られています。

これらのがんは、性ホルモンによって増殖が促されるホルモン依存性のがんです。性ホルモンと大豆イソフラボンは非常に似た構造を持っています。そのため、体内に大豆イソフラボンが豊富にあると、がん細胞が増殖に必要とする性ホルモンと結合できなくなるのです。

また、イソフラボンの他にも、大豆はビタミンB群やビタミンE、食物繊維などを豊富に含んでいます。さらに、がんの食事療法で厳しく制限する動物性たんぱく質に代わって、良質なたんぱく質の供給源となります。

よって、豆腐や納豆、豆乳などの大豆製品や煮た大豆などを毎日欠かさずに食べましょう。

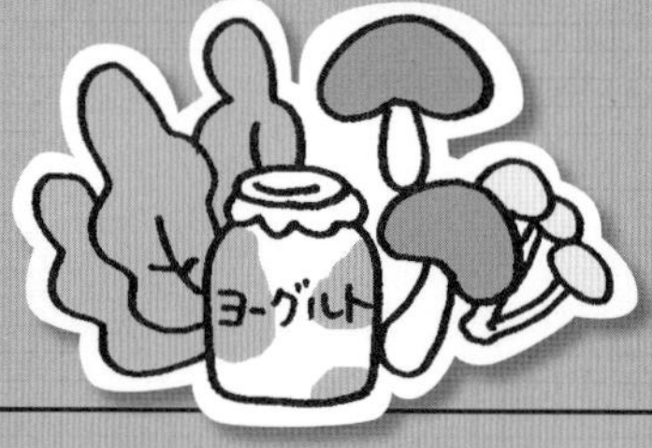

がんを防ぐ８箇条 5

乳製品・きのこ・海藻を食べる

乳酸菌の働きで悪玉菌を撃退

私たちの腸には３００種類、１００兆個もの腸内細菌がすんでいて、善玉菌と悪玉菌とが絶えず争いを続けてます。この勢力争いに善玉菌が負けて悪玉菌が多く繁殖すると、さまざまな病気や不調の要因となり、がんの発生も促されます。逆に、善玉菌が打ち勝って多く繁殖すれば、がんの抑制に働きかけるのです。

こうした働きを有する善玉菌の代表が乳酸菌です。乳酸菌とは乳酸をつくり出す菌の総称で、ビフィズス菌やブルガリア菌などがあります。

腸内に善玉菌を多く繁殖させる手っ取り早い方法が、各種乳酸菌を含むヨーグルトを食べることです。毎日少なくとも３００グラムを目安にとれば、腸内環境が整い、免疫力も高まります。

また、食事療法で肉類を制限するときに不足しがちなカルシウムやたんぱく質などの栄養素を補うためにも、乳製品は役立ちます。

免疫力賦活物質をとり入れる

ヨーグルトと同様に、優れた免疫賦活力を持つ食品がきのこと海藻です。

きのこ類には、β-グルカンという免疫力を活性化させる成分が含まれます。最近では、ナノテクノロジーによりβ-グルカンを微粒子化したサプリメントも開発され、摂取するとリンパ球が増え、免疫力が高まることがわかっています。

また、海藻にはフコイダンという免疫賦活物質が含まれます。フコイダンは体内の免疫物質であるインターロイキンの産生を促すといわれています。

いずれも腸内の善玉菌の繁殖を促す食物繊維も豊富に含むので、毎日の食事に積極的にとり入れましょう。海藻の根昆布なら1個、わかめなら水に戻したものを湯のみ茶碗に1杯。きのこは、しいたけなら1個の半分程度を目安にするといいでしょう。

がんを防ぐ8箇条 6

レモン・ハチミツ・ビール酵母を摂る

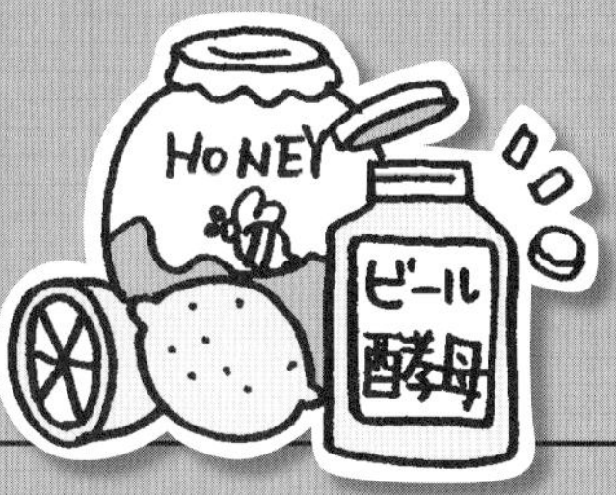

レモンでクエン酸回路を円滑に

体内のミネラルバランスを適切に保つには、減塩と並んで、クエン酸回路が健全に機能することが重要です。

クエン酸回路とは代謝によってエネルギーを産生する反応系のことで、クエン酸に始まりクエン酸に戻るサイクルをくり返しています。このサイクルが円滑に回ると、ＡＴＰというエネルギー物質が産生され、細胞のナトリウム・カリウムのバランス維持に働きかけるのです。

よって、がんの食事療法にはクエン酸を多く含むレモンの摂取が欠かせません。他にも、レモンにはビタミンCやポリフェノール、カリウムなど、豊富な有効成分が入っています。

目安として、1日2個はレモンをとりたいものです。野菜ジュースに混ぜたり、料理の風味付けに使ったり、そのまま薄くスライスしてハチミツ漬けにしても食べやすいでしょう。

砂糖の代わりにハチミツを

古来より、ハチミツは滋養に富む食品として知られています。ビタミン・ミネラルやオリゴ糖、さらには免疫を賦活するといわれる花粉も多く含んでいます。

毎日、生ジュースに入れたり、調理に用いるなどして、大さじ2杯程度はハチミツをとりましょう。

ただし、ハチミツも良質なものを選んでください。輸入ハチミツには農薬を使った植物から採取したものもあるので、注意が必要です。

この他、がん患者さんには、アミノ酸補給のため、ビール酵母からつくられた「エビオス錠」を朝晩10錠ずつ、合計20錠とってもらいます。

酵母は植物性たんぱく質と動物性たんぱく質の中間的な存在で、体内で利用しやすいたんぱく質を豊富に含んでいます。そのため、食事療法で制限する動物性食品の補完食となるのです。

がんを防ぐ8箇条 7

油はオリーブ油かごま油

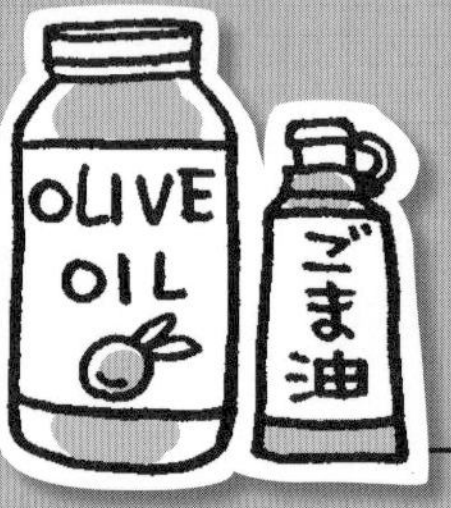

酸化しにくい良質な油を使う

がんの食事療法では、動物性脂肪を控えるのはもちろん、植物性脂肪についても注意が必要です。現代人の食生活ではn-6系多価不飽和脂肪酸に属するリノール酸の摂取量が多くなっています。加工品や外食メニューに多用されているからです。リノール酸は体に不可欠な必須脂肪酸ですが、摂り過ぎると害があり、がんを含む生活習慣病の要因になるともいわれています。

バランスの偏りをなくすためにも、n-6系多価不飽和脂肪酸の多いコーン油や綿実油、大豆油などの使用は避けるべきです。n-3系不飽和脂肪酸の植物油であるシソ油やエゴマ油、または一価不飽和脂肪酸の多いオリーブ油やごま油、ナタネ油などの割合を増やしましょう。

とくに加熱しても酸化しにくいオリーブ油とごま油はおすすめです。調理では、これらの良質な油を適量使うといいでしょう。

トランス脂肪酸にも注意

最近、トランス脂肪酸の弊害も話題になっています。トランス脂肪酸には天然のものもありますが、大半は食品の加工によってできるものです。液体の不飽和脂肪酸を固めるため、水素を添加して飽和脂肪酸に変化させる工程で発生するのです。身近な食べ物では、マーガリンやショートニング（ラードの代用品）、スナック菓子、プロセスチーズなどに含まれています。

トランス脂肪酸はＬＤＬコレステロールを増やして動脈硬化などのリスクを高めるとともに、マクロファージの活性を弱め、免疫力を低下させるといわれています。

欧米諸国ではかなり以前から使用が規制されてきましたが、日本ではようやくここ数年、自主規制などの動きが見られるようになりました。食事療法においては、トランス脂肪酸の多い食品はできるだけ避けたいものです。

がんを防ぐ8箇条 8

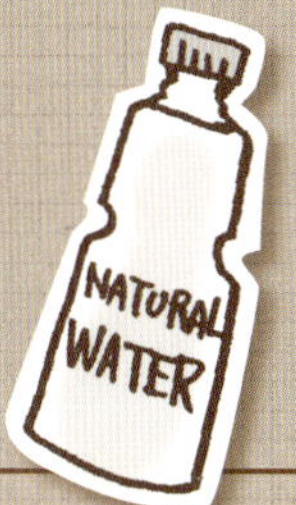

水はナチュラルウォーター

清浄な環境の自然水を飲む

水分は代謝に不可欠で、人の体内では1日約2リットルの水が入れ替わっています。その水をいかに摂取するかはとても重要です。

毎日、普通に水道水を飲んでいる方も多いかもしれませんが、がんの食事療法においては水道水はおすすめできません。水道水には塩素やフッ素などが添加されているため、体内で活性酸素が増える要因となるからです。飲み水は、できるだけ清浄な環境のわき水や井戸水などの自然水を飲むのが望ましいでしょう。

現実的には、都会では多少高価でも手軽なペットボトル入りの自然水（ナチュラルミネラルウォーター）を利用することになります。

そこまでできないという場合は、高性能な浄水器を設置して、ろ過した水を使いたいものです。心不全や腎障害などの症状がない限り、1日1・5リットルは飲みましょう。

禁酒・禁煙は大前提

なお、お酒は健康な人がほどほどに楽しむ分には体によいといわれていますが、がんの患者さんに関しては病状が改善するまで禁止です。

アルコールは消化器の壁を荒らし、食品に含まれる有害物や発がん物質の吸収が高まるという弊害があるからです。さらには、肝細胞を傷つけ、解毒や代謝作用など肝臓の働きを阻害します。なかでも、食道がんと咽頭がんはアルコールが大きな原因となることが広く知られています。

病状が好転して安定してくれば、週1度くらいの適量の飲酒はできるようになります。それを励みに、半年から1年くらいの間は飲酒を我慢してください。

また、タバコについてはがんに限らず、健康に百害あって一利なし。禁煙はがんの食事療法の大前提になります。

↓↓↓ 確実にリスクを低下	↓↓ おそらく確実にリスクを低下	↓ リスクを低下させる可能性がある
↑↑↑ 確実にリスクを上昇	↑↑ おそらく確実にリスクを上昇	↑ リスクを上昇させる可能性がある

	肝臓	大腸	乳房	卵巣	子宮頸部	前立腺	甲状腺	腎臓	膀胱
	↓	↓↓↓	↓↓	↓	↓	↓	↓	↓	↓↓
			↓↓	↓	↓		↓		↓↓
		↓	↓		↓				
					↓				
							↑ ヨード		
		↓							
		↓	↓						
		↓↓↓ 結腸のみ	↓						
	↑↑↑	↑↑	↑↑						
		↑↑↑ 赤身肉	↑			↑		↑	
		↑							
		↑ 加熱調理							
		↑ 全脂肪と飽和脂肪	↑ 全脂肪と飽和脂肪			↑ 全脂肪と飽和脂肪			
						↑		↑	
		↑							
									↑
	↑↑ アフラトキシン								
		↑	↑↑					↑↑	
		↑ 成人期の高身長	↑↑↑ 成人前の急速な成長						
		↑			↑↑			↑	↑↑

この表は「世界がん研究基金（WCRF）」が1997年に発表したものである。2007年に新たな報告書が出されたが、野菜と果物は、がんの「発症リスクを下げる」と今回も評価された。また、赤身肉が大腸がんの原因となる可能性がより強まった。

栄養とがんについてのまとめ『世界がん研究基金』より

世界中の膨大な数の研究から導き出された価値の高い報告書です。食物や栄養に関係するさまざまな要因と個別のがんの関連性について評価を下しています。がんの食事療法におけるきわめて重要な指針となるでしょう。

	喉頭	食道	肺	胃	膵臓	胆のう
野菜	↓↓	↓↓↓	↓↓↓	↓↓↓	↓↓	
果物	↓↓	↓↓↓	↓↓↓	↓↓↓	↓↓	
食事からカロテン類		↓	↓↓	↓		
食事からのビタミンC		↓	↓	↓↓	↓	
食事からのミネラル			↓セレン			
穀類		↑		↓全粒		
でんぷん				↑		
食物繊維					↓	
お茶				↓		
身体活動			↓			
アルコール	↑↑	↑↑↑	↑			
塩分				↑↑		
肉類					↑	
卵類						
調理法				↑ 加熱調理		
植物性脂肪			↑ 全脂肪と飽和脂肪			
コレステロール			↑		↑	
牛乳と乳製品						
糖類						
熱いマテ茶		↑				
コーヒー						
食品汚染						
肥満						↑
体格要因						
喫煙	↑↑	↑↑↑	↑↑↑		↑↑↑	

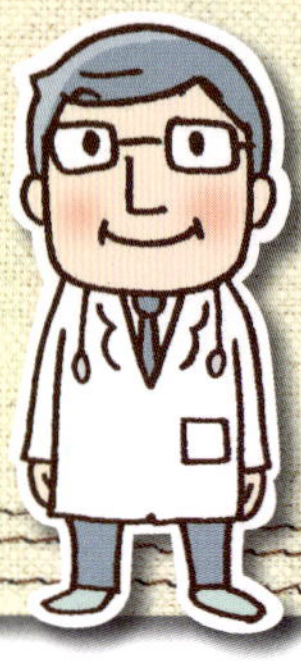

がん別・効果的な食事療法

治療の本質である自然治癒力を高める

病気の治療・治癒が、前世紀までは医療側の理論で進められてきたが、治癒の本質は、自然治癒力。すなわち人体の免疫力にかかっており、手術や投薬などの医療行為は、これを手助けする手段にすぎないことがようやく認識され始めた。

がん治療においてもしかり。食事の工夫で人体の回復力（免疫力）を高め、食物となる動植物が自ら備えているポリフェノールや代謝酵素成分を利用することで、がん病態の改善が得られだしている。この項では、人体各臓器の解剖学的位置、特徴的機能の観点から、がん臓器の改善に有効と思われる食材を選び出して述べてみた。

臓器別・有効な食材

なかなか画一的に効果が発現されるわけではないが、摂取により あるいは、摂らない（制限する）ことにより病態の改善が半数以上に認められてきたものを列挙してみる。

（これらの大半は、玄米・菜食、塩分制限、動物性（Animal）脂肪・動物性たんぱく制限を基盤とした食事による）

❶前立腺がん

有効な食材　**トマト、大豆**

根拠　トマトのポリフェノール・リコピンが前立腺がんの治療と予防に絶大な効果をもつことは、２００１年ハーバード大とＮＣＩの共同研究で証明されている。毎日トマトジュースを飲み、週2～3回トマト料理を食べることにより、前立腺がんが5割以上防げるとしている。

また、家森幸男京大名誉教授の研究で、大豆に含まれる『イソフラボン』成分が、性ホルモンの受容体に結合して、その働きを阻害するので、大豆製品を食べることにより、前立腺がんの進行が半数以上（豆腐2丁で8割）抑えられることがわかっている。

❷乳がん

有効な食材　**豆腐、青汁、プルーン、大量のジュース**

根拠　やはり家森幸男京大名誉教授は、大豆に含まれる『イソフラボン』成分が、女性ホルモンの受容体に結合するため、乳がん発生を半分以上予防すると力説されている。

がん食事療法バイブル、マックス・ゲルソン著の『がん食事療法全書』には、青汁を半年以上飲み続けた4人の乳がん患者で、2人が治った例が紹介されている。また私が経験した例でも、プルーン1日１５０㎖を半年間飲み続け（その他にも、玄米・菜食の食習慣を続けている）、直径2㎝の乳がんがあった患者2名が治癒している。米国出版の単行本『Cancer Battle Plan』で全身転移の乳がんが1日12回のジュース飲用で、半年で寛解した例が紹介されている。

❸胃がん

有効な食材　**緑茶、玄米、ワサビ、塩分制限（減塩）**

根拠　胃がんの原因がヘリコバクター・ピロリ菌を含む発がん遺伝子（CagA遺伝子）によるとされ、過半の症例が該当するが、他要因も大いに関与し、塩分摂取が危険因子であり、減塩・無塩食が推奨される。胃粘膜を清浄に保つ緑茶を1日に10杯程度飲むことや、細胞エネルギーであるＡＴＰの生産に不可欠なクエン酸回路の代謝を盛んにする玄米成分（胃病では玄米が苦手な人が多い）も有効である

❹食道がん

有効な食材　**緑黄色野菜、果汁、かぼちゃ、減塩、緑茶、ハチミツ、禁酒・禁煙**

根拠　食べ物が真っ先に通過する食道は、食べ物の刺激を受け易い所で、粘膜に細菌や毒性物質が直接作用する。大量飲酒かつ喫煙家の人は、禁酒禁煙の人の14倍、食道がん罹患率が高い。

筆者の恩師・中山恒明教授は食道がん手術の権威で、食道がん患者を多数受け持った経験から、ブランディなどのアルコールにタバコのニコチンなどが溶けたものが食道壁を荒らしている症例が多かったことや、粘膜の正常化や免疫能向上に野菜・果物が威力を発揮して、がんの改善をみたものが比較的多く報告されているという。

❺大腸がん

有効な食材　**野菜・果物、食物繊維、ヨーグルト、海藻**
動物性脂肪・動物性たんぱくの制限

根拠　米国のデータで、毎日肉食する人の大腸がん発生率は週に1回肉食する人の2倍みられる。これは動物性たんぱく質・脂肪を多食することで、肝細胞代謝が過剰となり、たんぱく合成過程で発がん因子を組み込むミスマッチが増加することと、消化のための胆汁や膵液の分泌量が過剰となり、これらが大腸粘膜を傷め、発がんさせるものと考えられている。腸内細菌をヨーグルト摂取で乳酸菌などの善玉菌にすることにより、血中リンパ球などを増加させて免疫能を向上させるほか、悪玉菌繁殖を妨げて毒性物質を減少させてがんの発生を防ぐことが可能となる。

❻肝臓がん

有効な食材　**野菜・果物、レモン、キャベツ、シジミ**

根拠　肝細胞がんは主にＢ型やＣ型肝炎ウィルスにより発生するが、この抑制にインターフェロンなどの薬剤が有効であるほか、抗酸化物の新鮮野菜が肝炎ウィルスの活動を抑止して、肝臓がんの予防や改善が見られ出している。肝炎ウィルス量が激減して、肝硬変の劇的改善をみた症例も経験している。ドイツ・チューリンゲン大学では、コマツナのスープに大量含まれる細胞組織の酸化を防止するグルタチオンを投与した治験で、6人の肝臓がん患者で改善をみている。

がん別・効果的な食材

食道がん	かぼちゃ、果汁、ハチミツ	結腸・直腸がん	ヨーグルト、海藻
肺がん	らっきょう、かぼちゃ	乳がん	大豆、青汁、プルーン
胃がん	緑茶、玄米、ワサビ	卵巣がん	無農薬野菜、果汁
すい臓がん	レモン、大根、ハチミツ	前立腺がん	トマト、大豆
肝臓がん	レモン、キャベツ、シジミ	リンパ腫	青汁、レモン

⑦すい臓がん

有効な食材 **レモン、大根、ハチミツ**

根拠 もっとも治療困難ながんであり、各種治療成績も低い（5年生存率が2～3割程度）。レモンを大量（1日3～6個）摂取する人に改善傾向が認められ、昔から必須の食物と考えられている。これは、細胞エネルギーを生むクエン酸代謝に役立つクエン酸や強い抗酸化ポリフェノールであるエリオシトリン、ビタミンCなどを含むからで、古代ローマ時代のコロセウムで、毒蛇と戦った戦闘士で、直前にレモンを飲んだ者だけが助かったことから、もっとも強力な毒消しとされてきた。ほかに大根のジアスターゼを中心とする消化酵素はでんぷんの分解だけでなく、たんぱく質や脂肪の分解酵素も含んでおり、解毒に奏効を示し、またハチミツの各種有機酸（グルコン酸やリンゴ酸、コハク酸など）も細胞エネルギーの生産に役立ち、がんの予防や改善の一助となっている。

⑧肺がん

有効な食材 **らっきょう、かぼちゃ、禁煙**

根拠 喫煙や大気汚染、車の排気ガスなどにより気管支粘膜が痛んで発生することが多い肺がんですが、腺がんなども含みます。禁煙が絶対条件ですが、食べ物では、硫黄を含む（アリシン属）らっきょう、ニンニクなどが肺がん抑制実験で証明されています。またかぼちゃに大量に含まれるβ－カロテンは体内でビタミンAに代わって皮膚や粘膜の防護力に優れるため、肺がんや食道がんの予防や改善効果が認められています。

1日あたり5粒程度のらっきょう（必ず塩出しする）がおすすめです

⑨卵巣がん

有効な食材 **野菜・果物（無農薬）**

根拠 欧米では卵巣がんの原因に農薬が多分に関与している知見が得られ、無農薬野菜の摂取が推奨されています。「未来の食卓」という題名のフランス・ドキュメンタリー映画では、学校給食での無農薬・有機栽培食材の使用が推進され、大人では無農薬食材が卵巣がんや不妊症の改善に有望と結論付けています。

⑩リンパ腫

有効な食材 **青汁、レモン**

根拠 血液のがんであるリンパ腫では、傷ついた遺伝子を修復するため、新鮮な野菜・果物の大量ジュースが有効で、筆者の経験例9例中7例で改善をみている。もちろん、玄米・菜食、塩分や動物性たんぱく・脂肪の制限が原則で、ほかにレモンの大量摂取（2～4個／日）・ハチミツなども有効である。米国版『がん勝利者25人の証言』にも大量ジュース有効例が紹介されており、リンゴ、ジャガイモ、アーモンド、ゴマの摂取も有効としている。

Chapter 1

がんを治すために毎日食べ続けた。
「がんを克服」した患者さんの
本物のレシピ 初公開!!

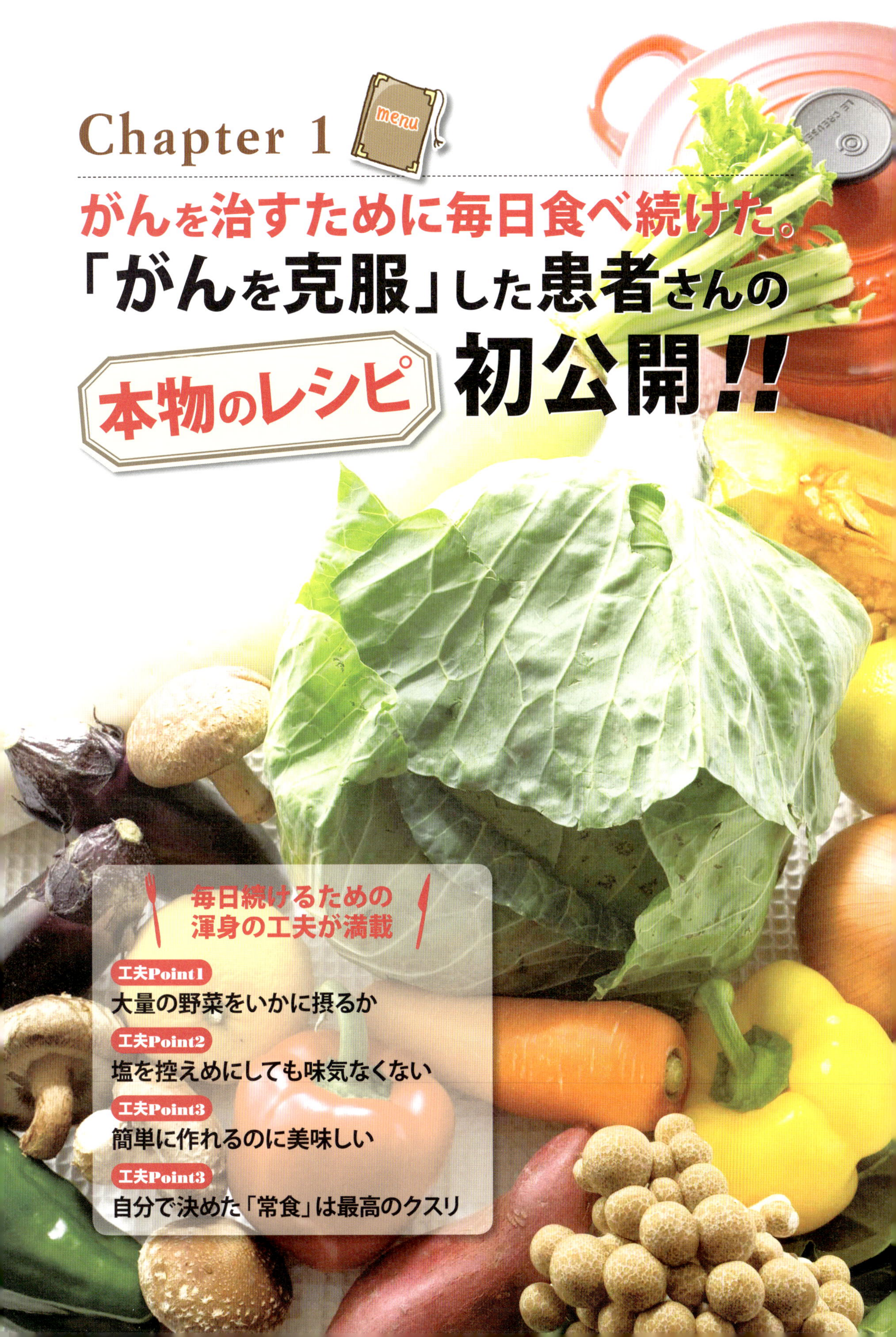

毎日続けるための
渾身の工夫が満載

工夫Point1
大量の野菜をいかに摂るか

工夫Point2
塩を控えめにしても味気なくない

工夫Point3
簡単に作れるのに美味しい

工夫Point3
自分で決めた「常食」は最高のクスリ

実例レシピ 1 主婦・41歳 **小田真理**さん（仮名）

「乳がん」の切除から４年後「全身に広がったがん」が食事療法で完全に消失

「乳がん」の場合

食生活が原因とは思いもせず…

国際線の客室乗務員として働いていた私は、イタリアンにフレンチと毎日のように肉食中心の高カロリーな食事ばかりをしていました。とくにビュッフェで好きなものをお腹いっぱい食べるのが何よりの楽しみでした。そんな生活を続けていても太らなかったので、健康に異常をきたすことはないだろうと思い込んでいたのです。その後、28歳で結婚し、30歳で子どもが生まれてからも、肉食中心の生活は変わりませんでした。

ところが、２００３年、胸のしこりに気づき、病院に行くと「乳がん」が見つかったのです。すぐに手術を受けることになりました。しかし、その頃はがんの原因が食事にあるとは思いもせす、術後も薬を服用する以外はまったく前と変わらない食生活を続けていました。

すると、２００７年８月、リンパ節にがんが再発しました。がんの専門病院で抗がん剤や放射線治療、ホルモン治療を受けましたが、翌年９月には右鎖骨上に転移。さらに肝臓や背骨と全身に転移して、もはや抗がん剤の効き目は見られなくなっていました。

再発・転移をしても、病院では食事に関する指導が一切ありませんでした。そのため、食生活はやはり以前のまま。むしろ、体力をつけようと肉をはじめ自分の好きなものをいっぱい食べるように努めていました。結果、体重は一気に増加し、医師から「よくがんばったね！」とほめていただいたりもしていたのです。

けれども、どんなにがんばっても病気は一向に改善しません。何か他の治療法がないかと探していたところ、知人から済陽先生の食事療法の話を聞きました。

検査のたびにがんが消えていく

２００９年４月、済陽先生の診断を受けて、食事療法を開始しました。今までの食生活と１８０度異なる動物性たんぱく質を制限した食事に、初めのうちはとまどいを覚えたものです。正直、食事でそんなに変わるものなのかと半信半疑でした。

食事療法+放射線治療 で「乳がん」が完治

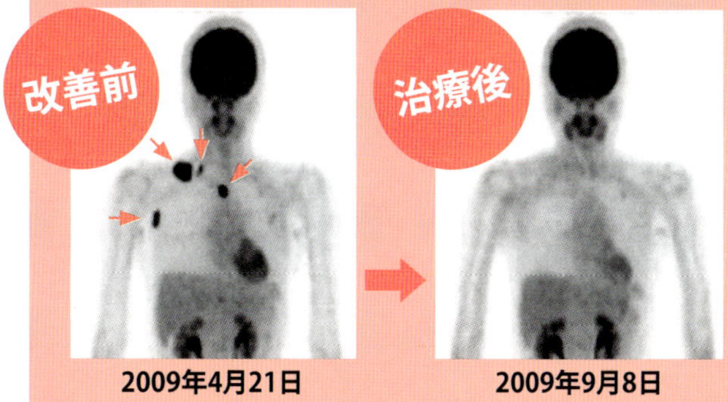

右鎖骨上、頸部、胸骨部、右腋窩リンパ節など全身転移をきたしたが（左図）、5カ月の食事療法と鎖骨上リンパ節への放射線照射により、すべて治癒した。　PET-CT画像 西台クリニック提供

しかし、効果は目に見えてあらわれてきました。まず、便通が見事によくなり、3カ月後には自然に4kgの減量ができていました。そして、検査をするたびに医師が驚くほど、がんがどんどん消えていったのです。自分でも食事療法が効いているのだと実感しました。

とはいえ、私の場合、食べ盛りの子どもがおり、子育てしながら自分の病気とも闘わなくてはなりません。自分の分だけ違う食事を用意すると家事量が増えて大変になるので、無理のない範囲で実践してきました。

済陽先生の8箇条の中でも、私の場合は肉の食べすぎだったと感じたので、肉を制限し、油にも気をつけるようになりました。四足歩行の動物はすべて止めました。ただ、育ち盛りの子どもがいるので、油を落とした鶏肉は一緒に食べるようにしています。

ジュースを1日1.5リットルとるのが済陽先生の決まりですが、私は1リットルにして、不足分は食事で補っています。無農薬野菜をたっぷり食べ、レモンなどのかんきつ類も欠かしません。国産のものが手に入らないときは農薬を除去するため、一晩水につけたものを使っています。

また、牛乳やヨーグルトは放牧された健康な牛のものにして、毎日、ヨーグルトに青汁を混ぜて食べています。

もしも、がんにならなければここまで食事を見直すことはなかったでしょう。無農薬の野菜や無添加のものにこだわって取り寄せたり、牛乳や鶏肉も飼料や育て方にまで関心をもつようになりました。がんを治すために始めたことですが、今ではすっかりはまって食事療法を楽しむ毎日です。

小田真理さん
（仮名）

小田さん・4日間の実例メニュー表

1日目

	献立名	カロリー（kcal）	塩分（g）
朝	**フルーツジュース**	176	0.0
	青汁ヨーグルト	348	0.3
昼	おろし納豆そば	351	2.5
晩	タイのオーブン焼き	325	0.1
	たっぷり野菜サラダ	79	0.0
	かぼちゃスープ	245	0.6
	1/2玄米ごはん	177	0.0
	合　計	1701	3.5

2日目

	献立名	カロリー（kcal）	塩分（g）
朝	**フルーツジュース**	176	0.0
	青汁ヨーグルト	348	0.3
昼	玄米あずきもち	98	0.0
晩	鮭のムニエル	423	0.5
	トマトたっぷりサラダ	83	0.3
	クラムチャウダー	195	1.0
	1/2玄米ごはん	177	0.0
	合　計	1500	2.1

3日目

	献立名	カロリー（kcal）	塩分（g）
朝	**フルーツジュース**	176	0.0
	青汁ヨーグルト	348	0.3
昼	ヨーグルトにハチミツかけたもの	315	0.3
晩	鶏ササミとエビの生春巻き	141	0.9
	アサリと小松菜の酒蒸し	64	1.0
	けんちん汁	131	1.0
	1/2 玄米ごはん	177	0.0
	合　計	1352	3.5

4日目

	献立名	カロリー（kcal）	塩分（g）
朝	**フルーツジュース**	176	0.0
	青汁ヨーグルト	348	0.3
昼	アサリしらすパスタ	328	1.8
晩	鶏ササミとたっぷり野菜の煮物	212	1.8
	ひじきと大豆の煮物	203	2.3
	きゅりとしらすとわかめの酢の物	13	0.6
	さつまいも玄米ごはん	200	0.1
	合　計	1480	6.9

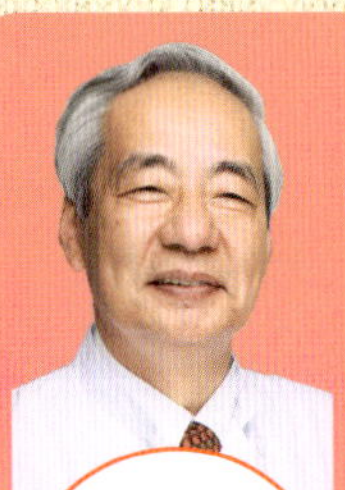

済陽先生
Comment

魚介類の量の目安は手のひらの大きさ

乳がんの手術後、再発して全身転移の状態にあった小田さんは通院していたがん専門病院からホスピスの受診をすすめられ、絶望して私のもとに訪ねてこられました。すぐに食事療法を開始し、肉食中心から玄米と菜食中心の食生活に変えて、3カ月で肝臓転移が消え、4カ月半で全身の転移が消えました。右鎖骨の大きな転移巣については放射線治療を受けるように指示しましたが、抗がん剤は使用せず、食事指導だけで完全に治癒した症例です。毎日の食事では、乳がんに効果的なイソフラボンを多く含む大豆製品をたっぷりととるように工夫されています。夕食の献立は魚介類が中心のようですが、その場合も加減して、自分の手のひらの大きさくらいの量に抑えることが大切です。

小田さんの定番メニュー

【朝】フルーツジュース
【朝】青汁ヨーグルト
【晩】1/2玄米ごはん

朝 フルーツジュース

材料（1人分）
りんご…250g（1個）
グレープフルーツ…400g（2個）
レモン…100g（1個）
にんじん…200g（1本）

作り方
❶りんご・グレープフルーツ・レモン・にんじんは室温に戻しておく。
❷①を洗って皮をむき、ジューサーのサイズに合わせて切る。
❸②をジューサーにかける。

栄養価（一人当たり）
たんぱく質2.3g　炭水化物46.4g

※好みでヨーグルト200gを加えて飲んでも良い（写真）。ヨーグルトを加えた場合のカロリーは300kcal、塩分0.2gとなる。

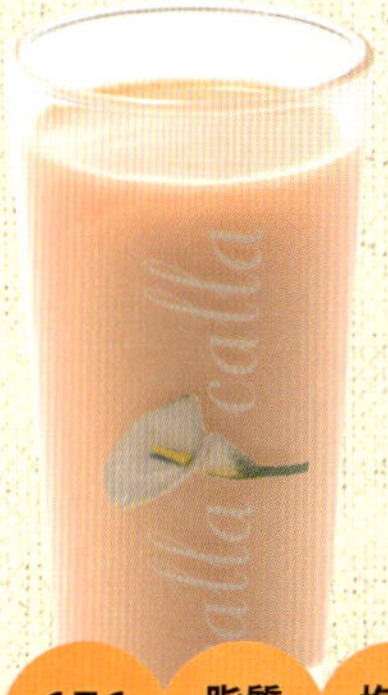

176 kcal　脂質 0.5g　塩分 0.0g

朝 青汁ヨーグルト

材料（1人分）
青汁の粉…4.5g（1包）
※大正製薬『からだ環境青汁』使用
プルーン（有機）…40g（4粒）
ハチミツ（国産）…44g（大さじ2）
プレーンヨーグルト…300mℓ

作り方
❶プルーンは種を取り出し、食べやすい大きさに切る。
❷①・青汁の粉・ハチミツ・ヨーグルトを器に入れて混ぜ合わせる。

栄養価（一人当たり）
たんぱく質11.8g　炭水化物56.7g

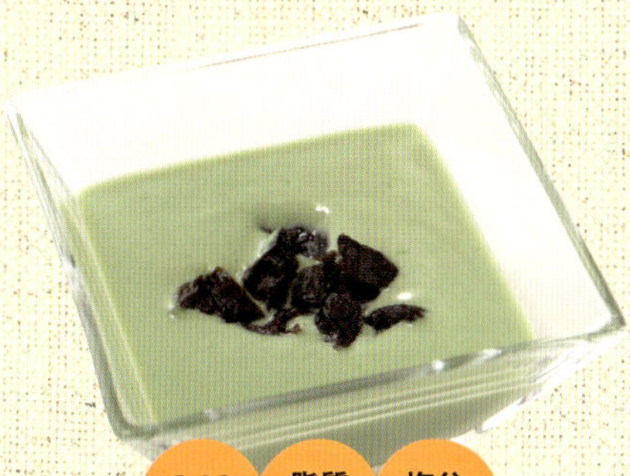

348 kcal　脂質 9.1g　塩分 0.3g

晩 1/2玄米ごはん

材料（1人分）
玄米…25g
白米…25g
水…75mℓ

作り方
❶玄米と白米を混ぜて洗う。
❷炊飯器に①・水を加えて炊く。

栄養価（一人当たり）
たんぱく質3.2g　炭水化物37.7g
＊小豆などの豆類を入れて炊いても美味しく食べられます。

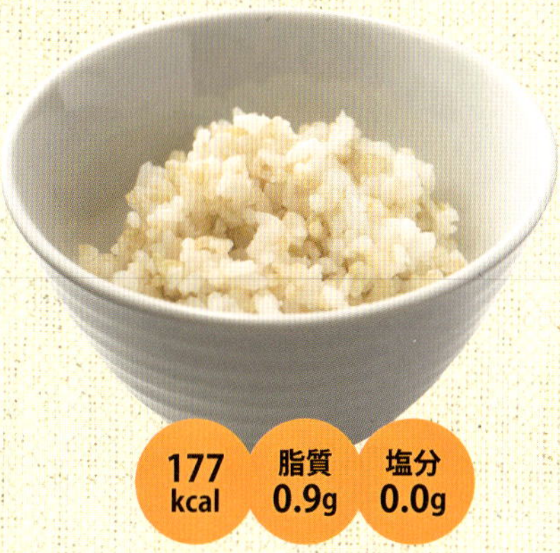

177 kcal　脂質 0.9g　塩分 0.0g

小田真理さん 1日目夕食

1日目のお品書き

＊タイのオーブン焼き
＊たっぷり野菜サラダ
＊かぼちゃスープ
常食 1/2玄米ごはん

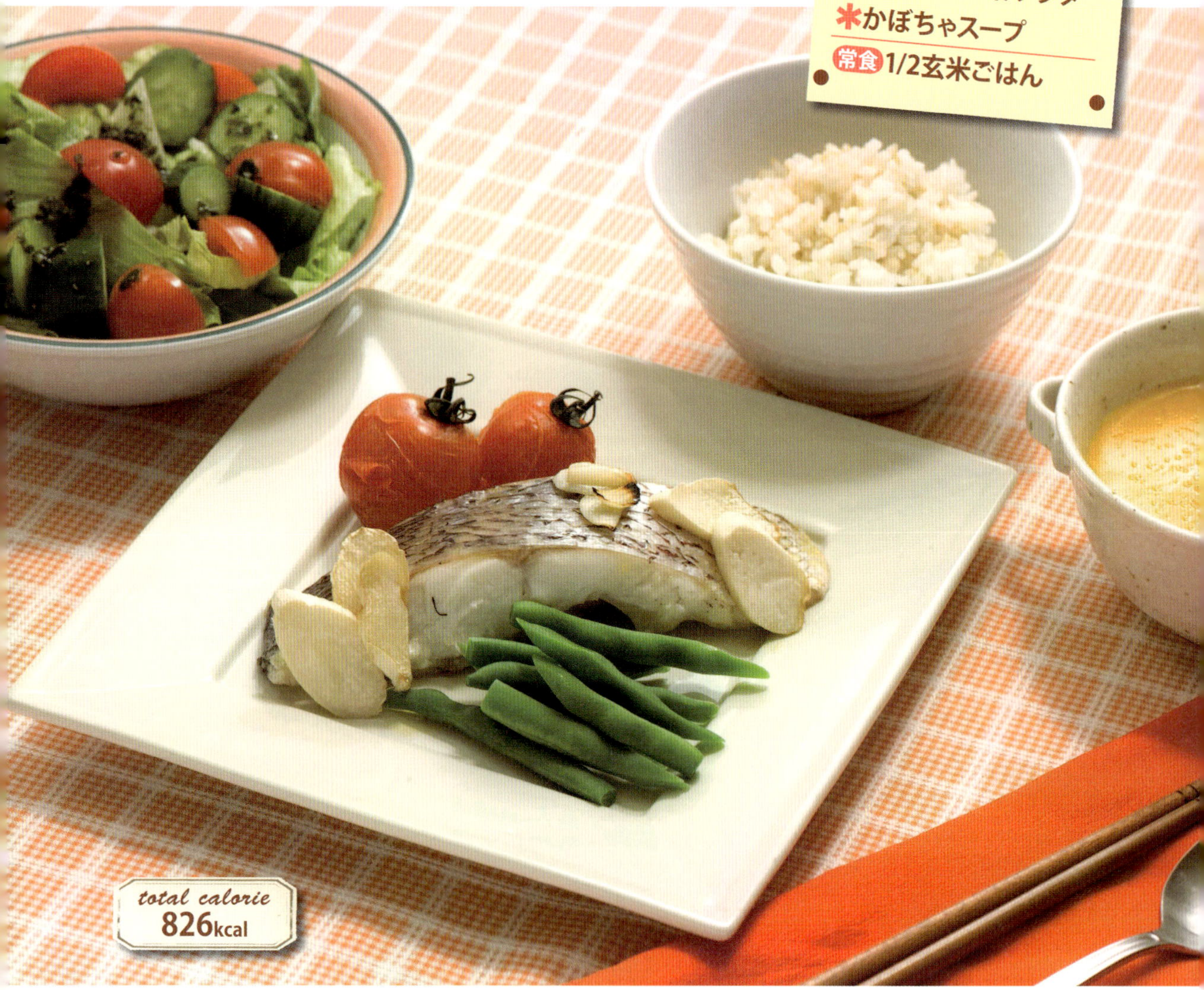

クエン酸を豊富に含むレモン汁と
にんにくのアリシンが抗がんに働く

タイのオーブン焼き

325 kcal	脂質 19.8g	塩分 0.1g

材料（1人分）
タイ（切り身）……120g（1切れ）
にんにく……5g（1片）
レモン汁……30g（大さじ2）
オリーブ油……6.5g（大さじ1/2）
ローズマリー……1g（1/2枝）
プチトマト……30g（3個）
エリンギ……20g（1/2本）
いんげん……5g（1本）

作り方
❶タイの切り身にスライスしたにんにく・レモン汁・オリーブ油・ローズマリーをかけて30分置く。
❷①を200℃に温めたオーブンで5分ほど焼く。
❸②にプチトマトと食べやすい大きさに切ったエリンギを入れ、5分ほど焼く。
❹いんげんは食べやすい大きさに切り、さっとゆでる。
❺③を器に盛り、④を飾る。

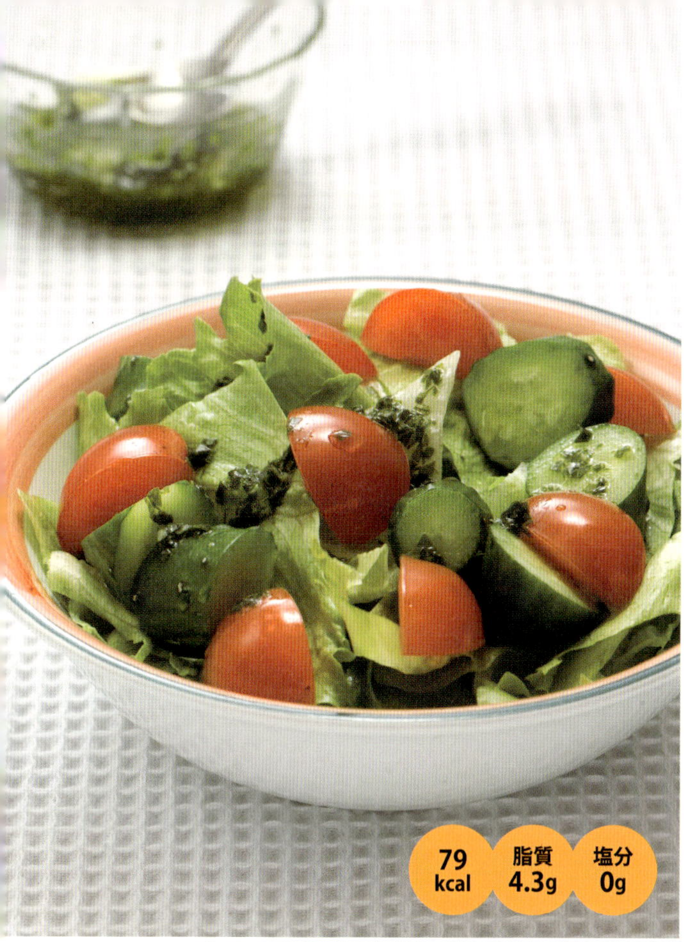
79
kcal
脂質
4.3g
塩分
0g

フレッシュな生野菜の酵素で
免疫力、消化力をアップ

たっぷり野菜サラダ

材料（1人分）
レタス……150g（1/3玉）
きゅうり……30g（1/3本）
プチトマト……30g（3個）
オリーブ油……4g（小さじ1）
酢……30g（大さじ2）
にんにく……2.5g（1/2片）
バジル……5g（5枚）

作り方
❶レタス・きゅうり・プチトマトを食べやすい大きさに切る。
❷オリーブ油・酢・スライスしたにんにく・みじん切りにしたバジルを混ぜ合わせドレッシングを作る。
❸①を器に盛り、②をかける。

かぼちゃのβ-カロテンが活性酸素を抑制
豆乳のイソフラボンも抗がんに効果的

かぼちゃスープ

材料（1人分）
かぼちゃ……200g（1/8個）
たまねぎ……40g（1/5個）
野菜ブイヨン……50mℓ（1/4カップ）
水……50g（1/4カップ）
豆乳……100mℓ（1/2カップ）

作り方
❶かぼちゃは種と皮をとり除き一口大に切り、たまねぎはみじん切りにする。
❷①をフライパンで炒め、野菜ブイヨン・水を加えて煮込む。
❸かぼちゃが柔らかくなったらミキサーにかける。
❹③に豆乳を加えて混ぜる。

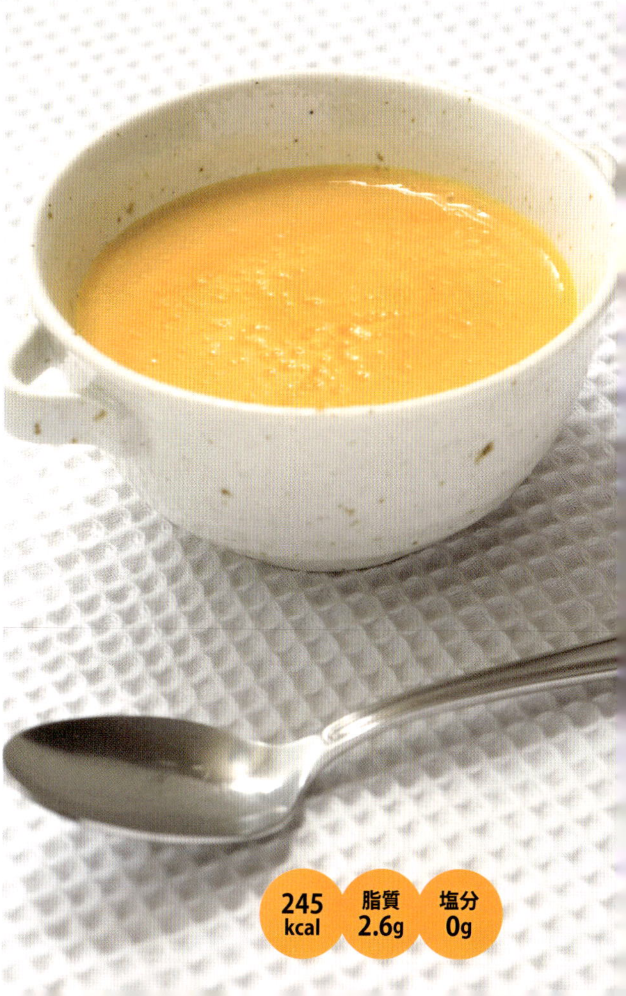
245
kcal
脂質
2.6g
塩分
0g

小田真理さん 2 日目夕食

2日目のお品書き

＊鮭のムニエル ローズマリーポテトとブロッコリー添え
＊トマトたっぷりサラダ
＊クラムチャウダー
常食 1/2玄米ごはん

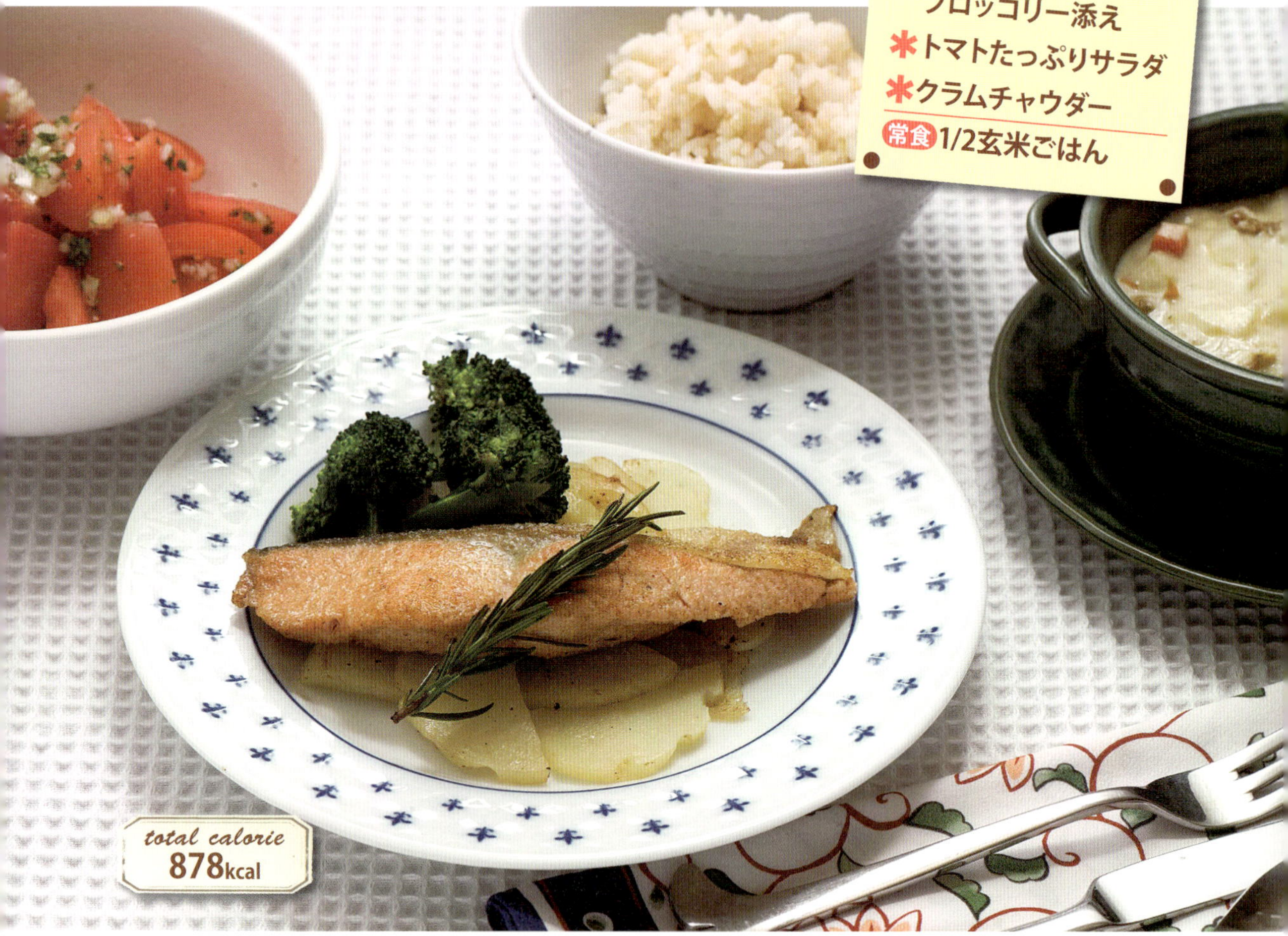

total calorie
878kcal

白身魚の鮭の赤さのもとになる
アスタキサンチンの抗酸化作用が抗がんに

鮭のムニエル　ローズマリーポテトとブロッコリー添え

423 kcal　脂質 23.9g　塩分 0.5g

材料（1人分）

鮭……120g（1切れ）
減塩塩……0.3g（ひとつまみ）
こしょう……少々
小麦粉（全粒粉）……3g（小さじ1）
オリーブ油……4g（小さじ1）
白ワイン……30g（大さじ2）
じゃがいも……50g（1/2個）
にんにく……5g（1片）
ローズマリー……1g（1/2枝）
減塩塩……0.3g（ひとつまみ）
こしょう……少々
ブロッコリー……60g（2房）

作り方

❶鮭に塩・こしょうを振り、小麦粉を薄くつける。
❷フライパンにオリーブ油を入れて熱し、①を焼く。
❸焼き目がついたら白ワインを入れてふたをして蒸し煮にする。
❹じゃがいもを薄切りにし、電子レンジで柔らかくなるまで加熱する。
❺別のフライパンに、④・スライスしたにんにく・ローズマリーを入れて炒め、減塩塩・こしょうを振る。
❻小房に分けたブロッコリーは、鍋に湯を沸かしゆでる。
❼器に②・⑤・⑥を盛り付ける。

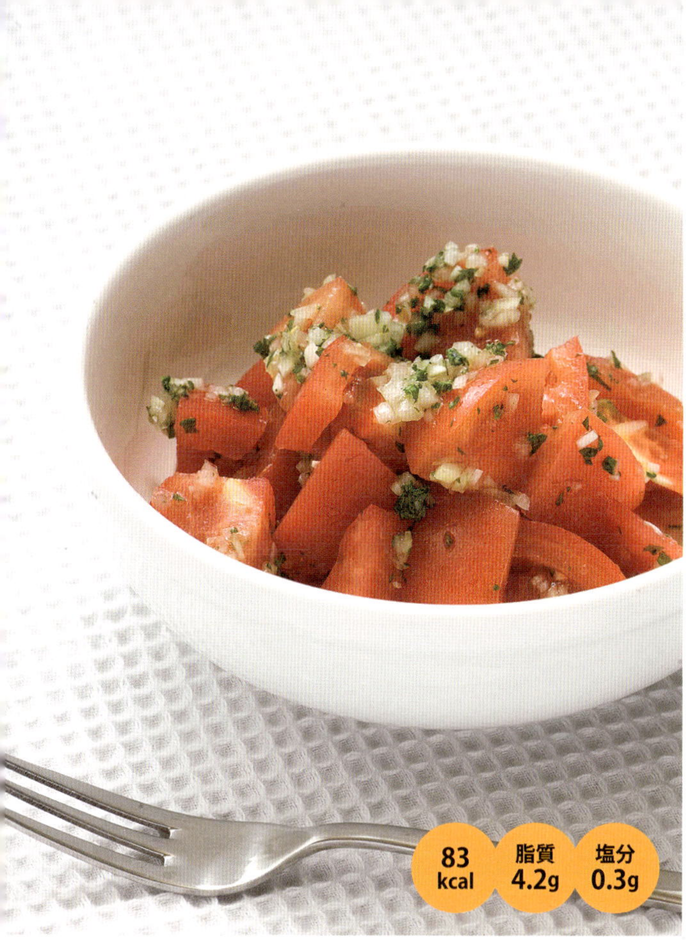
83
kcal
脂質
4.2g
塩分
0.3g

トマトのリコピンの強力な抗酸化作用で
悪玉コレステロールの酸化を防ぐ

トマトたっぷりサラダ

材料（1人分）
トマト……150g（大1個）
たまねぎ……15g（1/10個）
パセリ……3g（1/3束）
オリーブ油……4g（小さじ1）
酢……6g（小さじ1）
減塩塩……0.5g
こしょう……少々

作り方
❶トマトは食べやすい大きさに切る。
❷たまねぎ・パセリはみじん切りにする。
❸オリーブ油・酢・減塩塩・こしょうを混ぜ合わせ、ドレッシングを作る。
❹①・②を器に盛り、③をかける。

アサリのタウリンで肝機能を強化
体内の解毒作用をサポート

クラムチャウダー

材料（1人分）
アサリ……50g（5個）
たまねぎ……20g
にんじん……20g
じゃがいも……20g
白ワイン……30g（大さじ2）
オリーブ油……4g（小さじ1）
小麦粉（全粒粉）……8g（大さじ1）
野菜ブイヨン……50㎖（1/4カップ）
豆乳……150㎖（3/4カップ）

作り方
❶アサリは水で洗い、たまねぎ・にんじん・じゃがいもは5㎜角に切る。
❷鍋にアサリ・白ワインを入れ蒸し煮にする。
❸フライパンにオリーブ油を熱し、たまねぎ・にんじんを入れて炒め、小麦粉を加える。
❹③に②のアサリの煮汁を少しずつ加える。
❺④に野菜ブイヨン・豆乳を加える。
❻じゃがいもを加えて柔らかくなるまで煮て、最後にアサリを入れる。

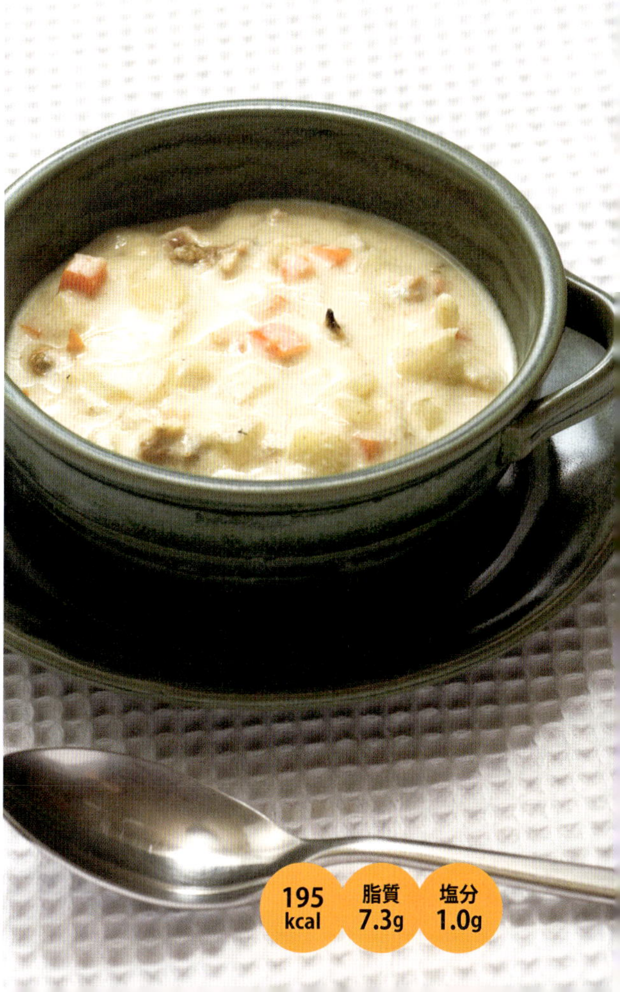

小田真理さん 3 日目夕食

3日目のお品書き

＊鶏ササミとエビの生春巻き
＊アサリと小松菜の酒蒸し
＊けんちん汁
常食 1/2玄米ごはん

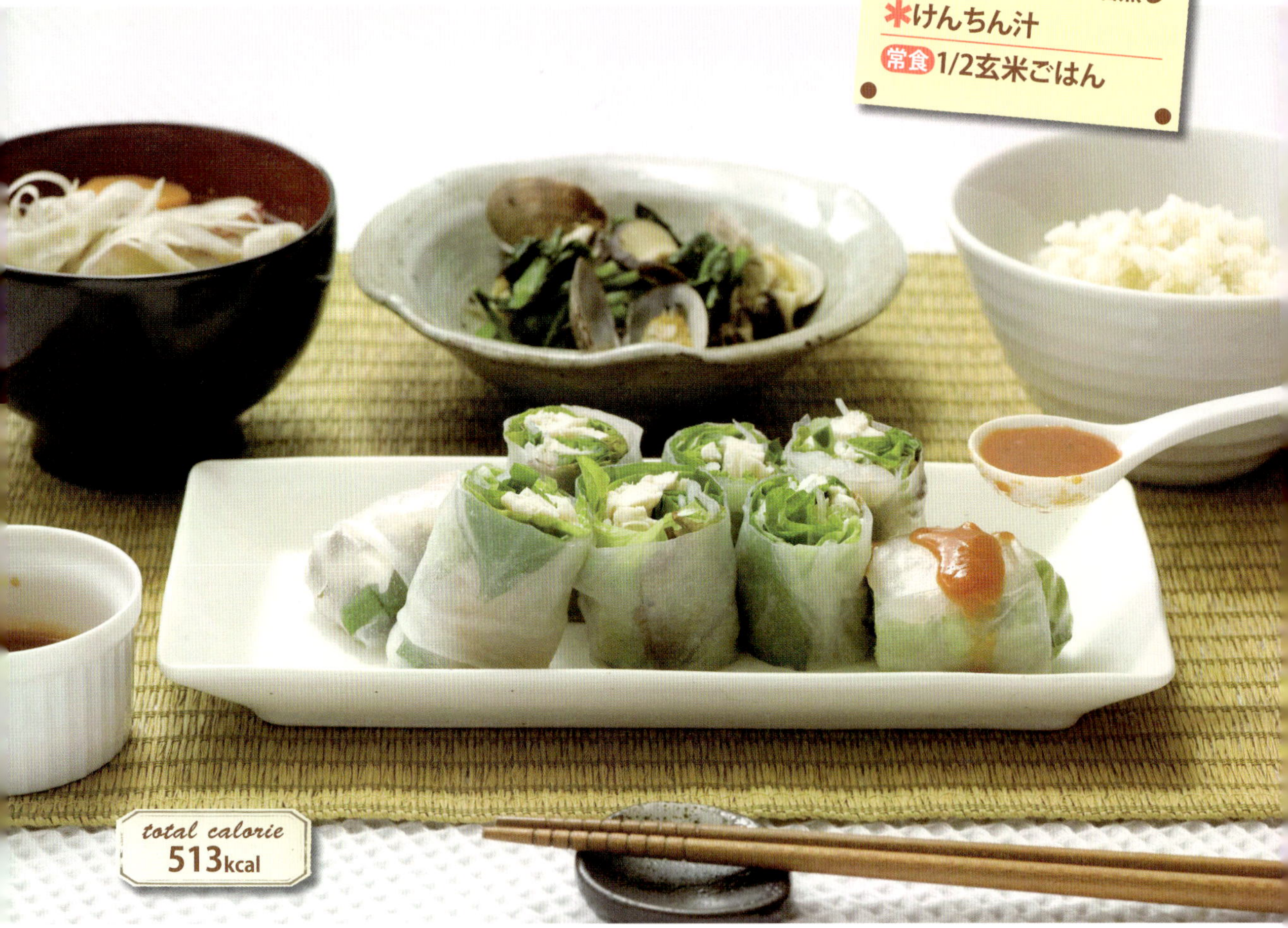

低脂肪でヘルシーな鶏肉とエビを
良質なたんぱく源として活用

鶏ササミとエビの生春巻き

141 kcal　脂質 1.2g　塩分 0.9g

材料（1人分）

鶏ササミ……40g（1本）
酒……15g（大さじ1）
むきエビ……20g（2尾）
春雨……2g
生春巻きの皮……10g（2枚）
青しそ……4g（4枚）
バジル……4g（4枚）
ニラ……5g
サニーレタス……5g（1/2枚）
スイートチリソース（市販）……適量

作り方

❶生春巻きの皮は水につけ戻してから水分を拭き取る。
❷鶏ササミは酒をふりかけて電子レンジで加熱し、細くさく。
❸エビはゆでて厚さが半分になるように切り、春雨はゆでて食べやすい長さに切る。
❹青しそ・バジルは洗って水分を拭き取り、ニラ・サニーレタスは洗って水分を拭き取り、生春巻きの皮に合わせて切る。
❺①に②・③・④をのせて巻く。
❻⑤を食べやすい大きさにきり、スイートチリソースをつけて食べる。

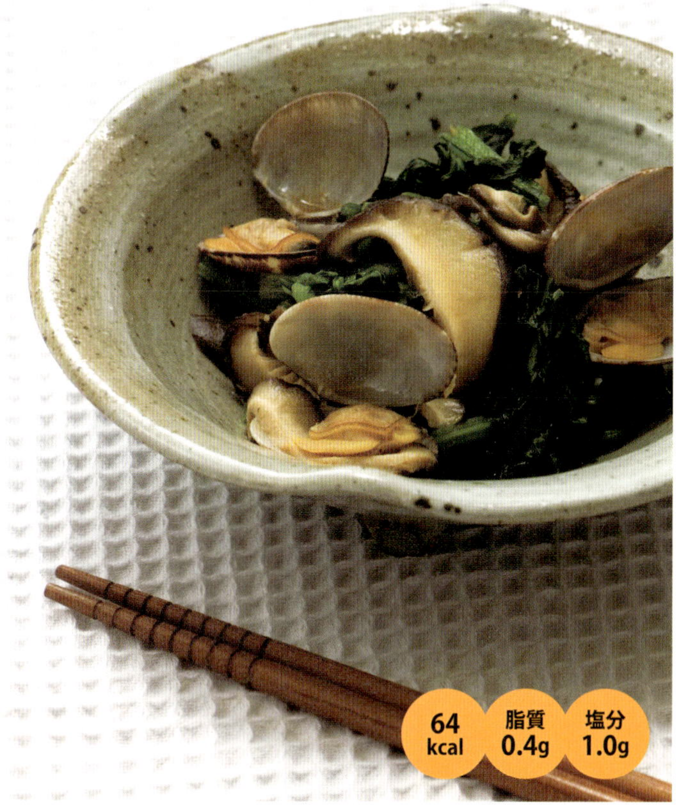
64
kcal
脂質
0.4g
塩分
1.0g

ミネラル豊富な緑黄色野菜と貝に
体を温めるしょうがを添えて

アサリと小松菜の酒蒸し

材料（1人分）

アサリ……50g（5個）
小松菜……100g（1/3束）
しいたけ……40g（2個）
しょうが（すりおろし）……2.5g（小さじ1/2）
酒……30g（大さじ2）
減塩醤油……6g（小さじ1）

作り方

❶アサリは水洗いし、小松菜は3㎝長さに切り、しいたけはスライスする。
❷フライパンにアサリ・小松菜を入れて炒めてから、しいたけを加えて炒める。
❸②にしょうが・酒を加えて蓋をする。
❹アサリの口が開いたら、減塩醤油を回し入れる。

根菜に豊富な食物繊維の働きで
発がん物質の体外への排出を促す

けんちん汁

材料（1人分）

ごぼう……30g
大根……30g
にんじん……20g
れんこん……30g
さつまいも……30g
コンニャク……15g
油揚げ……5g
水……200㎖（1カップ）
低塩みそ……10g
白髪ねぎ……10g

作り方

❶ごぼう・大根・にんじん・れんこん・さつまいも・コンニャク・油揚げを食べやすい大きさに切る。
❷鍋に①と水を加えて煮る。
❸野菜に火が通ったら低塩みそをとき入れ器に盛り、白髪ねぎを飾る。

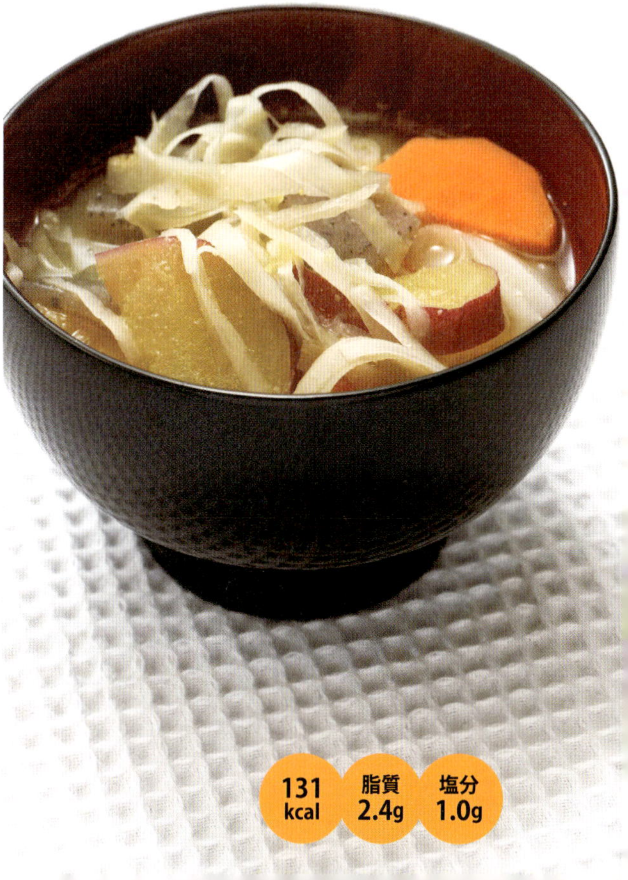
131
kcal
脂質
2.4g
塩分
1.0g

小田真理さん 4 日目夕食

4日目のお品書き

- ＊鶏ササミとたっぷり野菜の煮物
- ＊ひじきと大豆の煮物
- ＊きゅうりとしらすとわかめの酢の物
- ＊さつまいも玄米ごはん
  ※常食の玄米を調理法を変えて摂ります。

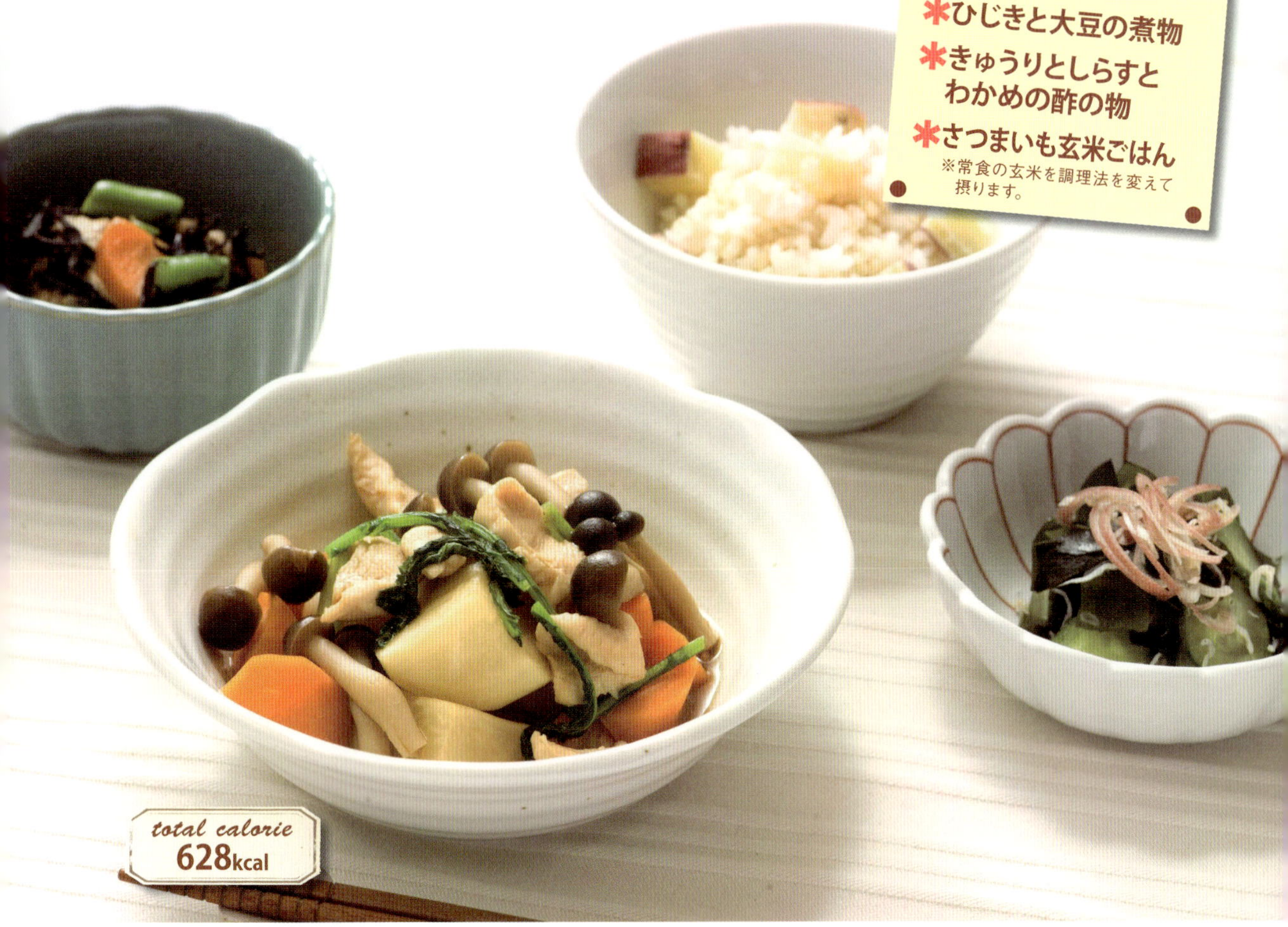

total calorie
628kcal

ササミを用いて脂肪分は控えめに。
野菜ときのこでバランスよく

鶏ササミとたっぷり野菜の煮物

212 kcal　脂質 0.9g　塩分 1.8g

材料（1人分）

鶏ササミ……40g（1本）
片栗粉……4g（小さじ1）
かぶ……90g（1個）
かぶの葉……100g（1個分）
にんじん……60g
しめじ……40g（1/3パック）
水……100mℓ（1/2カップ）
昆布……1g

●調味料

酒……18g（大さじ1）
みりん……18g（大さじ1）
砂糖……3g（小さじ1）
減塩醤油……18g（大さじ1）

作り方

❶鍋に水と昆布を入れて火にかけ、沸騰直前に昆布を取り出し、だし汁を作る。
❷鶏ササミを一口大に切り、片栗粉をまぶす。
❸かぶは4つ切り、にんじんは一口大の乱切り、しめじは石突を切り落とし小房に分ける。
❹かぶの葉は3cm長さに切り、さっとゆでる。
❺鍋に①・調味料を入れ、②・③入れて煮る。
❻かぶが柔らかくなったら、④を加えてひと煮立ちさせる。

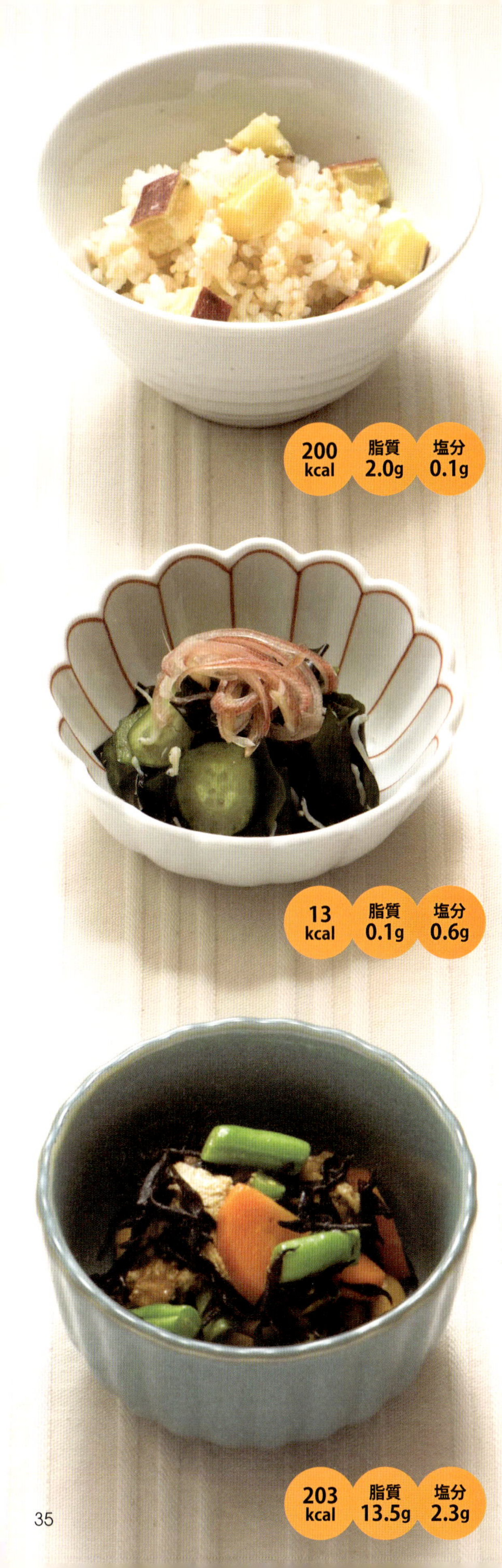

さつまいもはβ-カロテン、ビタミンB1
B2、Eを含む抗がん効果の高い芋類

さつまいも玄米ごはん

200 kcal　脂質 2.0g　塩分 0.1g

材料（1人分）
玄米……50g
さつまいも……20g
水……75mℓ
昆布……1g

作り方
❶玄米は洗い、さつまいもは1cm角に切り、水にさらす。
❷炊飯器に①・水・昆布を加えて炊く。

わかめに含まれるアルギン酸が
免疫力を高めてくれる

きゅうりとしらすとわかめの酢の物

13 kcal　脂質 0.1g　塩分 0.6g

材料（1人分）
きゅうり……30g（1/3本）
わかめ（生）……20g（乾燥なら2g）
みょうが……5g（1/3本）
しらす……5g
ポン酢……3g（小さじ1/2）

作り方
❶きゅうり・みょうがは薄切り、わかめは水洗いし食べやすい大きさに切る。
❷①・しらすをポン酢で和える。

大豆に含まれるイソフラボンが
抗がん作用を発揮

ひじきと大豆の煮物

203 kcal　脂質 13.5g　塩分 2.3g

材料（1人分）
ひじき（乾燥）……10g
にんじん……30g
油揚げ……10g
大豆（水煮缶）……30g
ごま油……8g（小さじ2）
減塩醤油……18g（大さじ1）
さやいんげん……30g
水……100mℓ（1/2カップ）
昆布……1g

作り方
❶鍋に水と昆布を入れて30分置いてから火にかけ、沸騰直前に昆布を取り出し、だし汁を作る。
❷ひじきを水で戻す。
❸にんじん・油揚げ・さやいんげんは食べやすい大きさに切る。
❹鍋にごま油を熱し、②・大豆・にんじん・油揚げを入れ炒める。
❺④にだし汁・減塩醤油を加えて煮込み、にんじんが柔らかくなったらさやいんげんを入れて煮る。

実例レシピ 2 会社員・62歳 永《なが》井《い》義信《よしのぶ》さん（仮名）

2つあった「肝臓がん」が食事療法でどちらも消え肝硬変まで治った！

「肝臓がん」の場合

肉中心の食生活から180度転換

2008年5月、肝硬変チェックのための血液検査でγ-GTPが318単位（正常値は57単位以下）と高いことが判明し、主治医の紹介により済陽先生に診ていただきました。

18年前、私はC型肝炎になり、インターフェロンを打ったことがありました。でも、自覚症状はなかったのであまり心配もせず、つきあいで毎晩のようにお酒を飲み続けていました。さらに肉中心の食事で、毎日の睡眠時間も少なく、いわばDNAが傷つくのも当然の生活を送っていたのです。

そこで、精密検査を受けてみたところ、衝撃的な結果が出ました。肝臓に2㎝と7㎜の2つのがんが発見され、肝硬変も進んでいたのです。肝臓がんの腫瘍マーカーであるAFP（α-フェトプロテイン）の数値は258という高さでした（正常値は10ng〈ナノグラム〉以下）。

間もない2008年6月に入院して、「肝動脈塞栓術」という手術を受けることになりました。この手術は、がんに酸素や栄養を送る動脈に抗がん剤でふたをして、がんを兵糧攻めにする方法です。

同時に、入院中より済陽先生の食事指導を受けました。家内と娘も一緒に指導を受け、退院後は先生の本を参考にしながら、本格的ながんの食事療法を開始しました。もともと野菜や果物をあまり好まず、肉党だった私にすれば、食生活は180度の転換です。しかし、済陽先生のお話や著書からがんを克服した実例を知り、食事を効果的な薬と考えるようになりました。そう前向きに受け止めることができたので、味気なく感じずに、すべておいしく食べられました。

画像検査で「がん」の消失を確認

具体的な食事内容は、次のとおりです。朝はレモン1個のしぼり汁、青汁、根昆布汁をコップ1杯と無農薬の玄米ごはんを1膳。昼もほぼ同じで、おかずとしてひじきの煮物や玄米ごはんにとろろを加えたりしていました。仕事中で外食せざるをえないときは野菜中心のメニューやそばを選び、牛肉・豚肉は一切食べません。夜はさらに大根おろし、キャベツ&オニオンスライス、豆腐1丁と納豆を必ず食べる他、おかずは鮭などの焼き魚やゴーヤチャンプルーなど。冬場は、もっぱら野菜たっぷりの鍋料理でした。

調味料としての塩は全く使わず、焼き魚や大根おろしにも醤油はかけません。キャベツやオニオンスライスなども、たいていそのまま食べています。

無農薬の有機玄米は友人の紹介で、農家より直送してもらっています。もち米の食感にやや近い低アミロース米で、普通の玄米より食べやすいようです。

こうした食事を続けた結果、約2カ月後にはγ-GTPが42、AFP3.8と双方とも急激に下がりました。のみならず、糖尿病の検査値であるヘモグロビンA1cも6.3%から5.3%にまで下がりました（正常値は5.8%未満）。

半年が経過した後、γ-GTPは38になり、検査値はすべて正常値に。最近の画像検査では、2つの肝臓がんの消失が確認され、肝硬変も治癒と診断されました。

さらに体重も78kgから72kgまで減量し、その数値以上に体が軽く感じられます。腰痛持ちだったのが、重だるい腰の痛みも解消されました。済陽先生には、本当に感謝しています。まだまだ油断は禁物ですが、この食事を続ければ、がんは必ず克服できると信じています。がんになった友人たちにも、この食事療法を広めていきたいと思っています。

肝硬変合併「肝臓がん」治療経過写真

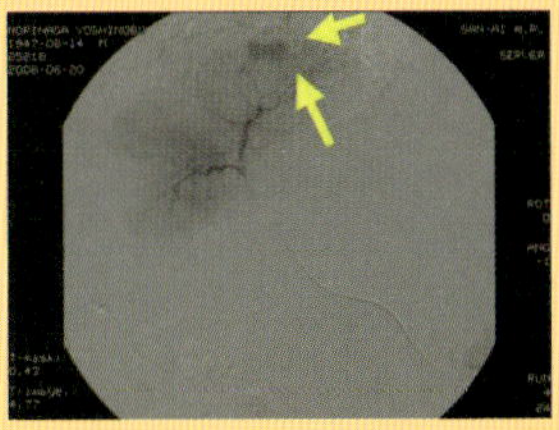

2008年6月20日血管造影

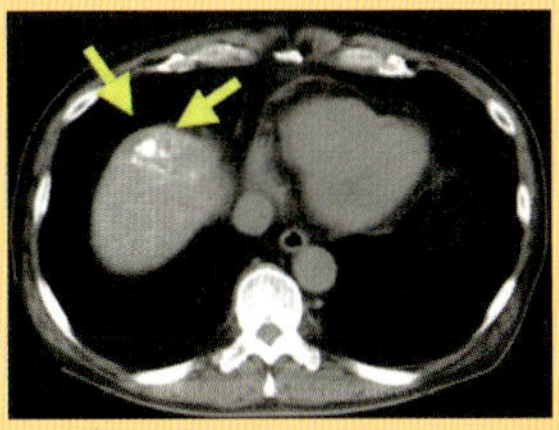

2008年6月27日

肝動脈塞栓術＋食事療法で3か月後治癒

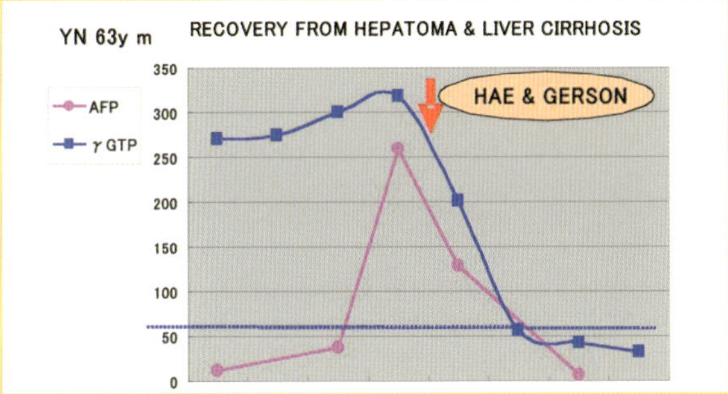
YN 63y m
RECOVERY FROM HEPATOMA & LIVER CIRRHOSIS
AFP
γGTP
HAE & GERSON
350
300
250
200
150
100
50
0

永井義信さん
（仮名）

永井さん・4日間の実例メニュー表

	1日目 献立名	カロリー (kcal)	塩分 (g)	2日目 献立名	カロリー (kcal)	塩分 (g)
朝	玄米ごはん・レモン汁	175・13	0.0・0.0	玄米ごはん・レモン汁	175・13	0.0・0.0
	根昆布汁・青汁	3・32	0.1・0.0	根昆布汁・青汁	3・32	0.1・0.0
昼	玄米ごはん・レモン汁	175・13	0.0・0.0	玄米ごはん・レモン汁	175・13	0.0・0.0
	青汁・納豆	32・94	0.0・0.2	青汁・納豆	32・94	0.0・0.2
	根昆布汁	3	0.1	根昆布汁	3	0.1
	ひじきの煮物・味噌汁	48・65	0.8・1.5	高野豆腐の煮物・味噌汁	125・52	0.6・1.3
晩	玄米ごはん・レモン汁	175・13	0.0・0.0	玄米ごはん・レモン汁	175・13	0.0・0.0
	青汁・根昆布汁	32・3	0.0・0.1	青汁・根昆布汁	32・3	0.0・0.1
	大根おろし	14	0.6	大根おろし	14	0.6
	キャベツ＆オニオンスライス	65	0.0	キャベツ＆オニオンスライス	65	0.0
	冷奴	178	0.0	冷奴	178	0.0
	味噌汁・焼き鮭	67・117	1.3・0.1	味噌汁	35	1.5
	きんぴらごぼう	36	0.4	ゴーヤチャンプル	137	1.0
	ほうれん草のおひたし	21	0.4	れんこんの酢の物	35	0.2
	合　計	1374	5.6	合　計	1404	5.7

	3日目 献立名	カロリー (kcal)	塩分 (g)	4日目 献立名	カロリー (kcal)	塩分 (g)
朝	玄米ごはん・レモン汁	175・13	0.0・0.0	玄米ごはん・レモン汁	175・13	0.0・0.0
	根昆布汁・青汁	3・32	0.1・0.0	根昆布汁・青汁	3・32	0.1・0.0
昼	玄米ごはん・レモン汁	175・13	0.0・0.0	玄米ごはん・レモン汁	175・13	0.0・0.0
	青汁・納豆	32・94	0.0・0.2	青汁・納豆	32・94	0.0・0.2
	根昆布汁	3	0.1	根昆布汁	3	0.1
	大豆と昆布の煮物・味噌汁	84・38	0.8・1.3	とろろ・味噌汁	38・67	1.3・1.3
晩	玄米ごはん・レモン汁	175・13	0.0・0.0	玄米ごはん・レモン汁	175・13	0.0・0.0
	青汁・根昆布汁	32・3	0.0・0.1	青汁・根昆布汁	32・3	0.0・0.1
	大根おろし	14	0.6	大根おろし	14	0.6
	キャベツ＆オニオンスライス	65	0.0	キャベツ＆オニオンスライス	65	0.0
	冷奴	178	0.0	冷奴	178	0.0
	金目鯛とたっぷり野菜の鍋もの	246	1.6	つくねとたっぷり野菜の鍋もの	194	1.6
	合　計	1388	4.8	合　計	1319	5.3

済陽先生 Comment

永井さんのケースでは肝動脈塞栓術と食事療法により2カ所のがんが消失し、肝硬変まで治癒しました。肝硬変は従来治らないとされてきましたが、近年、適切な治療で治癒するという研究報告が出されました。食事の面では、ジュースを作る手間をかけられなかった分、常食するメニューを増やすなどして、大量の野菜を摂取する工夫をしっかりとされています。

永井さんの定番メニュー

【朝】【昼】【晩】青汁	【朝】【昼】【晩】玄米ごはん	【晩】冷奴
【朝】【昼】【晩】根昆布汁	【昼】納豆	【晩】キャベツ&オニオンスライス
【朝】【昼】【晩】レモン汁	【晩】大根おろし	

朝 昼 晩

青汁

材料・作り方（1人分）
❶凍ったままのスーパー青汁100g（1袋）〈ファンケル〉を、袋を開けず電子レンジで加熱する。
❷①をグラスの注ぐ。

朝 昼 晩

根昆布汁

材料・作り方（1人分）
根昆布2g（1本）をさっと水洗いして3～4個に切り分けコップに入れ、白湯200mℓ（1カップ）を注いで1晩おく。
翌朝、根昆布を取り出して飲む。

朝 昼 晩

レモン汁

材料・作り方（1人分）
レモン100g（1個）を半分に切って絞り、グラスに注ぐ。

朝 昼 晩

玄米ごはん

材料・作り方（1人分）
炊飯器に洗った玄米50g・水75mℓを入れて炊く。
＊小豆などの豆類を入れて炊いても美味しく食べられます。

昼

納豆

材料・作り方（1人分）
納豆45g（1パック）・低塩だし醤油2g（小さじ1/3）・練りからし1g（小さじ1/5）をよく混ぜる。

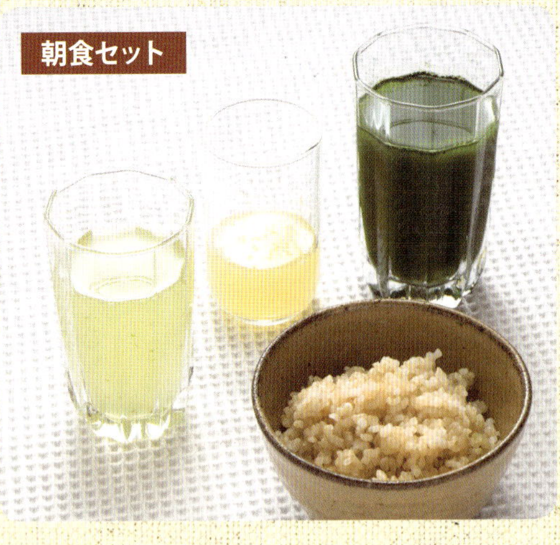

晩

大根おろし

材料・作り方（1人分）
大根50g（1.5cm）は皮をむいてすりおろし、減塩醤油6g（小さじ1）をかける。

晩

冷奴

材料・作り方（1人分）
❶絹豆腐300g（1丁）を4等分に切り、長ねぎ10g（3cm）は小口切りにする。
❷絹豆腐に長ねぎとかつお節2g（1パック）を飾る。

晩

キャベツ&オニオンスライス

材料・作り方（1人分）
❶キャベツ200g（1/4個）はせん切りにする。
❷たまねぎ50g（1/4個）は薄切りして水にさらし、ざるにあげて水切りする。
❸器に①・②を盛る。
＊大根おろしとレモン汁を混ぜたものをかけても美味しく食べられます。

永井義信さん 1 日目夕食

1日目のお品書き

＊焼き鮭　＊味噌汁
＊きんぴらごぼう
＊ほうれん草のおひたし

常食
青汁、レモン汁、根昆布汁
大根おろし、冷奴
キャベツ&オニオンスライス
玄米ごはん

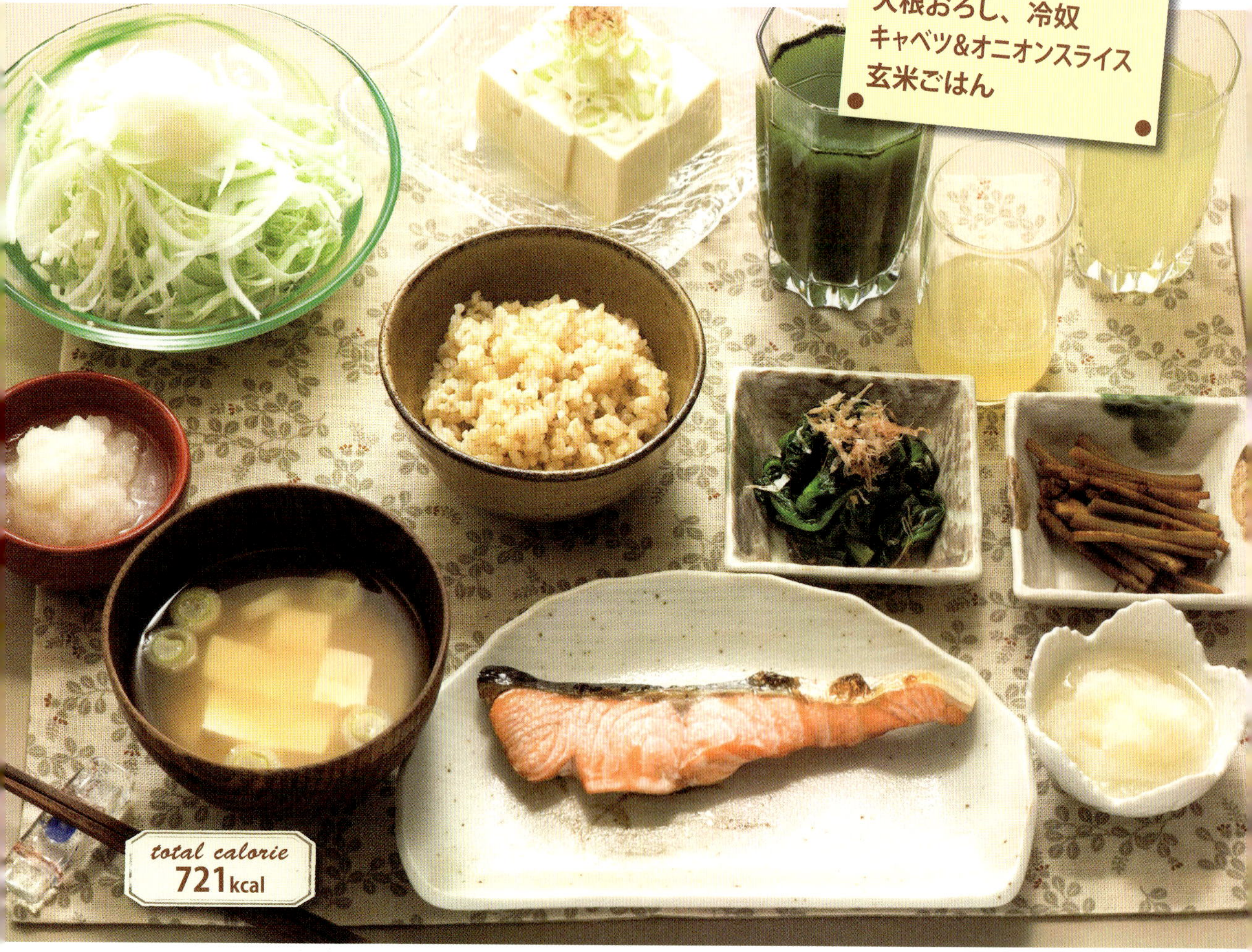

ねぎに含まれるアリシンの作用で
体内に侵入したウイルスを撃退

豆腐と長ねぎの味噌汁

67 kcal　脂質 2.8g　塩分 1.3g

材料（1人分）
木綿豆腐……50g（1/6丁）
長ねぎ……10g（1/10本）
低塩みそ……12g（小さじ2）
水……200㎖（1カップ）
昆布……2g

作り方
❶鍋に水と昆布を入れて火にかけ、沸騰直前に昆布を取り出し、だし汁を作る。
❷豆腐はさいの目に切り、長ねぎは小口切りにする。
❸①に②を入れて火にかけ、豆腐が温まったら低塩みそを溶き入れる。

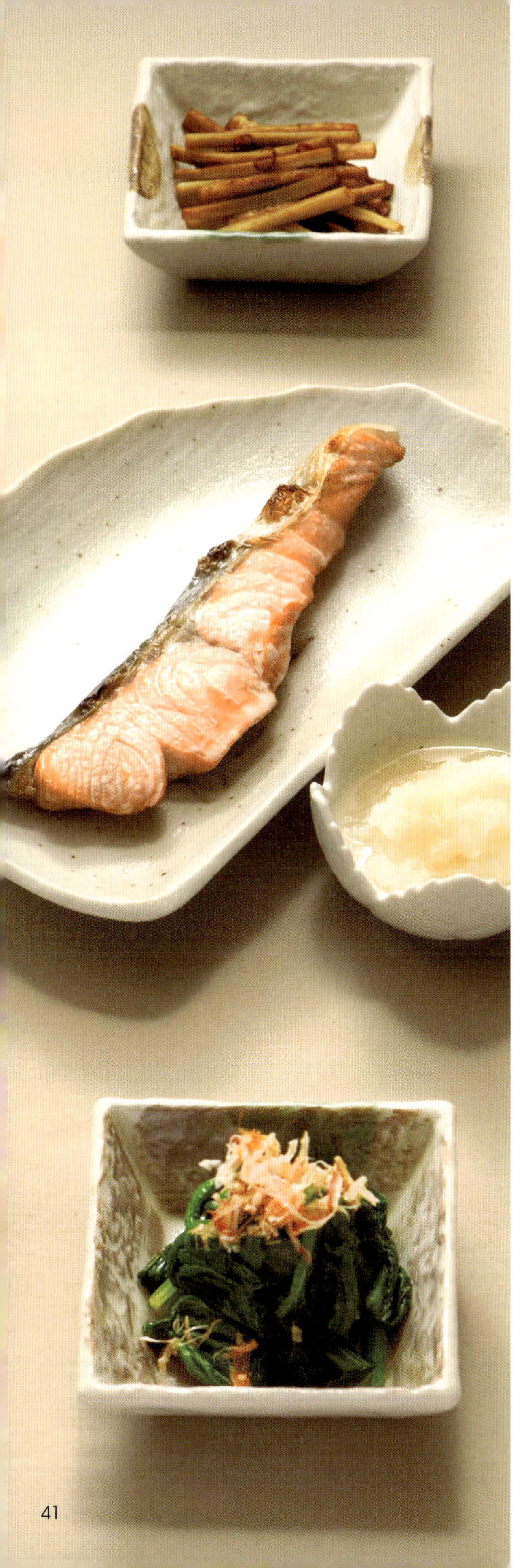

ごぼうの食物繊維が発がん物質や
余計な塩分の体外への排出を促進

きんぴらごぼう

36 kcal　脂質 0.1g　塩分 0.4g

材料（1人分）

ごぼう……40g（1/5本）
赤唐辛子……少量
三温糖……1.5g（小さじ1/2）
減塩醤油……4g（小さじ2/3）

作り方

❶ごぼうは5㎝長さのせん切りにし、水に浸してアク抜きする。
❷唐辛子は種を除き、端から輪切りにする。
❸フライパンに水気をきった①・②を入れて炒め、全体がしんなりしたら三温糖・減塩醤油を加えて汁気がなくなるまで炒める。

大根おろしのビタミンCで
鮭のアスタキサンチンの抗がん作用がアップ

焼き鮭

117 kcal　脂質 3.6g　塩分 0.1g

材料（1人分）

紅鮭（切り身）……80g（1切れ）
大根……30g（1㎝）
レモン（果汁）……5g（小さじ1）

作り方

❶紅鮭は魚焼きグリルで両面焼く。
❷大根は皮をむいてすりおろし、軽く水気をしぼる。
❸②にレモン果汁を加えて混ぜ、①に添える。

多彩なミネラル・ビタミンを含む
ほうれん草で免疫力アップ

ほうれん草のおひたし

21 kcal　脂質 0.3g　塩分 0.4g

材料（1人分）

ほうれん草……50g（1/2束）
減塩醤油……4g（小さじ2/3）
かつお節……2g（1パック）

作り方

❶ほうれん草をゆでて冷水にとり、水気をしぼって3㎝長さに切る。
❷①を減塩醤油で和えて器に盛り、かつお節をかける。

永井義信さん 2 日目夕食

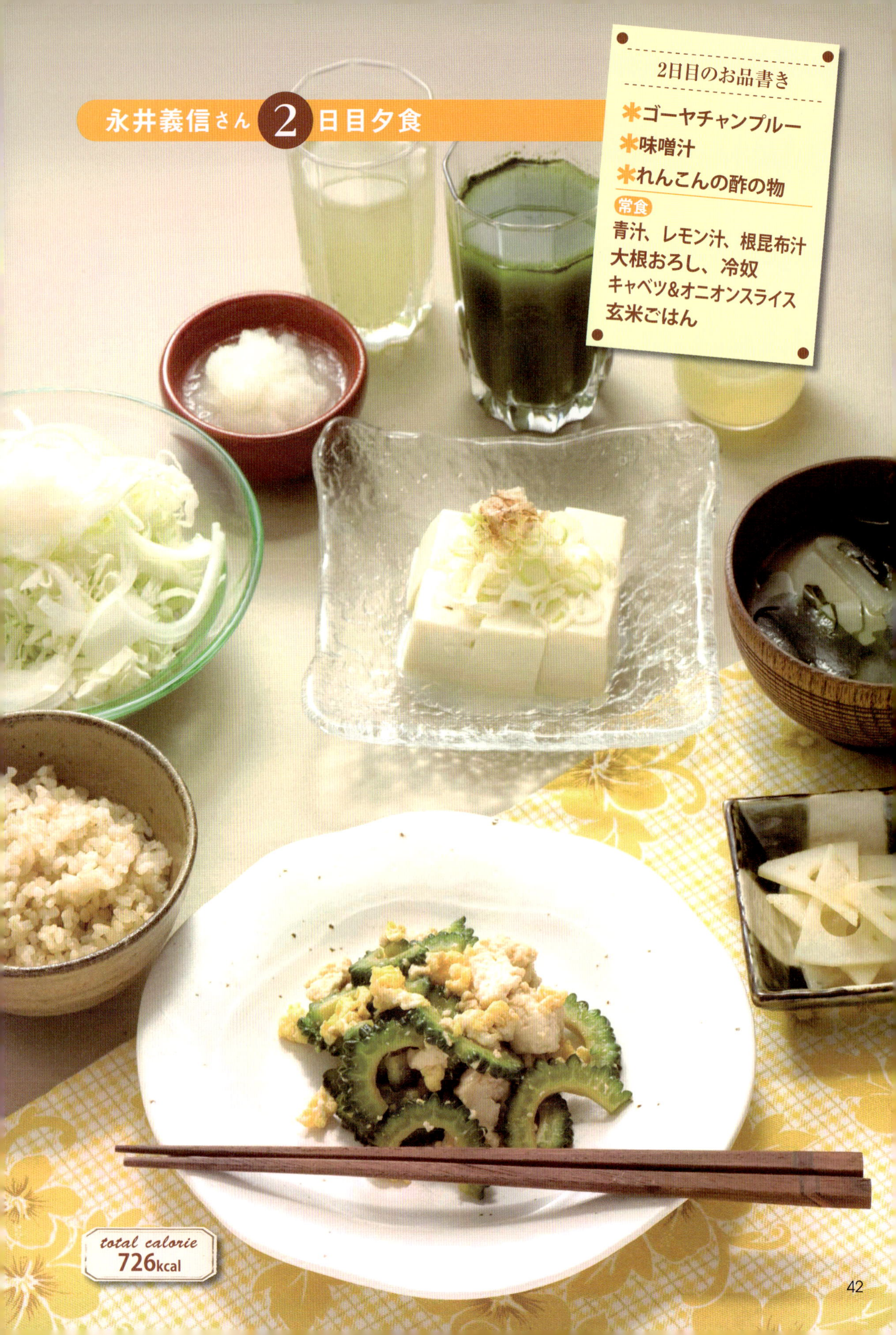

2日目のお品書き

- ゴーヤチャンプルー
- 味噌汁
- れんこんの酢の物

常食

青汁、レモン汁、根昆布汁
大根おろし、冷奴
キャベツ&オニオンスライス
玄米ごはん

total calorie
726kcal

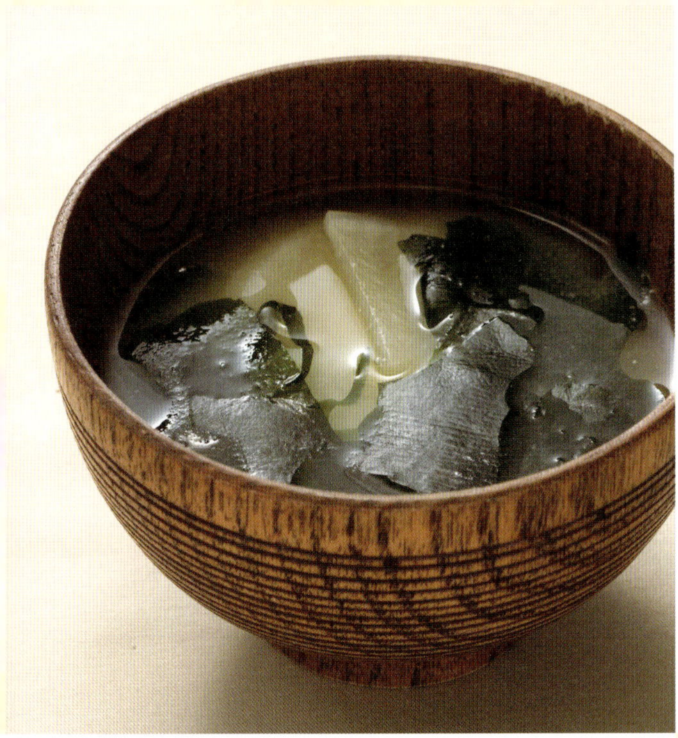

わかめと昆布のネバネバ成分
フコイダンが抗がん作用を発揮

大根とわかめの味噌汁

35 kcal　脂質 0.8g　塩分 1.5g

材料（1人分）
大根……30g（1㎝）
わかめ（乾燥）……1g
低塩みそ……12g（小さじ2）
水……200㎖（1カップ）
昆布……2g

作り方
❶鍋に水と昆布を入れて火にかけ、沸騰直前に昆布を取り出し、だし汁を作る。
❷大根は薄いいちょう切り、わかめは水に戻して水気をきる。
❸①に②を入れて火にかけ、大根が柔らかくなったら低塩みそを溶き入れる。

古くは薬用として使われたれんこん
ビタミンB12で肝臓の働きを助ける

れんこんの酢の物

35 kcal　脂質 0.0g　塩分 0.2g

材料（1人分）
れんこん……50g
三温糖……1.5g（小さじ1/2）
酢……4g（小さじ2/3）
減塩醤油……2g（小さじ1/3）

作り方
❶れんこんは皮をむき薄いいちょう切りにし、酢（分量外）を加えた湯でゆでる。
❷三温糖・酢・減塩醤油を混ぜ合わせ、水切りした①を熱いうちに浸ける。

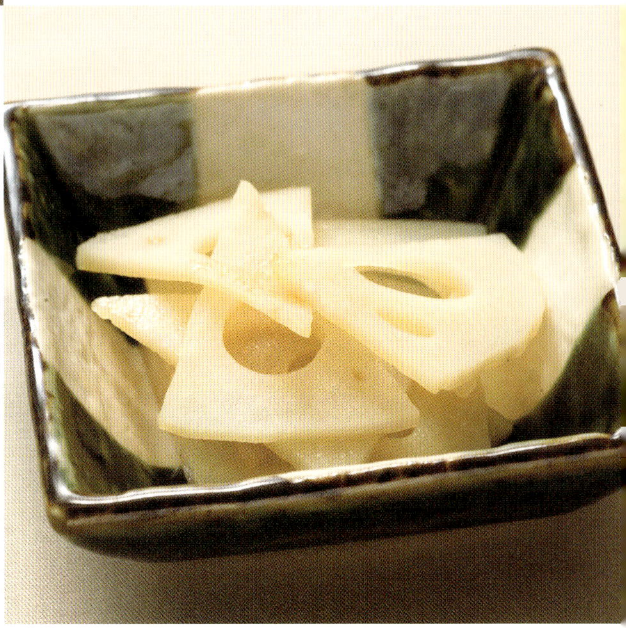

ビタミンCたっぷりのゴーヤに
豆腐のサポニンが脂質の酸化抑制

ゴーヤチャンプルー

137 kcal　脂質 6.9g　塩分 1.0g

材料（1人分）
ゴーヤ……100g（1/2本）
木綿豆腐……100g（1/3丁）
卵……25g（1/2個）
低塩だし醤油……12g（小さじ2）
かつお節……2g（1パック）

作り方
❶ゴーヤは縦半分に切り種を取り除き、5㎜幅の薄切りにする。
❷木綿豆腐は水切りし、手で大きめに崩す。
❸フライパンで①を炒め、しんなりしたら②も加えて炒める。
❹③に溶きほぐした卵を加えて炒めたら、鍋肌に低塩だし醤油を回しかけ炒め合わせる。
❺④を器に盛り、かつお節をかける。

永井義信さん 3 日目夕食

3日目のお品書き

＊金目鯛とたっぷり野菜の鍋もの

常食

青汁、レモン汁、根昆布汁
大根おろし、冷奴
キャベツ&オニオンスライス
玄米ごはん

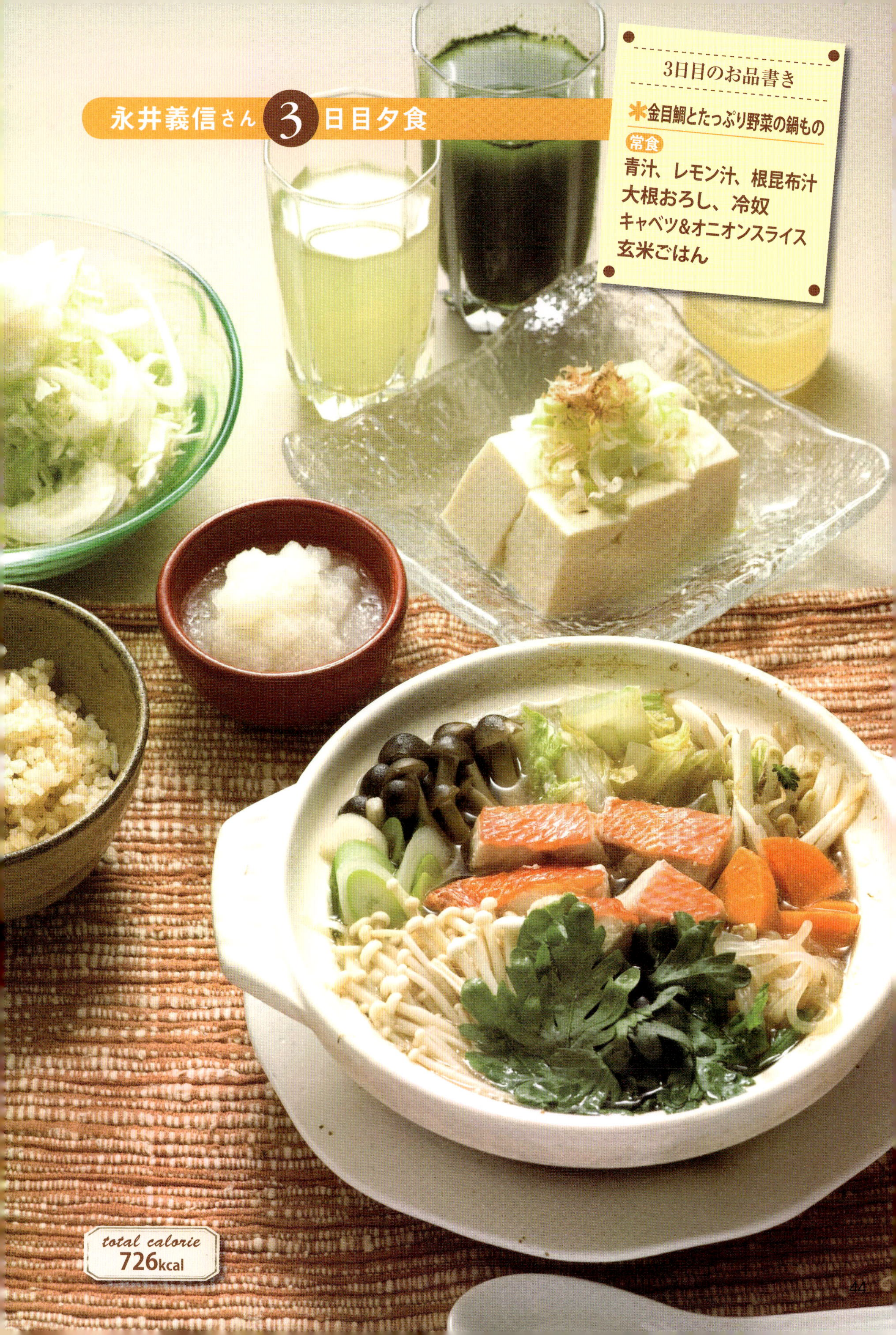

total calorie
726kcal

きのこのβ-グルカンが免疫力を高め、
がん細胞の増殖抑制に働く

金目鯛とたっぷり野菜の鍋もの

246 kcal　脂質 9.4g　塩分 1.6g

材料（1人分）

金目鯛……80g（1切れ）
白菜……50g（1/6束）
にんじん……20g（2㎝）
長ねぎ……20g
春菊……30g（1株）
しらたき……30g
しいたけ……40g（2個）
えのき茸……50g（1/2パック）
しめじ……50g（1/4パック）
もやし……50g（1パック）
酒……15g（大さじ1）
減塩醤油……12g（小さじ2）
水……400㎖（2カップ）
昆布……4g

作り方

❶土鍋に水と昆布を入れて火にかけ、沸騰直前に昆布を取り出し、だし汁を作る。
❷金目鯛は一口大に切る。
❸白菜・にんじん・長ねぎ・春菊・しらたきは食べやすい大きさに切る。
❹しいたけは石づきを取り、えのき茸は根元を切り落としてほぐし、しめじは小房に分ける。
❺①に酒・減塩醤油を加え、③・④・もやしを入れて煮て、にんじんが柔らかくなったら②を入れて煮る。

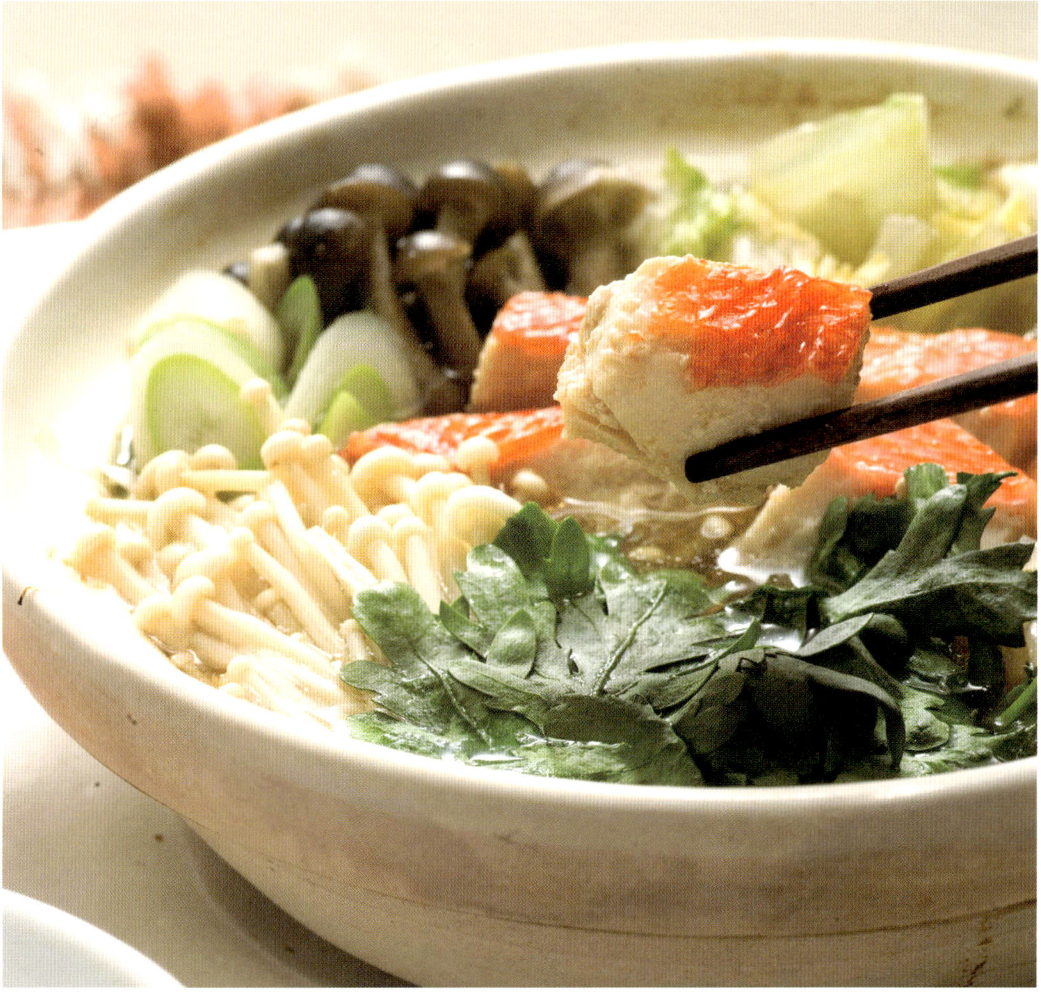

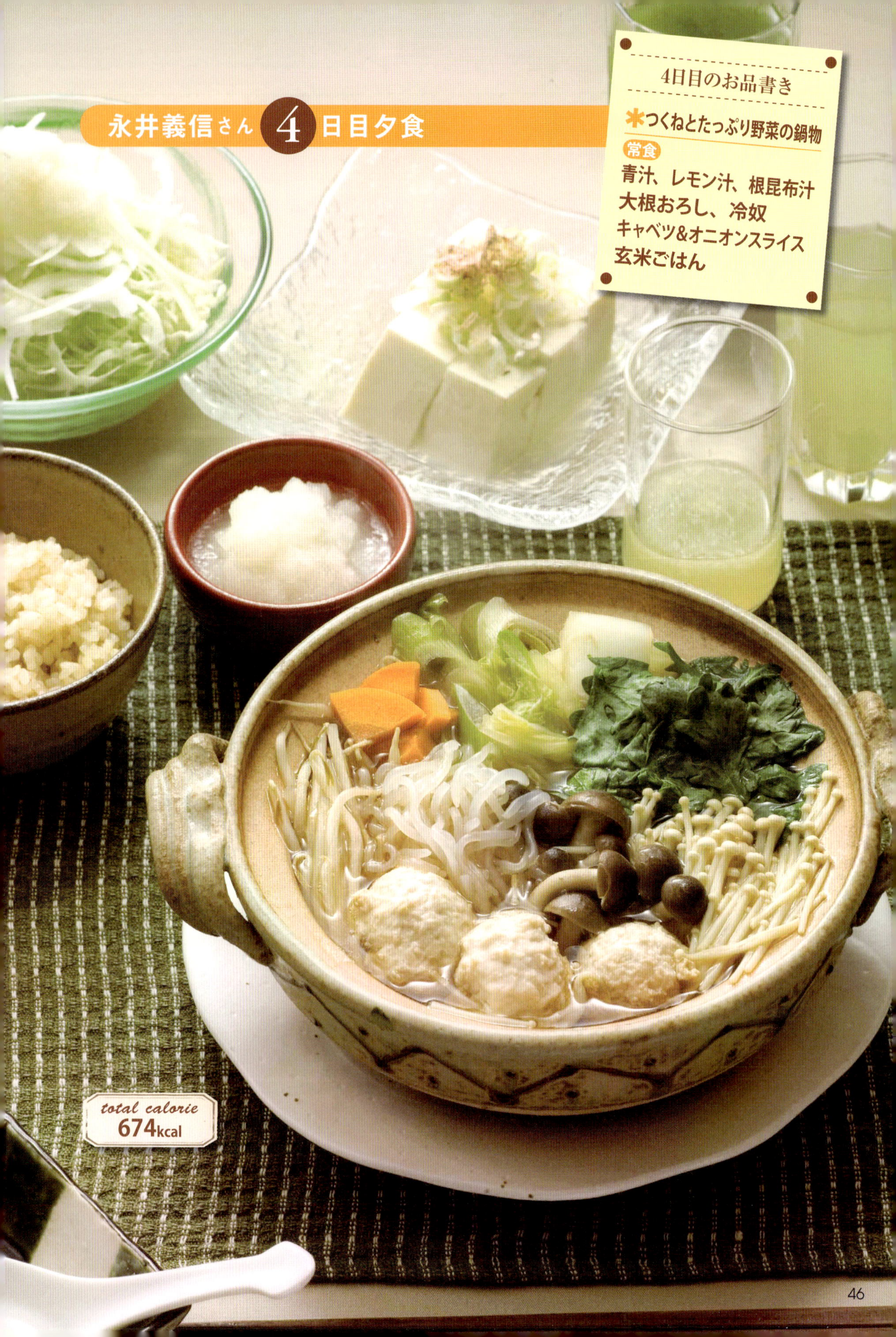

永井義信さん 4日目夕食

4日目のお品書き

*つくねとたっぷり野菜の鍋物

常食

青汁、レモン汁、根昆布汁
大根おろし、冷奴
キャベツ&オニオンスライス
玄米ごはん

total calorie
674kcal

高たんぱく・低脂肪の鶏ささみで低カロリーに。
野菜のファイトケミカルも満載

つくねとたっぷり野菜の鍋もの

194 kcal　脂質 1.7g　塩分 1.6g

材料（1人分）
鶏ささみ……80g
おろししょうが……4g（小さじ2/3）
酒……10g（小さじ2）
白菜……50g（1/2枚）
にんじん……20g（2㎝）
長ねぎ……20g
春菊……30g（1株）
しらたき……30g
しいたけ……40g（2個）
えのき茸……50g（1/2パック）
しめじ……50g（1/4パック）
もやし……50g（1パック）
酒……15g（大さじ1）
減塩醤油……12g（小さじ2）
水……400㎖（2カップ）
昆布……4g

作り方
❶土鍋に水と昆布を入れて火にかけ、沸騰直前に昆布を取り出し、だし汁を作る。
❷鶏ささみは包丁でたたいてミンチ状にし、おろししょうが・酒を加えてねばりが出るまでよく混ぜる。
❸白菜・にんじん・長ねぎ・春菊・しらたきは食べやすい大きさに切る。
❹しいたけは石づきを取り、えのき茸は根元を切り落としてほぐし、しめじは小房に分ける。
❺①に酒･減塩醤油を入れて煮立たせ、②をスプーンで丸めながら入れる。
❻⑤に③・④・もやしを加えて煮る。

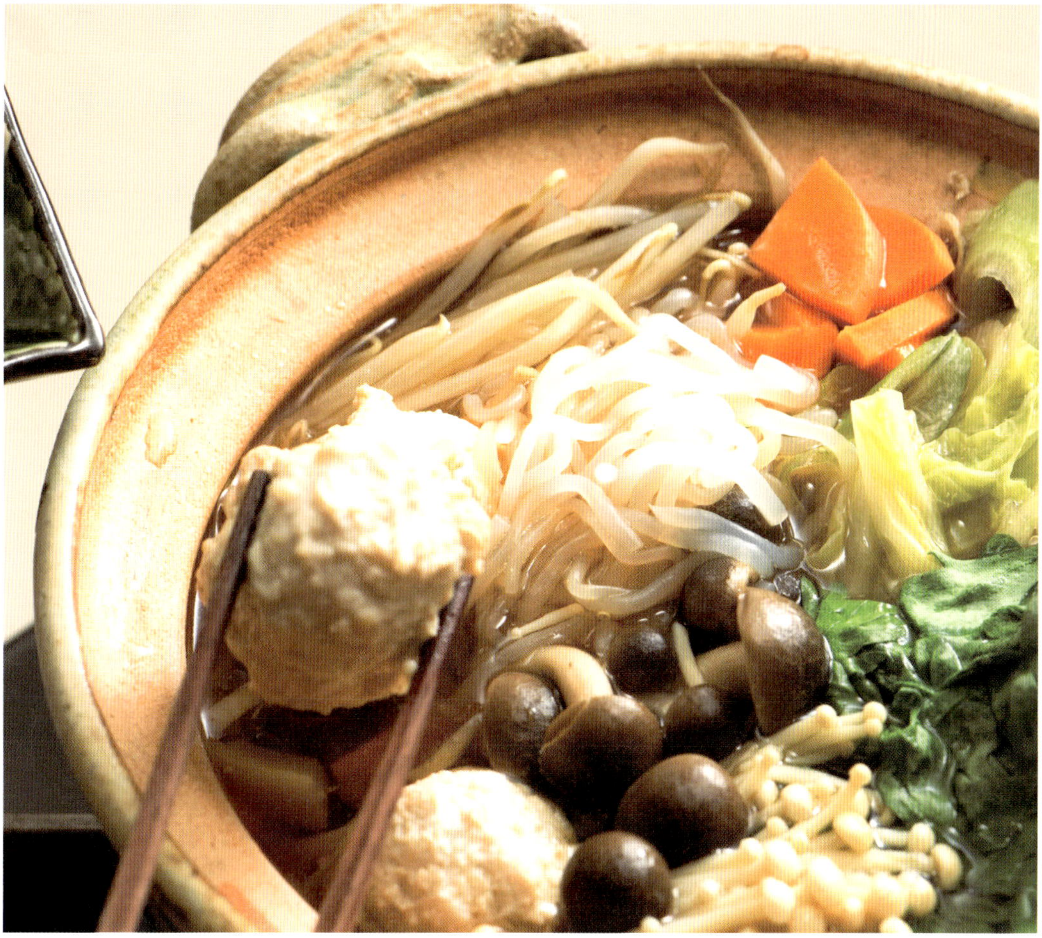

実例レシピ 3 レストラン「アラスカ」取締役会長・80歳 **望月 豊さん**

「多臓器がん」を克服 手術で取りきれなかった「食道がん」も消えた！

「食道がん」の場合

「多臓器がん」の宣告にショック

私が突然のがん宣告を受けたのは、２００２年末のことでした。健康診断で早期の前立腺がんが見つかったのです。幸いにも、針の先ほどのごく小さながんだったので、すぐに手術を受けて切除し、ほどなく仕事にも復帰しました。

ところが、ちょうど1年が過ぎた頃、今度は直腸にピンポン球くらいの大きさの進行がんが発見されたのです。念のため、さらに調べてもらったところ、胃に1㎝前後のがんが4つ、食道にも小さながんが見つかりました。

多臓器がんの診断を受けた私はとてもショックを受け、落ち込みました。しかし、元来くよくよしないたちなので、翌日には「いろいろ考えても、なるようにしかならん」と腹をくくっていました。

その頃、私の店ではヘルシーメニューを紹介する料理教室を開き、当時、都立大塚病院の副院長だった済陽先生に監修をお願いしていました。そのご縁で、幸運にも手術を執刀してもらえることになりました。大腸を20㎝、胃を3分の2も切除する大手術で、6時間に及びました。そして術後、済陽先生から食事療法の指導を受けることになったのです。

もともと私はレストラン経営という商売柄もあり、長年、肉中心の食生活を送っていました。野菜といえば付け合わせのにんじんやブロッコリーをわずかに食べる程度で、50年もの間、野菜らしい野菜を口にしていませんでした。そもそも野菜嫌いで、サラダなど、おいしいと感じたこともなかったのです。

しかし、これ以上のがんはもうごめんだという思いで、退院後は真剣に食事療法に取り組み始めました。

続けるうちに思いがけない効果

まず、塩分をできる限り控え、肉や油ものは一切禁止。大量の野菜と少量の魚を中心とする食事にしました。

朝は、にんじん2本をミキサーにかけ、レモン汁とハチミツを混ぜたジュースを必ず飲みます。昼と夜は、十穀米を加えたごはんに味噌汁、野菜のおひたしや煮物、魚料理、酢の物をおかずにします。納豆をはじめ、そら豆や枝豆などの豆類も週2回は食べています。

野菜は大根、かぼちゃ、ほうれん草など、日によってさまざま。ただし手術した胃の負担にならないよう、ごぼうやれんこんなど食物繊維が多い食材は使いませんでした。魚はタラやサワラ、カレイ、ブリ、サバなど季節のものをたいてい煮魚にして食べます。

塩分については、減塩醤油を少量使うだけです。ヨーグルトは主に入浴後に、150gくらいのカップのものを毎日摂ります。また、好きなアルコールもがんばって断ちました。

「胃がん」「直腸がん」合併、早期「食道がん」

男：平成15年：前立腺がん手術、平成16年2月：胃・直腸がん手術同時性早期食道がん、平成16年7月：食道鏡にて改善像、平成16年9月：内視鏡下生検“がん細胞消失”、平成17年4月正常化

リンパ球数1600、IFNα4000上

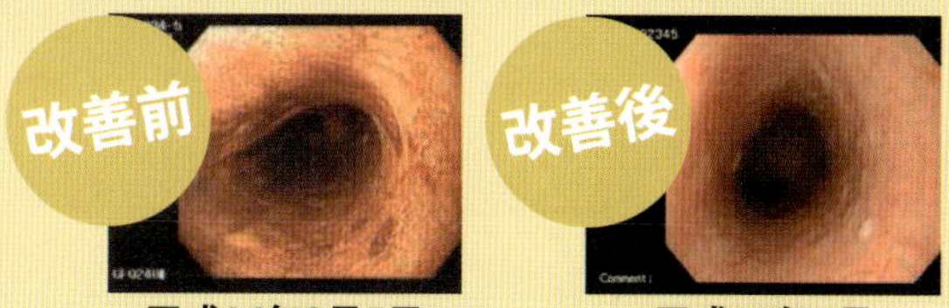

平成16年2月5日　平成17年4月

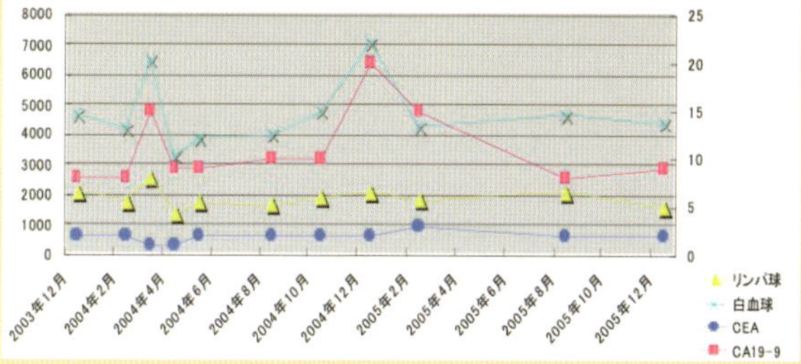

こうした食事療法を続けるうちに、思いがけないうれしいことがありました。実は、胃と腸のがんの手術の後、内視鏡で取る予定だった食道がんは平たくて結局取りきれず、そのままの状態でした。定期検査を受けながら、手術のタイミングを見計らっていたのです。

ところが、食事療法に取り組んでから初めての検査で「がんが消えている」といわれました。これでもう手術を受けずに済むと思うと、心底ほっとしました。

私は抗がん剤や放射線治療を受けていないので、まぎれもなく食事療法の効果でしょう。半年に1回の免疫検査でも、がん抑制に重要なα-インターフェロンという物質の量がかなり増えていました。

今、これほど元気でいられるのは食事の力が大きいと実感しています。患者会などの講演のときも、喜んで食事療法と自分の体験についてお話ししています。

望月 豊さん

望月さん・4日間の実例メニュー表

	1日目 献立名	カロリー (kcal)	塩分 (g)	2日目 献立名	カロリー (kcal)	塩分 (g)
朝	にんじんジュース	262	0.0	にんじんジュース	262	0.0
	豆乳かけ玄米フレーク	242	1.0	豆乳かけ玄米フレーク	242	1.0
昼	ほうれん草のおひたし	19	0.4	白菜のおひたし	14	0.4
	キノコの煮物	37	0.6	かぼちゃの煮物	80	0.0
	カレイの煮付け	92	1.5	金目鯛の煮物	169	0.7
	豆腐とわかめの味噌汁	60	1.2	ねぎとわかめの味噌汁	32	1.2
	きゅうりの酢の物	13	0.4	もずくの酢の物	21	0.7
	玄米ごはん	175	0.0	玄米ごはん	175	0.0
晩	枝豆・納豆・玄米ごはん	52・90・175	0.0・0.0・0.0	枝豆・納豆・玄米ごはん	52・90・175	0.0・0.0・0.0
	なすのおひたし	21	0.6	水菜のおひたし	61	0.6
	大根の煮物	80	0.7	いも煮	79	0.7
	焼きサバ・かぼちゃの味噌汁	130・54	0.2・1.0	タラの焼き物・かぶの酢の物	65・29	0.2・0.3
	たまねぎの酢の物	52	0.3	キャベツの味噌汁	29	1.0
	合　計	1563	7.9	合　計	1575	6.8

	3日目 献立名	カロリー (kcal)	塩分 (g)	4日目 献立名	カロリー (kcal)	塩分 (g)
朝	にんじんジュース	262	0.0	にんじんジュース	262	0.0
	豆乳かけ玄米フレーク	242	1.0	豆乳かけ玄米フレーク	242	1.0
昼	春菊のおひたし	17	0.5	小松菜のおひたし	14	0.4
	大豆の煮物	83	0.7	しじみとひじきの煮物	31	1
	サバの味噌煮	187	0.9	焼き鮭	114	0.2
	たまねぎときのこの味噌汁	32	1.0	めかぶの酢の物	9	0.5
	菊の酢の物	25	0.5	ざる蕎麦	188	1.9
	玄米ごはん	175	0.0			
晩	枝豆・納豆・玄米ごはん	52・90・175	0.0・0.0・0.0	枝豆・納豆・玄米ごはん	52・90・175	0.0・0.0・0.0
	チンゲン菜のおひたし	14	0.5	ゴーヤのおひたし	11	0.4
	焼き豆腐の煮物・ブリの焼き物	144・156	0.6・0.1	若竹煮・さわらの味噌煮	42・171	0.5・1.1
	じゃがいもの味噌汁	50	1.0	なすの味噌汁	28	1.0
	長芋の酢の物	52	0.3	切干大根の酢の物	47	0.3
	合　計	1756	7.1	合　計	1476	8.3

済陽先生 Comment

望月さんは多臓器がんの上、食道がんを残したままでした。術後、体力の回復を待って抗がん剤投与や放射線治療を行う予定でしたが、食事療法だけで食道がんが消失した貴重な症例です。野菜嫌いだった方が食生活をここまで変えるのは大変だったことでしょう。また、望月さんのようにメニューに酢の物をとりいれると酢の風味で塩分を減らせます。

望月さんの定番メニュー

【朝】にんじんジュース	【晩】玄米ごはん
【朝】豆乳かけ玄米フレーク	【晩】納豆
	【晩】枝豆

朝 にんじんジュース

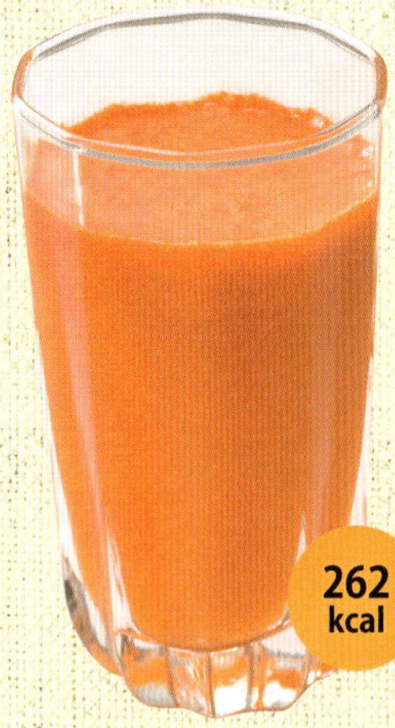

262 kcal　脂質 0.3g　塩分 0.0g

材料（1人分）
にんじん……400g（2本）
レモン（果汁）……45mℓ（1個分）
ハチミツ……66g（大さじ3）

作り方
❶にんじんはよく水洗いし、ジューサーにかける。
❷レモン果汁とハチミツを①に加えてよく混ぜる。

朝 豆乳かけ玄米フレーク

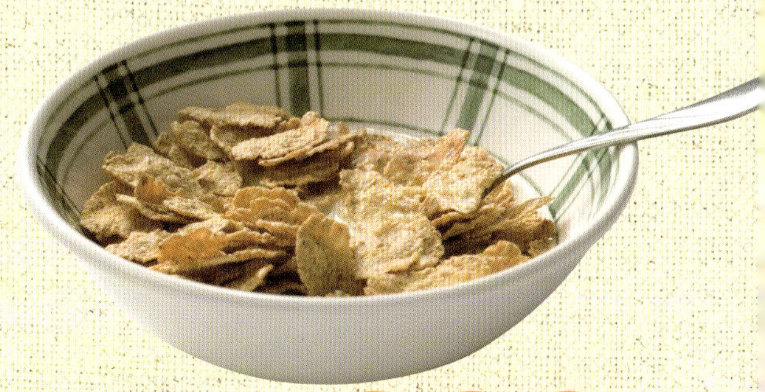

242 kcal　脂質 5.0g　塩分 1.0g

材料・作り方（1人分）
玄米フレーク40gを器に入れて、豆乳200mℓ（1カップ）をかける

晩 玄米ごはん

材料・作り方（1人分）
炊飯器に洗った玄米50g・水75mℓを入れて炊く。
＊小豆などの豆類を入れて炊いても美味しく食べられます。

晩 枝豆

材料・作り方（1人分）
鍋にたっぷりの湯を沸かし、洗ったさやつき枝豆70gを入れ5分程ゆでてざるにあげて冷ます。

晩 納豆

材料・作り方（1人分）
納豆45g（1パック）を、粘りが出るまでよく混ぜる。

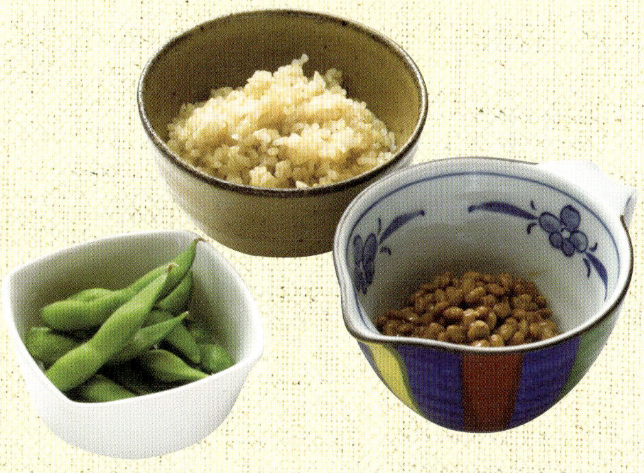

晩ごはんの常食

望月 豊さん 1日目夕食

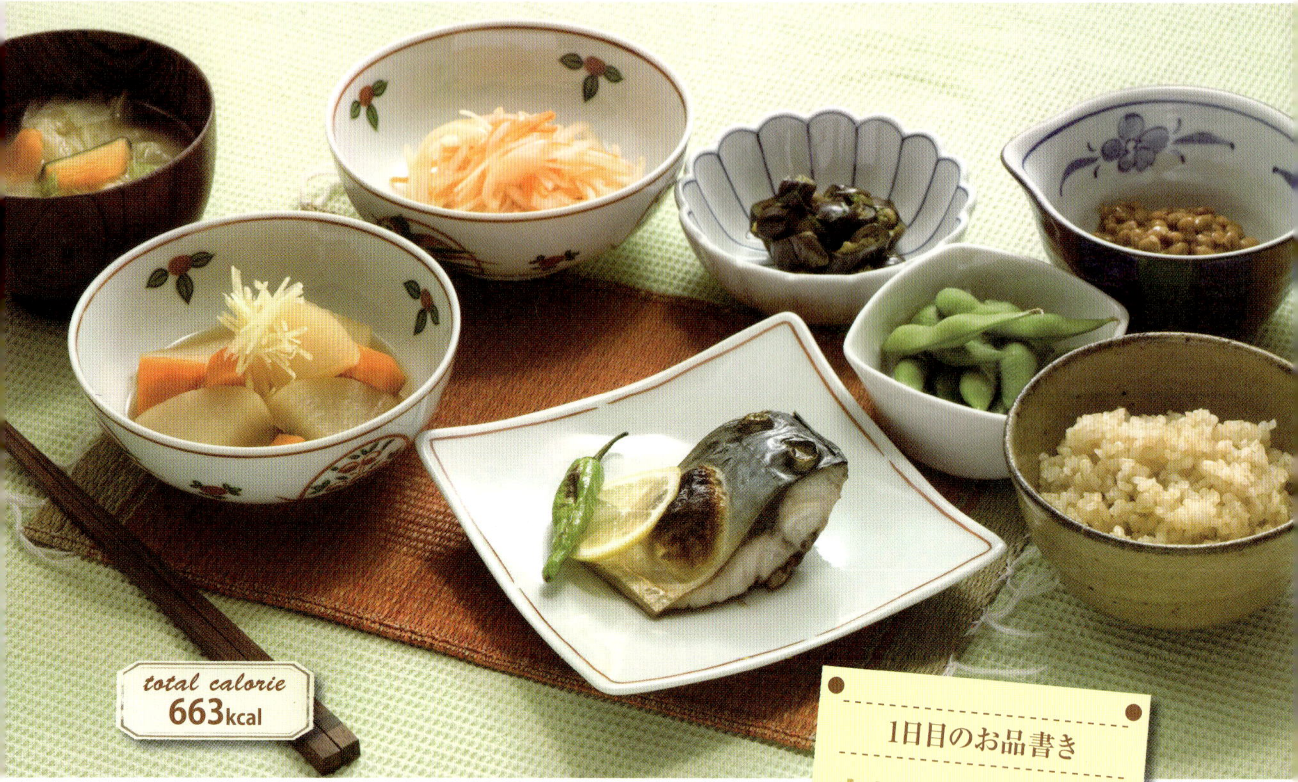

total calorie
663kcal

1日目のお品書き

＊大根の煮物
＊焼きサバ
＊かぼちゃの味噌汁
＊玉ねぎの酢の物
＊なすのおひたし

常食
納豆、枝豆、玄米ごはん

ビタミンCを含む根菜に
しょうがを添えて新陳代謝アップ

大根の煮物

80 kcal　脂質 0.2g　塩分 0.7g

材料（1人分）
大根……150g（5cm）
にんじん……50g（5cm）
しょうが……5g（1片）
みりん……6g（小さじ1）
きび砂糖……3g（小さじ1）
減塩醤油……6g（小さじ1）
水……200mℓ（1カップ）
昆布……1g

作り方
❶鍋に水と昆布を入れて火にかけ、沸騰直前に昆布を取り出し、だし汁を作る。
❷大根・にんじんは1cm厚さのいちょう切りにする。
❸しょうがはせん切りにする。
❹①にみりん・きび砂糖・減塩醤油・②を入れて大根が柔らかくなるまで煮る。
❺④を器に盛り、③を飾る。

新鮮な青背魚にDHAがたっぷり
クエン酸回路にレモンが効果的

焼きサバ

130 kcal　脂質 7.4g　塩分 0.2g

材料（1人分）
さば（切り身）……60g（1切れ）
ししとう……26g（2本）
レモン（スライス）……5g

作り方
❶さば・ししとうを魚焼きグリルで焼く。
❷①を器に盛り、レモンを飾る。

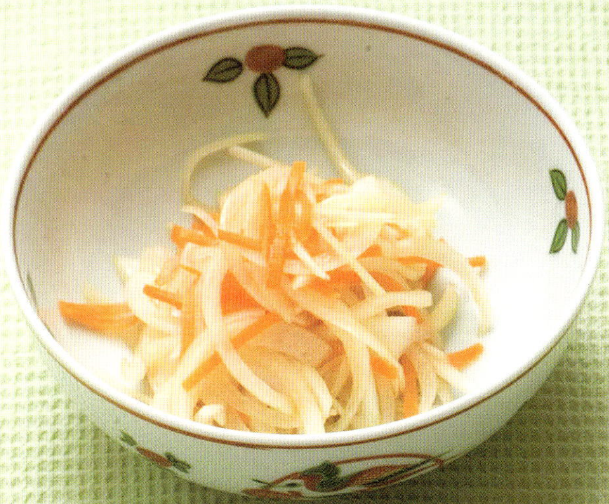

独特の辛味成分、硫化アリルが
血行を良くし血液サラサラに

たまねぎの酢のもの

52 kcal　脂質 0.1g　塩分 0.3g

材料（1人分）
たまねぎ……80g（1/2個）
にんじん……20g（2㎝）
酢……5g（小さじ1）
減塩醤油……3g（小さじ1/2）
きび砂糖……3g（小さじ1）

作り方
❶たまねぎは皮をむき薄くスライス、にんじんはせん切りにする。
❷酢・減塩醤油・きび砂糖をよく混ぜ合わせ①と和える。

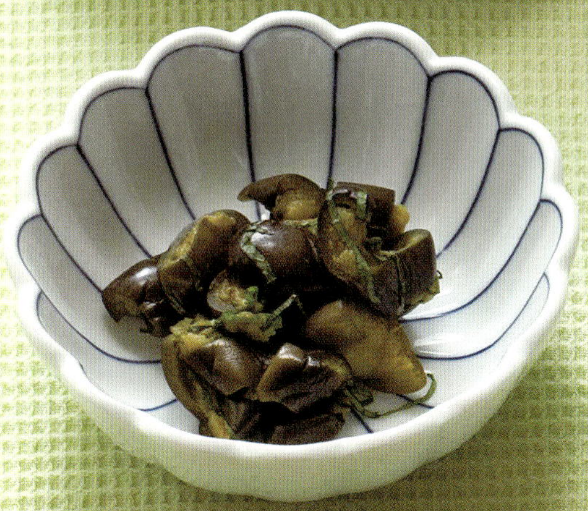

強い抗酸化作用を持つ色素成分
ナスニンががん抑制に働きかける

なすのおひたし

21 kcal　脂質 0.1g　塩分 0.6g

材料（1人分）
なす……80g（1本）
青じそ……1g（1枚）
減塩醤油……6g（小さじ1）

作り方
❶なすはヘタを切り落とし、縦に半分にして1㎝厚さの半月切りにする。
❷①を柔らかくなるまでゆでて冷水にとり、水気をきる。
❸青じそはせん切りにする。
❹②・③を減塩醤油で和える。

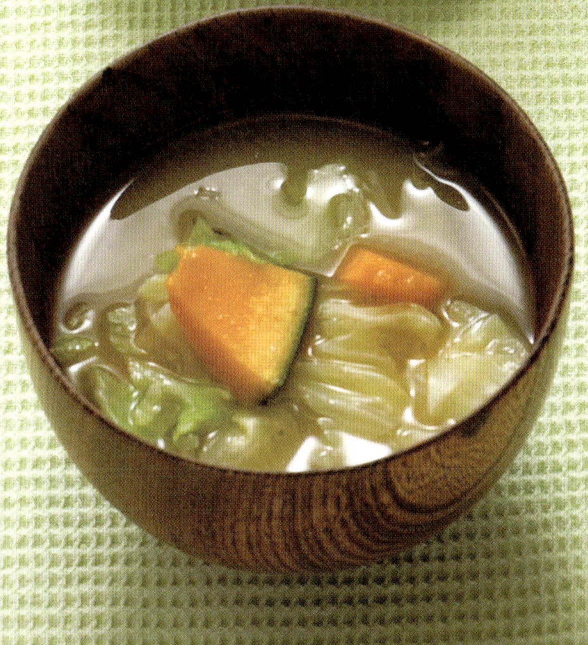

かぼちゃのビタミンEとβ-カロテンが
過酸化脂質の生成を抑制する

かぼちゃの味噌汁

54 kcal　脂質 0.7g　塩分 1.0g

材料（1人分）
かぼちゃ……30g
キャベツ……20g（1/3枚）
低塩みそ……10g（小さじ2）
水……150㎖（3/4カップ）
昆布……1g

作り方
❶鍋に水と昆布を入れて火にかけ、沸騰直前に昆布を取り出し、だし汁を作る。
❷かぼちゃはいちょう切り、キャベツは1㎝大の角切りにする。
❸①に②を入れて火にかけ、かぼちゃに火が通ったら低塩みそを溶き入れる。

望月 豊さん 2 日目夕食

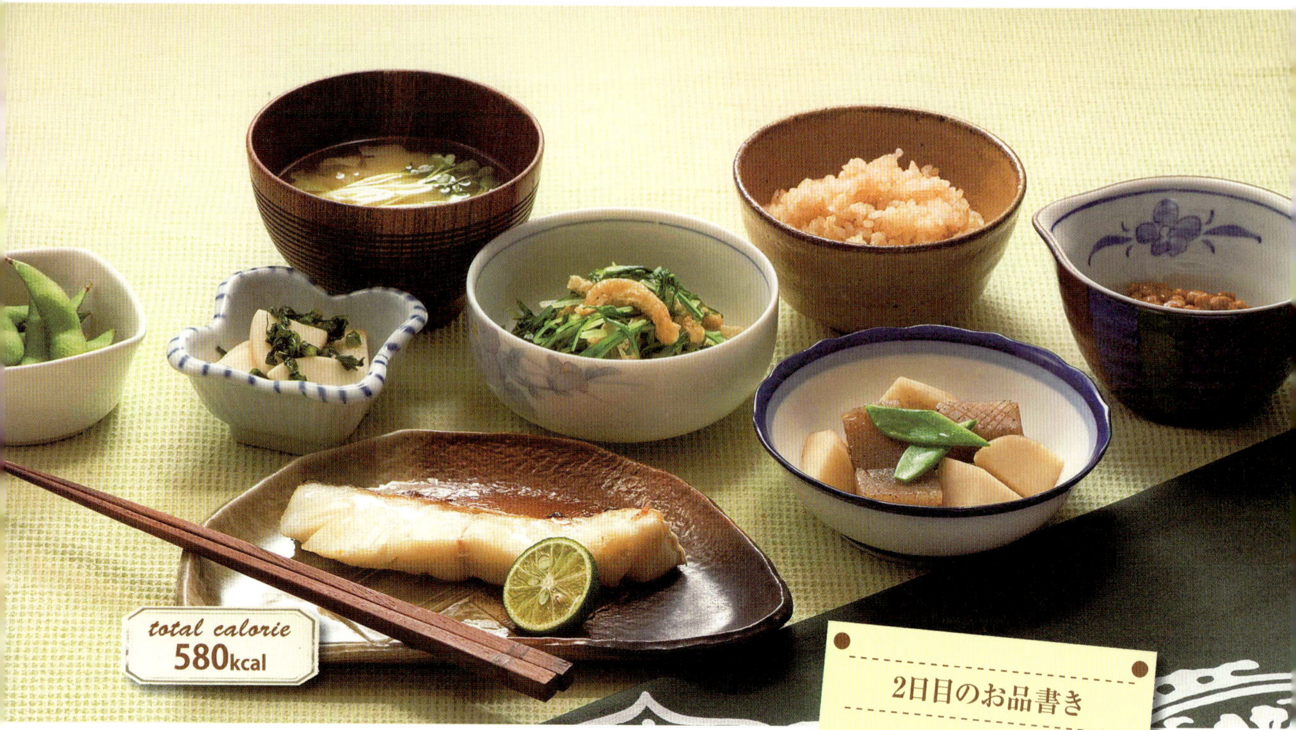

total calorie
580kcal

2日目のお品書き

- ＊いも煮
- ＊タラの焼き物
- ＊キャベツの味噌汁
- ＊かぶの酢の物
- ＊水菜のおひたし

常食
納豆、枝豆、玄米ごはん

里いもの独特のぬめりの元になる
ガラクタンががんの進行を防ぐ

いも煮

79 kcal　脂質 0.1g　塩分 0.7g

材料（1人分）
里芋……60g
コンニャク……80g（1/3枚）
きぬさや……4g（2枚）
酒……5g（小さじ1）
みりん……6g（小さじ1）
きび砂糖……3g（小さじ1）
減塩醤油……6g（小さじ1）
水……200mℓ（1カップ）
昆布……2g

作り方
❶鍋に水と昆布を入れて火にかけ、沸騰直前に昆布を取り出し、だし汁を作る。
❷里芋は皮をむき一口大の乱切り、コンニャクは食べやすい大きさに切る。
❸きぬさやは筋を取り斜め半分に切りさっとゆでる。
❹①に酒・みりん・きび砂糖・減塩醤油・②を入れ里芋が柔らかくなるまで煮る。
❺④を器に盛り、③を飾る。

低脂肪で酸化しづらい白身魚に
すだちでビタミンCをプラス

タラの焼き物

65 kcal　脂質 0.2g　塩分 0.2g

材料（1人分）
タラ（切り身）……80g（1切れ）
すだち……10g（1/2個）

作り方
❶タラを魚焼きグリルで焼く。
❷①を器に盛り、すだちを添える。

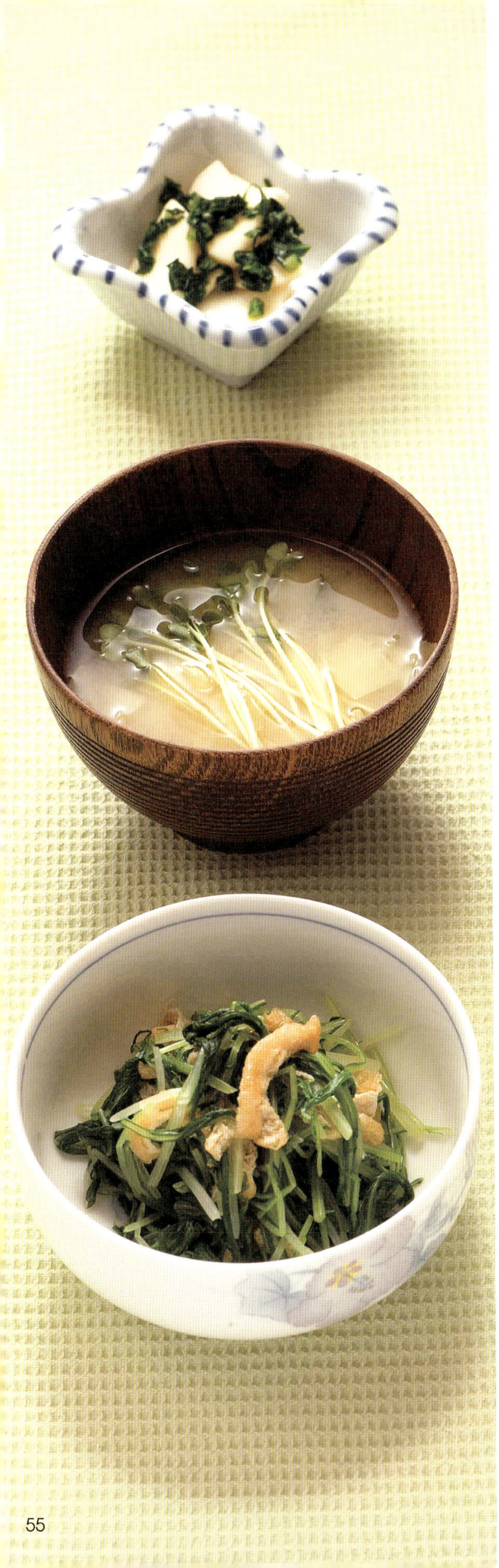

かぶはβ-カロテンなどの栄養豊富な
葉の部分まで丸ごと活用しよう

かぶの酢の物

29 kcal　脂質 0.1g　塩分 0.3g

材料（1人分）
かぶ……50g（1/2個）
かぶの葉……20g
酢……5g（小さじ1）
減塩醤油……3g（小さじ1/2）
きび砂糖……3g（小さじ1）
柚子（果皮）……1g

作り方
❶かぶは皮をむき、いちょう切りにする。
❷かぶの葉は細かく切り、さっとゆでて冷水にとり、水気をきる。
❸酢・減塩醤油・砂糖をよく混ぜ合わせて①・②と和え器に盛り、柚子の皮を散らす。

キャベツ特有の成分ビタミンUが
胃腸障害の改善に効果的

キャベツの味噌汁

29 kcal　脂質 0.7g　塩分 1.0g

材料（1人分）
キャベツ……20g（1/3枚）
低塩みそ……10g（小さじ2）
貝割れ大根……10g
水……150㎖（3/4カップ）
昆布……1g

作り方
❶鍋に水と昆布を入れて火にかけ、沸騰直前に昆布を取り出し、だし汁を作る。
❷キャベツは1㎝大の角切りにする。
❸貝割れ大根は根元を切り落とし、半分に切る。
❹①に②を入れて中火にかけ、キャベツがしんなりしたら低塩みそを溶き入れる。
❺④を器に盛り、③を飾る。

大豆製品の油揚げと合わせて
ビタミンA・Cで免疫力アップ

水菜のおひたし

61 kcal　脂質 3.4g　塩分 0.6g

材料（1人分）
水菜……90g（1.5株）
油揚げ……10g（1/2枚）
減塩醤油……6g（小さじ1）

作り方
❶水菜は3㎝幅に切り、油揚げは5㎜幅の短冊切りにしてそれぞれ熱湯でさっとゆでる。
❷①の水気をきり、減塩醤油で和える。

望月 豊さん 3 日目夕食

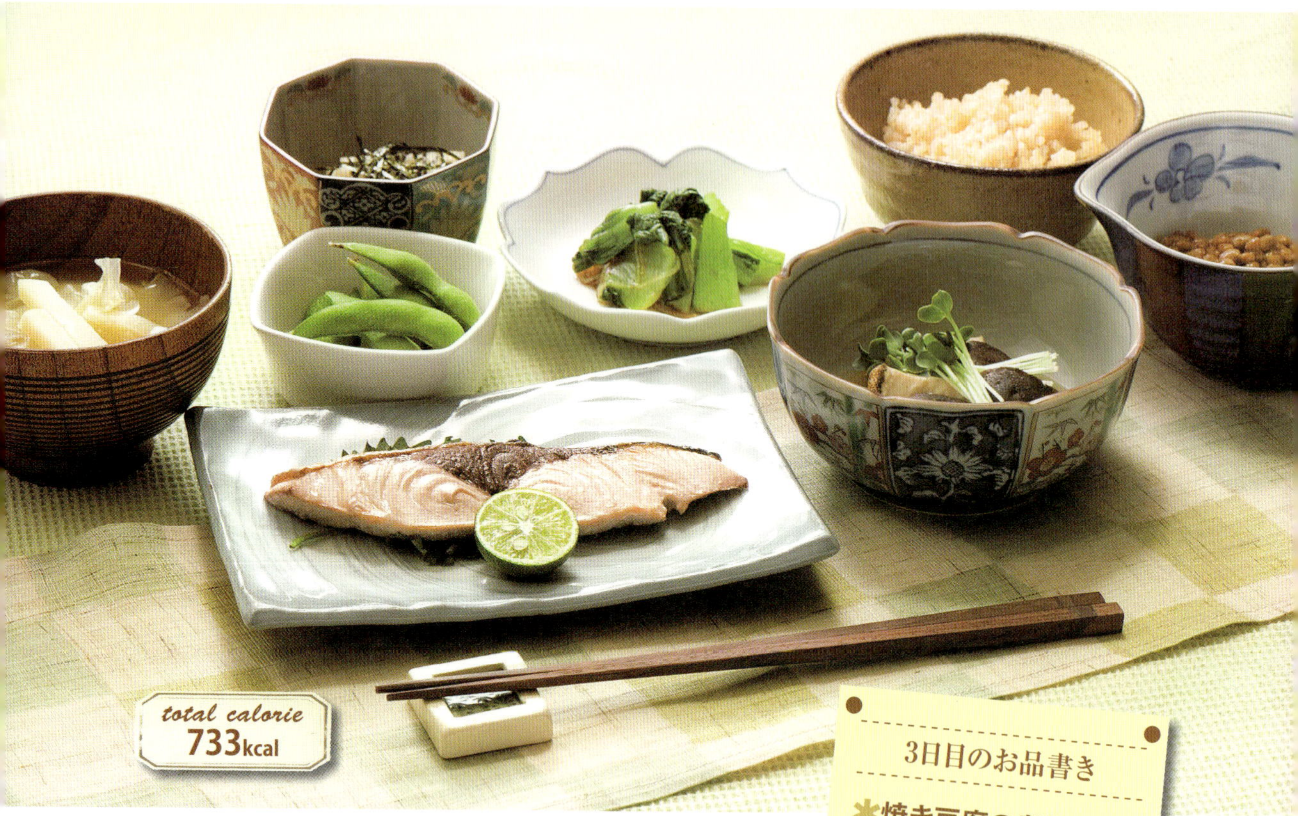

total calorie
733kcal

3日目のお品書き

- ＊焼き豆腐の煮物
- ＊ブリ焼き
- ＊じゃがいもの味噌汁
- ＊長芋の酢の物
- ＊チンゲンサイのおひたし

常食
納豆、枝豆、玄米ごはん

健康食の代表格である豆腐に
かいわれ大根としいたけを添えて

焼き豆腐の煮物

144 kcal　脂質 7.0g　塩分 0.6g

材料（1人分）
焼き豆腐……120g（1/3丁）
貝割れ大根……10g
みりん……6g（小さじ1）
きび砂糖……3g（小さじ1）
減塩醤油……6g（小さじ1）
水……100㎖（1/2カップ）
干ししいたけ……3g（2枚）

作り方
❶ボウルに水と干ししいたけを入れて戻し、干ししいたけは石づきを取り半分に切り、戻し汁は残しておく。
❷焼き豆腐は4等分に切る。
❸貝割れ大根は根元を切り落とし半分に切る。
❹鍋に①・干ししいたけの戻し汁・みりん・きび砂糖・減塩醤油・②を入れて中火で10分程煮る。
❺④を器に盛り、貝割れ大根を飾る。

青背魚でもトップクラスの栄養素
すだちでクエン酸もしっかり補給

ブリの焼き物

156 kcal　脂質 10.6g　塩分 0.1g

材料（1人分）
ブリ（切り身）……60g（1切れ）
青じそ……1g（1本）
すだち……5g（1/2個）

作り方
❶ブリを魚焼きグリルで焼く。
❷器に青じそを敷き、①を盛りすだちを添える。

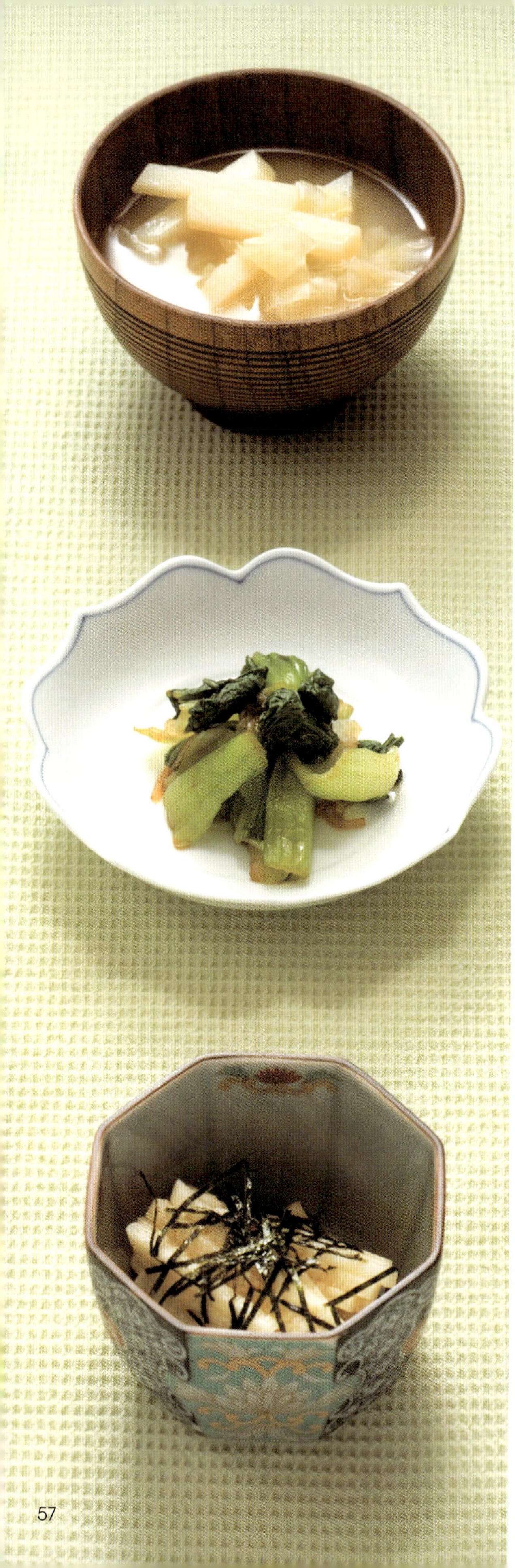

カリウムたっぷりのじゃがいもで
体内の過剰な塩分を排出

じゃがいもの味噌汁

50 kcal　脂質 0.6g　塩分 1.0g

材料（1人分）
じゃがいも……30g（1/3個）
キャベツ……20g（1/3枚）
低塩みそ……10g（小さじ2）
水……150㎖（3/4カップ）
昆布……1g

作り方
❶鍋に水と昆布を入れて火にかけ、沸騰直前に昆布を取り出し、だし汁を作る。
❷じゃがいもは皮をむき拍子切り、キャベツは1㎝大の角切りにする。
❸①に②を入れて火にかけ、じゃがいもに火が通ったら低塩みそを溶き入れる。

チンゲン菜のβ-カロテンで免疫力を
高め、活性酸素の働きを抑制する

チンゲン菜のおひたし

14 kcal　脂質 0.1g　塩分 0.5g

材料（1人分）
チンゲン菜……50g（1/2株）
春雨（乾燥）……2g
低塩だし醤油……6g（小さじ1）

作り方
❶チンゲン菜は3㎝長さに切りゆでて冷水にとる。
❷春雨は熱湯で柔らかくなるまでゆでて冷水にとり、食べやすい長さに切る。
❸水気をきった①・②を低塩だし醤油で和える。

特有のぬめりの元となるムチンが
代謝を促進し、胃腸をいたわる

長芋の酢の物

52 kcal　脂質 0.2g　塩分 0.3g

材料（1人分）
長芋……60g
酢……5g（小さじ1）
減塩醤油……3g（小さじ1/2）
きび砂糖……3g（小さじ1）
刻みのり……1g

作り方
❶長芋は皮をむきせん切りにする。
❷酢・減塩醤油・きび砂糖をよく混ぜ合わせ①と和え、刻みのりを散らす。

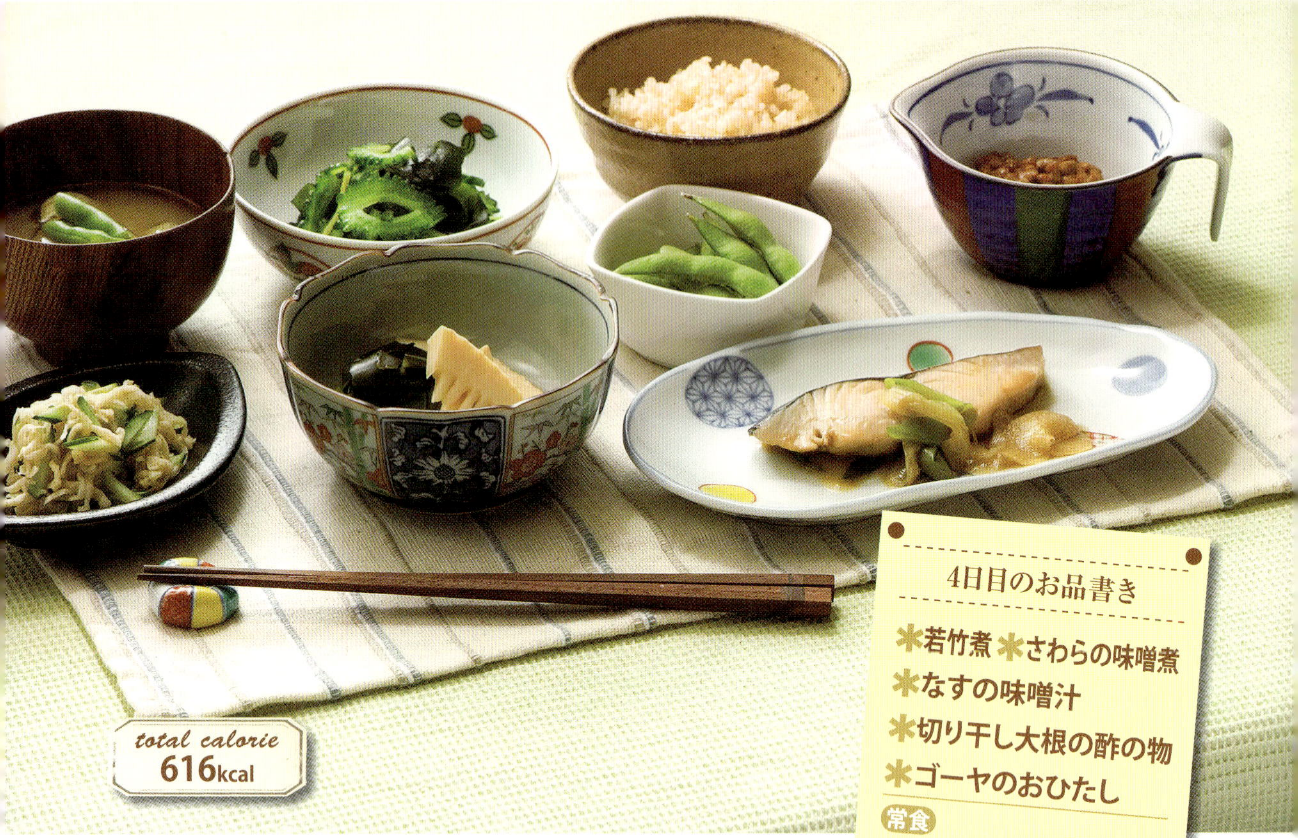

4日目のお品書き
* 若竹煮 * さわらの味噌煮
* なすの味噌汁
* 切り干し大根の酢の物
* ゴーヤのおひたし

常食 納豆、枝豆、玄米ごはん

低カロリーで食物繊維たっぷりの
たけのことわかめを合わせて

若竹煮

42 kcal / 脂質 0.2g / 塩分 0.5g

材料（1人分）
たけのこ（水煮）……50g
わかめ（乾燥）……1g
みりん……6g（小さじ1）
きび砂糖……3g（小さじ1）
減塩醤油……2g（小さじ1/3）
水……100ml（1/2カップ）
昆布……1g

作り方
❶鍋に水と昆布を入れて火にかけ、沸騰直前に昆布を取り出し、だし汁を作る。
❷たけのこは縦に6等分、わかめは水で戻してよく水気を切る。
❸①にみりん・きび砂糖・減塩醤油・②を入れて中火で煮る。

EPA＆DHA、タウリンを含み
低塩味噌で健康効果が一層アップ

さわらの味噌煮

171 kcal / 脂質 8.1g / 塩分 1.1g

材料（1人分）
さわら（切り身）……80g（1切れ）
長ねぎ……10g（1/10本）
しょうが……5g（1片）
めんつゆ……15ml
水……100ml（1/2カップ）
きび砂糖……2g（小さじ2/3）
低塩みそ……5g（小さじ1）

作り方
❶長ねぎは1cm幅の斜め切り、しょうがは薄切りにする。
❷鍋に①・めんつゆ・水・きび砂糖・低塩みそを入れひと煮立ちさせる。
❸②にさわらを加えて落としぶたをし、10分程煮る。

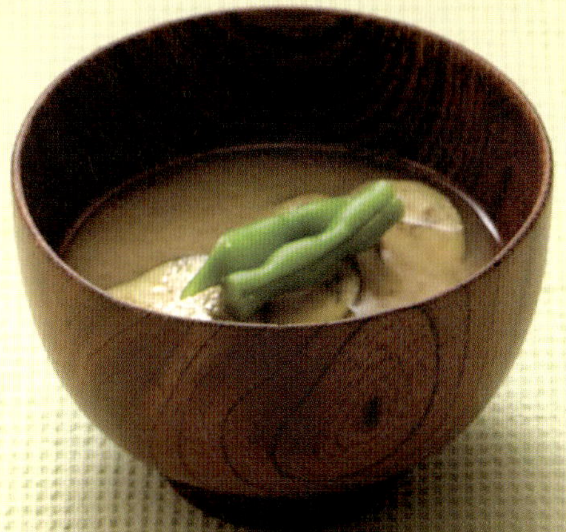

ビタミン・食物繊維をバランスよく
味噌のイソフラボンが抗がんに働く

なすの味噌汁

28 kcal　脂質 0.6g　塩分 1.0g

材料（1人分）
なす……20g（1/4本）
いんげん……10g（2本）
低塩みそ……10g（小さじ2）
水……150mℓ（3/4カップ）
昆布……1g

作り方
❶鍋に水と昆布を入れて火にかけ、沸騰直前に昆布を取り出し、だし汁を作る。
❷なすは1cm幅の輪切り、いんげんは3cm長さに切る。
❸①に②を入れて火にかけ、野菜に火が通ったら低塩みそを溶き入れる。

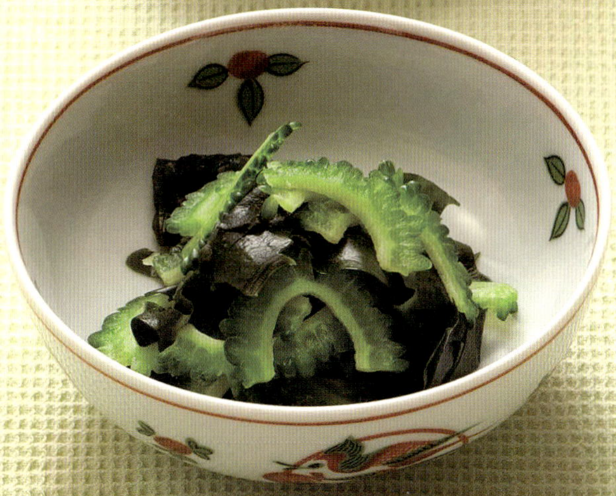

わかめに含まれるフコイダンと
ゴーヤのビタミンCが抗がんに

ゴーヤのおひたし

11 kcal　脂質 0.1g　塩分 0.4g

材料（1人分）
ゴーヤ……60g（1/4本）
わかめ（乾燥）……1g
低塩だし醤油……2g（小さじ1/3）

作り方
❶ゴーヤは縦半分に切り種を取り除き、薄くスライスしてさっとゆでて冷水にとる。
❷わかめは水に戻す。
❸水気をきった①・②を低塩だし醤油で和える。

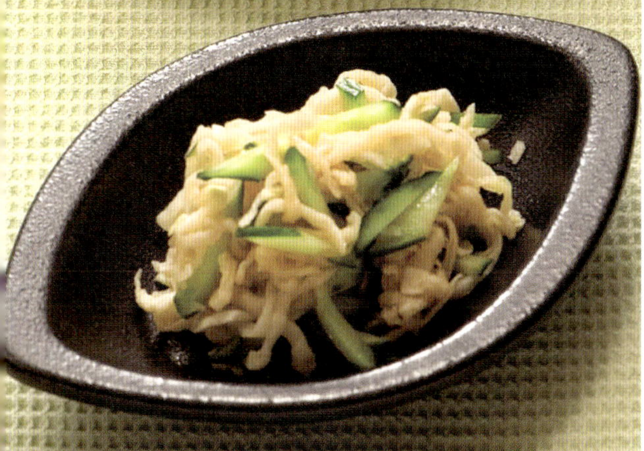

大根のビタミンCで免疫力アップ。
太陽を浴びた切り干し大根は栄養価がアップ

切り干し大根の酢の物

47 kcal　脂質 0.2g　塩分 0.3g

材料（1人分）
切り干し大根（乾燥）……10g
きゅうり……30g（1/3本）
酢……5g（小さじ1）
減塩醤油……3g（小さじ1/2）
砂糖……3g（小さじ1）

作り方
❶切り干し大根は水で戻して食べやすい大きさに切り、きゅうりはせん切りにする。
❷酢・減塩醤油・砂糖をよく混ぜ合わせ①を和える。

実例レシピ 4 無職・89歳 河村泰平さん

「レベル3.5」の宣告を受けた「悪性リンパ腫」を食事療法で克服！

「悪性リンパ腫」の場合

「あと0.5」の進行状況に愕然

アメリカに嫁いだ娘を訪ねて、私たち夫婦はよく渡米していました。それもあって肉が大好きで、妻も肉料理が得意。毎日、ステーキやすき焼きなど肉を中心とした食事でした。今思い返せば、こうした食生活が悪かったのかもしれません。

2003年、アメリカ滞在中に右の耳の下の腫れに気づきました。現地の病院では原因がわからず、帰国して都立大塚病院に行きました。このとき、済陽先生が同院の副院長でした。先生には15年くらい前、妻が胃がんになった際に執刀していただき、お世話になっていました。

検査の結果、告げられた病名は「悪性リンパ腫」。血液のがんの一種だというのです。痛くもなければ、とくに症状もなく、にわかに信じられませんでした。

主治医に進行状況を聞くと、「レベル3.5」との返事が返ってきました。がんの4段階の3と4の中間ですから、「あと0.5で死ぬのか」と愕然としました。しかし、その先生は「心配しないでいいです」と言ってくれました。最近、開発されたよい薬があるとのことで、それを使えば回復が見込めるというのです。

その薬がB細胞リンパ腫の特効薬リツキサンで、4種類の抗がん剤と併用して治療が行われました。朝から夕方まで長い時間をかけて点滴をするのですが、1回で劇的に体調がよくなりました。先生に「もう治ったと思います」と話したほどです。その後、結果的に3本の点滴を受けました。薬が効いて、悪性リンパ腫はすっかり消えました。ここからが次の治療の始まりです。再発しないように済陽先生に教わった食事療法で、体質をきちんと変えていかなくてはと思いました。

5年以上経過しても再発なし

実は、入院中に妻が脳梗塞で亡くなってしまい、さびしい一人暮らしになりました。慣れない料理を作るのも正直つらかったのですが、「妻の分まで元気に生きなければ」と、自分のできる範囲でがんばってみることにしました。

治療前

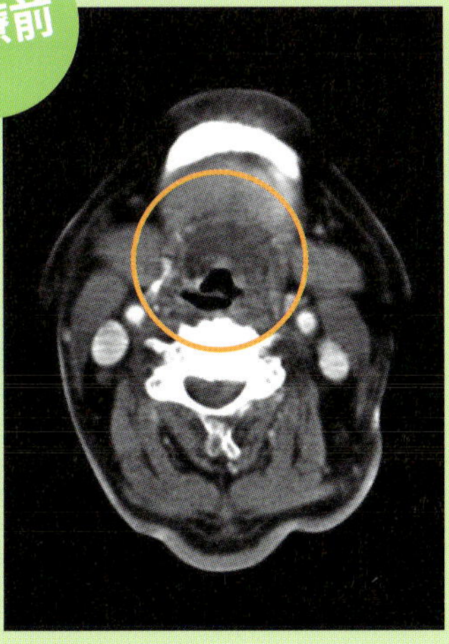

【頸部CT画像】
全身B細胞リンパ腫で、特に両側頸部のリンパ節からウズラ卵大に腫張。5年以上経過した現在も元気で、完全治癒。
画像 都立大塚病院資料

まず、朝はレモンをしぼってハチミツを入れたハニーレモンを飲むようにしました。これを飲むと、体がしゃんとする気がします。他に、りんご1個とヨーグルト1パック、とろろ昆布ににんにくをスライスして入れたスープなどを食べています。

ごはんは玄米にして、おかずは大根、にんじん、かぼちゃやごぼう、いも類など、季節のものをたいてい煮物にします。煮豆も好んで作っています。

魚は経済的な生鮭をよく使います。焼いたり、煮たり、いろいろと工夫して料理しています。以前、あれほど大好きだった肉も今では一切食べなくなりました。何分にも男の一人暮らしで、不十分なところも多々ありますが、このようにできるだけ気をつけて食事療法を行っています。おかげさまで、リンパ腫の発病から5年以上経った今も再発することなく、順調に経過しています。

しかし、1年半ほど経った２００５年の春、血小板が減少して緊急入院しました。通常15万個ある血小板が３０００個に減っていたのです。それが3カ月で4〜5万まで戻り、今は7万くらいまで増えました。

再発予防のために抗がん剤と血小板を増やす薬をもらい、定期検診を受けています。

そのたびに良くなるので、担当の先生に驚かれています。これも、食事療法を続けているせいでしょう。

今では、好きな絵を描くことが何よりの生き甲斐になっています。済陽先生とご縁ができ、食事療法で命拾いをさせていただいたと心より感謝しています。

河村さん・4日間の実例メニュー表

1日目

	献立名	カロリー（kcal）	塩分（g）
朝	ハニーレモン	28	0.0
	りんご・ヨーグルト	115・310	0.0・0.5
	とろろ昆布スープ	5	0.2
	生野菜ジュース	57	0.9
昼	納豆そば	275	2.5
晩	玄米ごはん	177	0.0
	味噌汁・焼き鮭	67・109	1.5・0.2
	筑前煮・冷奴	57・62	0.6・0.4
	合　計	1262	6.8

2日目

	献立名	カロリー（kcal）	塩分（g）
朝	ハニーレモン	28	0.0
	りんご・ヨーグルト	115・310	0.0・0.5
	とろろ昆布スープ	5	0.2
	生野菜ジュース	57	0.9
昼	とろろそば	214	2.5
晩	玄米ごはん	177	0.0
	味噌汁・鮭のムニエル	41・157	1.3・0.2
	せん切りサラダ・大正金時豆	53・33	0.3・0.0
	合　計	1190	5.9

3日目

	献立名	カロリー（kcal）	塩分（g）
朝	ハニーレモン	28	0.0
	りんご・ヨーグルト	115・310	0.0・0.5
	とろろ昆布スープ	5	0.2
	生野菜ジュース	57	0.9
昼	納豆そば	275	2.5
晩	玄米ごはん	177	0.0
	鮭の照り焼き・かぼちゃの煮物	124・80	0.7・0.0
	干しいたけの煮物・湯豆腐	35・85	0.2・1.4
	合　計	1291	6.4

4日目

	献立名	カロリー（kcal）	塩分（g）
朝	ハニーレモン	28	0.0
	りんご・ヨーグルト	115・310	0.0・0.5
	とろろ昆布スープ	5	0.2
	生野菜ジュース	57	0.9
昼	とろろそば	214	2.5
晩	玄米ごはん	177	0.0
	味噌汁・鮭のホイル焼き	38・169	1.3・0.2
	きんぴらごぼう・ゆでさつま芋	92・178	0.4・0.0
	合　計	1383	6.0

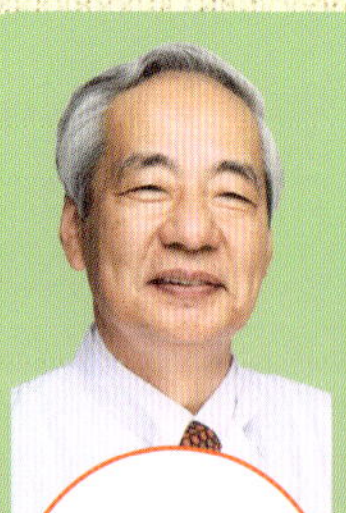

済陽先生 Comment

抗酸化力に富んだ鮭をおかずにして再発予防

都立大塚病院に河村さんが来られたときは悪性リンパ腫が進行して、かなり厳しい状況でした。日本人に多いびまん性大細胞型リンパ腫で、進行が早いのが特徴です。しかし、食事療法が功を奏しやすいがんでもあります。河村さんの場合も食事療法により抗がん剤が非常によく効き、リンパ腫を克服されました。高齢になってこれほど大きな病気から回復され、現在、絵画に情熱を注いでいらっしゃる姿に感服しています。また、毎朝、レモンと一緒にハチミツをとるのは免疫力を活性化するためにとてもいいでしょう。おかずに抗酸化力に富んだ鮭を取り入れているのも、再発の予防効果が高まると考えられます。今後とも食事に気をつけながら、思う存分、絵をお描きいただきたいと祈念しています。

河村さんの定番メニュー

【朝】ハニーレモン	【朝】とろろ昆布スープ
【朝】りんご	【朝】生野菜ジュース
【朝】ヨーグルト	【晩】玄米ごはん

朝 ハニーレモン

作り方・材料（1人分）
レモン果汁30g（大さじ2）・ハチミツ7g（小さじ1）・湯150mℓ（3/4カップ）を入れてよく混ぜる。

朝 りんご

材料（1人分）
りんご……250g（1個）

朝 ヨーグルト

材料（1人分）
プレーンヨーグルト……500g（1パック）

朝 とろろ昆布スープ

作り方・材料（1人分）
❶にんにく1g（1/5片）は皮をむき、薄くスライスする。
❷器にとろろ昆布3g・①を入れ湯150mℓ（3/4カップ）を注いで混ぜる。

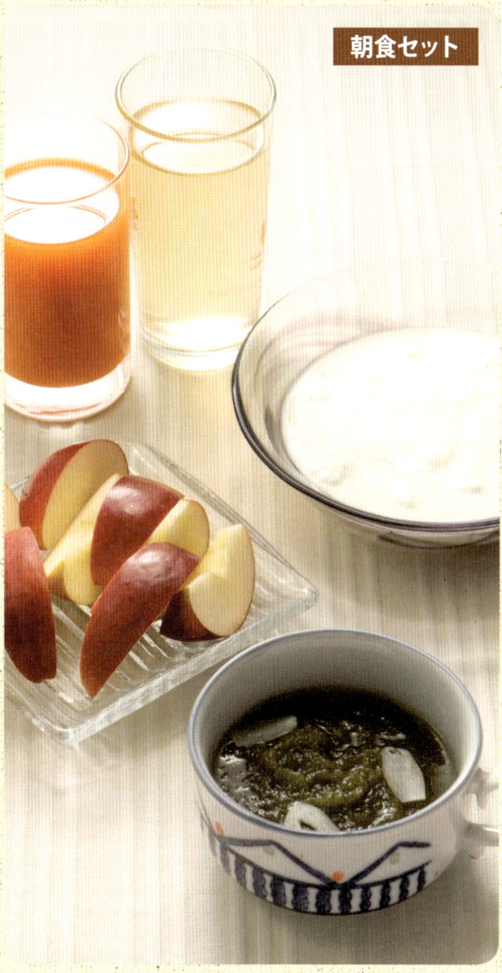
朝食セット

朝 生野菜ジュース

材料（1人分）
生野菜ジュース……300mℓ

晩 玄米ごはん

材料・作り方（1人分）
❶洗った玄米25gと白米25g・水75mℓを炊飯器に入れて炊く。
＊小豆などの豆類を入れて炊いても美味しく食べられます。

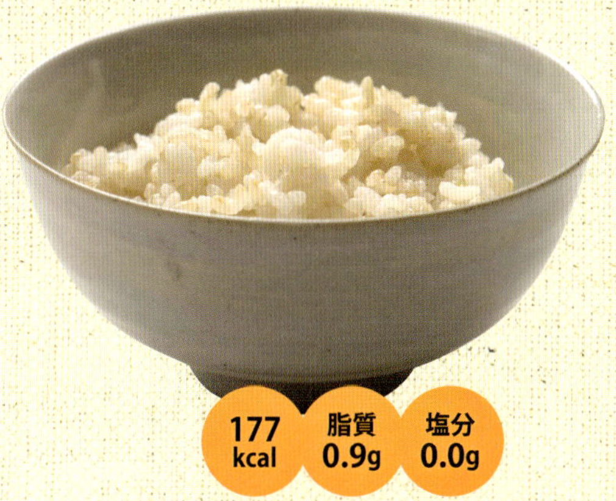

177 kcal　脂質 0.9g　塩分 0.0g

河村泰平さん 1 日目夕食

1日目のお品書き

＊筑前煮　＊焼き鮭
＊豆腐とわかめの味噌汁
＊冷奴
常食 玄米ごはん

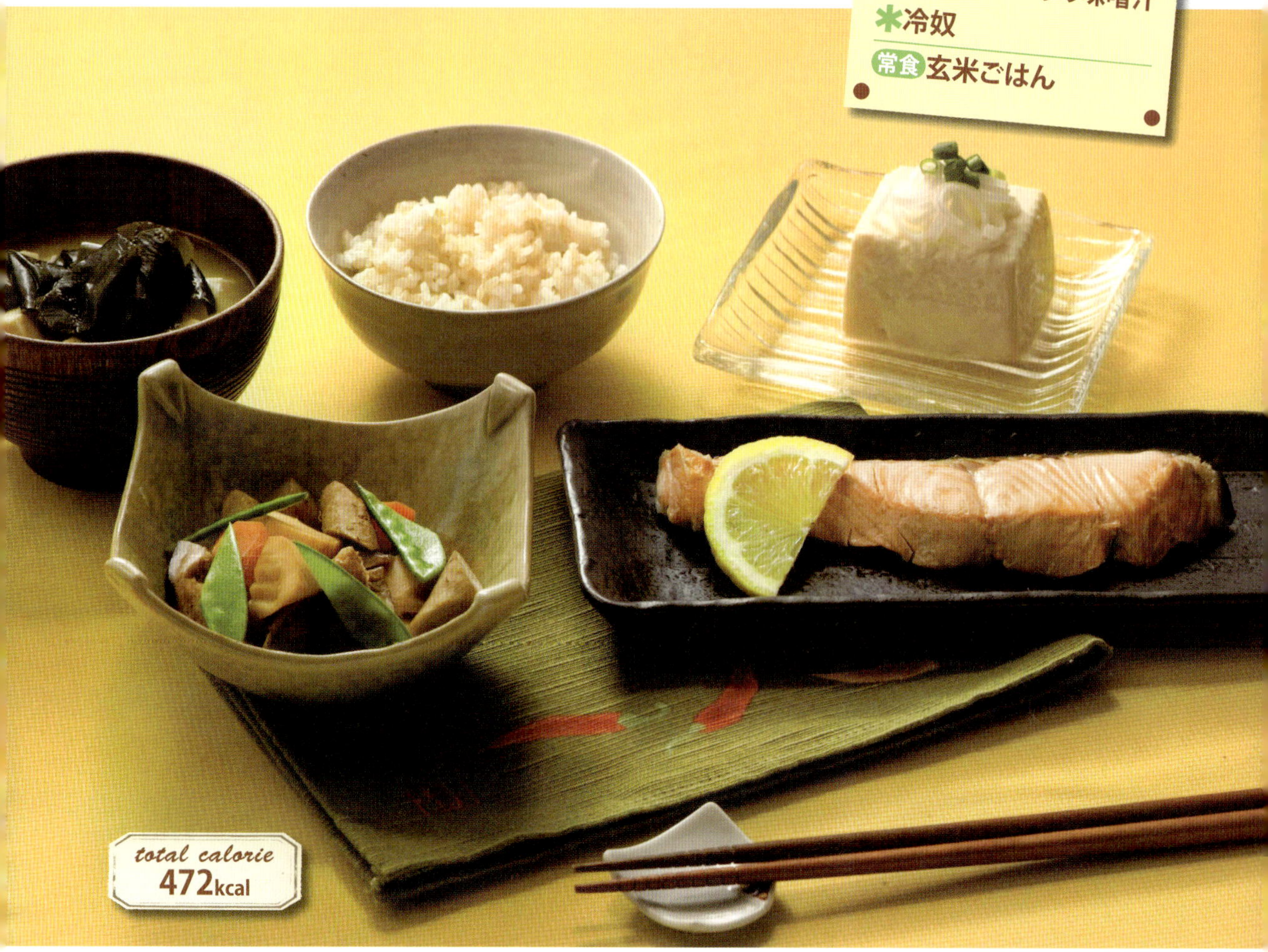
total calorie
472kcal

体を温めて免疫力をアップする
さまざまな根菜がたっぷり

筑前煮

57 kcal　脂質 0.2g　塩分 0.6g

材料（1人分）

ごぼう……20g（1/9本）
にんじん……20g（2㎝）
たけのこ（水煮）……20g
コンニャク……20g（1/8枚）
干しいたけ……2g（1枚）
きぬさや……4g（2枚）
水……100㎖（1/2カップ）
きび砂糖……3g（小さじ1）
酒……5g（小さじ1）
減塩醤油……6g（小さじ1）

作り方

❶ごぼうは乱切りにして酢を少量（分量外）入れた水に浸し、水気を切る。
❷にんじんは皮をむいて乱切りにする。
❸たけのこ・コンニャクは乱切りにする。
❹干しいたけは水で戻し、石づきを除いて4等分にし、戻し汁は残しておく。
❺きぬさやは筋を取ってゆで、斜めに切る。
❻鍋に①・②・③・④・干しいたけの戻し汁・きび砂糖・酒・減塩醤油を入れて落し蓋をして野菜が柔らかくなるまで煮る。
❼⑤を加えてひと煮立ちさせる。

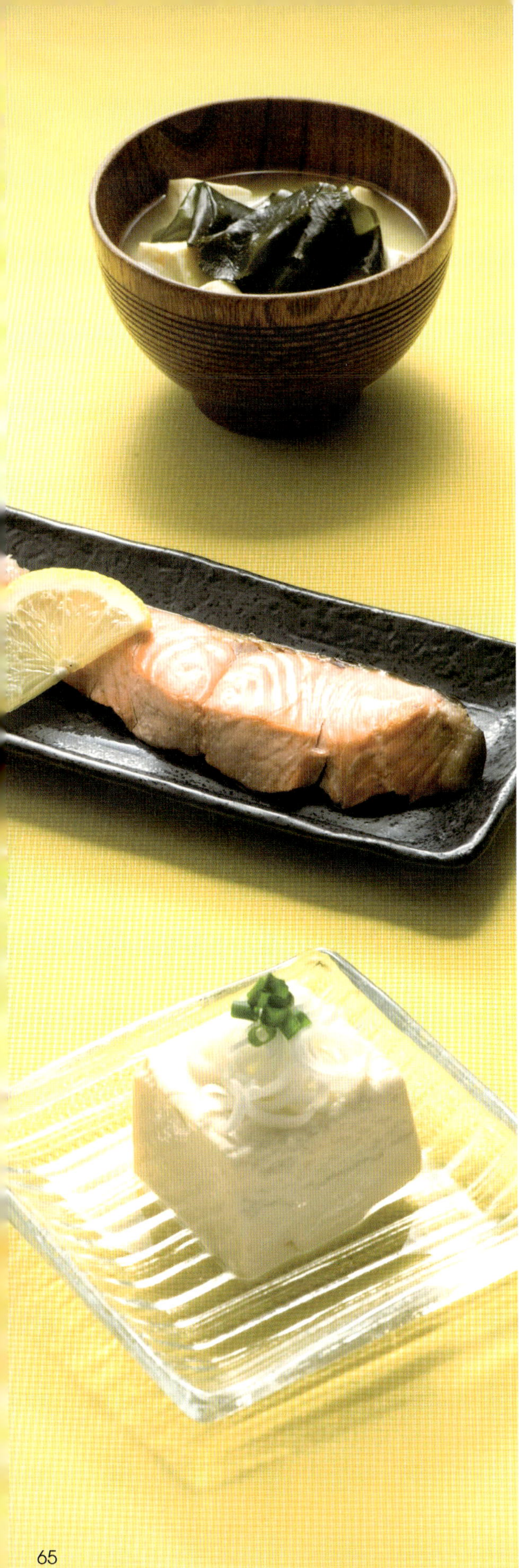

ミネラル豊富な海藻と大豆製品に
含まれるイソフラボンで免疫力アップ

豆腐とわかめの味噌汁

67 kcal　脂質 2.8g　塩分 1.5g

材料（1人分）
木綿豆腐……50g（1/6丁）
わかめ（乾燥）……1g
万能ねぎ……6g（1本）
低塩みそ……12g（小さじ2）
水……200㎖（1カップ）
昆布……2g

作り方
❶鍋に水と昆布を入れて火にかけ、沸騰直前に昆布を取り出し、だし汁を作る。
❷木綿豆腐はさいの目に切り、わかめは水に戻して水気をしぼる。
❸万能ねぎは小口切りにする。
❹①に②を入れて火にかけ、木綿豆腐が温まったら低塩みそを溶き入れる。
❺④を器に盛り、③を散らす。

強力な抗酸化作用を持つ
鮭のアスタキサンチンが効果を発揮

焼き鮭

109 kcal　脂質 3.3g　塩分 0.2g

材料（1人分）
鮭（切り身）……80g（1切れ）
レモン（スライス）……5g

作り方
❶鮭を魚焼きグリルで焼く。
❷①を器に盛り付け、レモンを添える。

がん抑制に有効な機能性食品
豆腐の栄養をそのままに

冷奴

62 kcal　脂質 3.0g　塩分 0.4g

材料（1人分）
絹豆腐……100g（1/3丁）
長ねぎ……10g（3㎝）
低塩だし醤油……6g（小さじ1）

作り方
❶絹豆腐を半分に切って器に盛る。
❷長ねぎを小口切りにする。
❸①に低塩だし醤油をかけ②を飾る。

- 鮭のムニエル
- せん切りサラダ
- 大根とまいたけの味噌汁
- 大正金時豆
- 常食 玄米ごはん

total calorie **461 kcal**

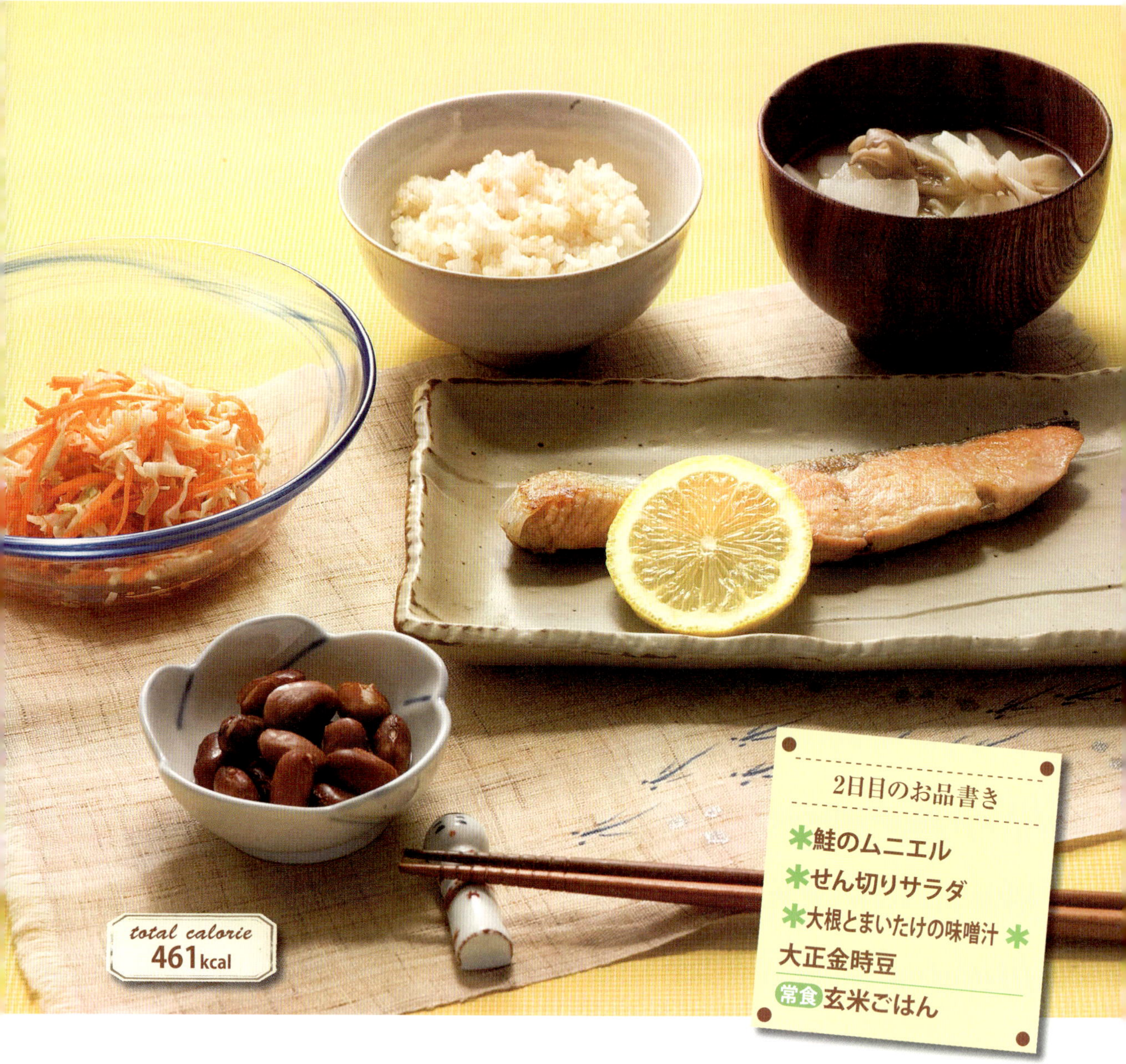

酸化しにくいオリーブ油で
ソテーするのがポイント
鮭のムニエル

157 kcal　脂質 7.4g　塩分 0.2g

材料（1人分）
鮭（切り身）……80g（1切れ）
小麦粉……3g（小さじ1）
オリーブ油……5g
レモン（スライス）……5g

作り方
❶鮭に薄く小麦粉をふる。
❷熱したフライパンにオリーブ油を入れ、①の両面がきつね色になるまで焼く。
❸②を器に盛り付け、レモンを添える。

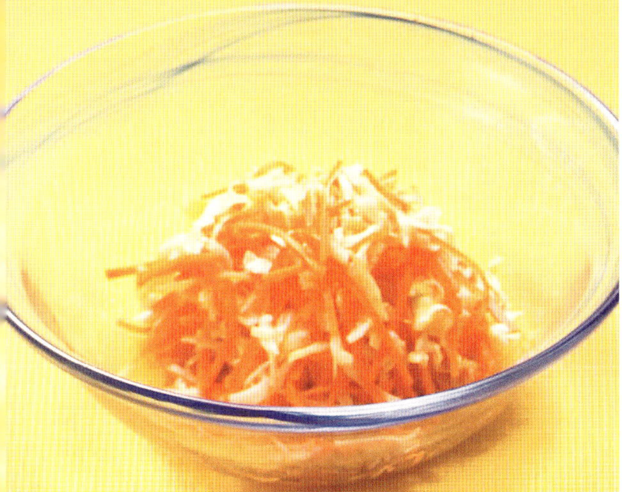

にんじんのβ-カロテンとキャベツの
ビタミンC、Uで各種ビタミンを摂取

せん切りサラダ

53 kcal　脂質 1.3g　塩分 0.3g

材料（1人分）
にんじん……30g（3cm）
キャベツ……120g（2枚）
ドレッシング……8g（小さじ2）

作り方
❶にんじんは皮をむいてせん切り、キャベツもせん切りにし水にさらす。
❷①の水気をよくしぼり、器に盛る。
❸②にドレッシングをかける。

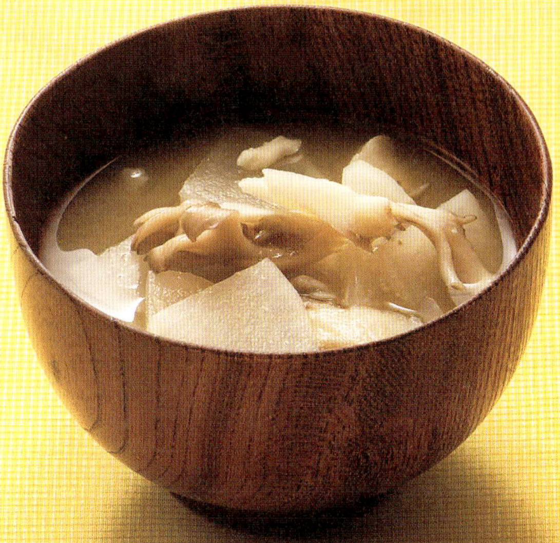

きのこは抗がん作用のあるβ-グルカン、
食物繊維やビタミンDも豊富

大根とまいたけの味噌汁

41 kcal　脂質 0.9g　塩分 1.3g

材料（1人分）
大根……60g（2cm）
まいたけ……20g（1/5パック）
低塩みそ……12g（小さじ2）
水……200mℓ（1カップ）
昆布……2g

作り方
❶鍋に水と昆布を入れて火にかけ、沸騰直前に昆布を取り出し、だし汁を作る。
❷大根はいちょう切り、まいたけはほぐす。
❸①に②を加えて火にかけ、大根が柔らかくなったら低塩みそを溶き入れる。

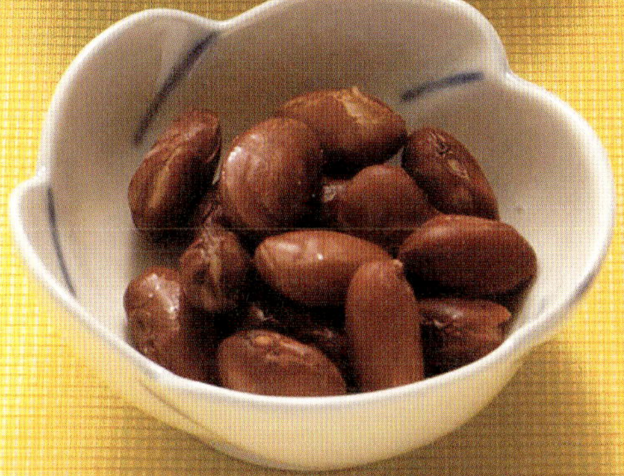

金時豆でビタミンB群やミネラルを補給
煮ると自然な甘みで食べやすい

大正金時豆

33 kcal　脂質 0.2g　塩分 0.0g

材料（1人分）
金時豆（乾燥）……10g

作り方
❶金時豆は3倍容量の水につけて7時間以上おく。
❷そのまま火にかけ、煮立ったら弱火にし、金時豆が柔らかくなるまで1時間程度煮る。

河村泰平さん 3 日目夕食

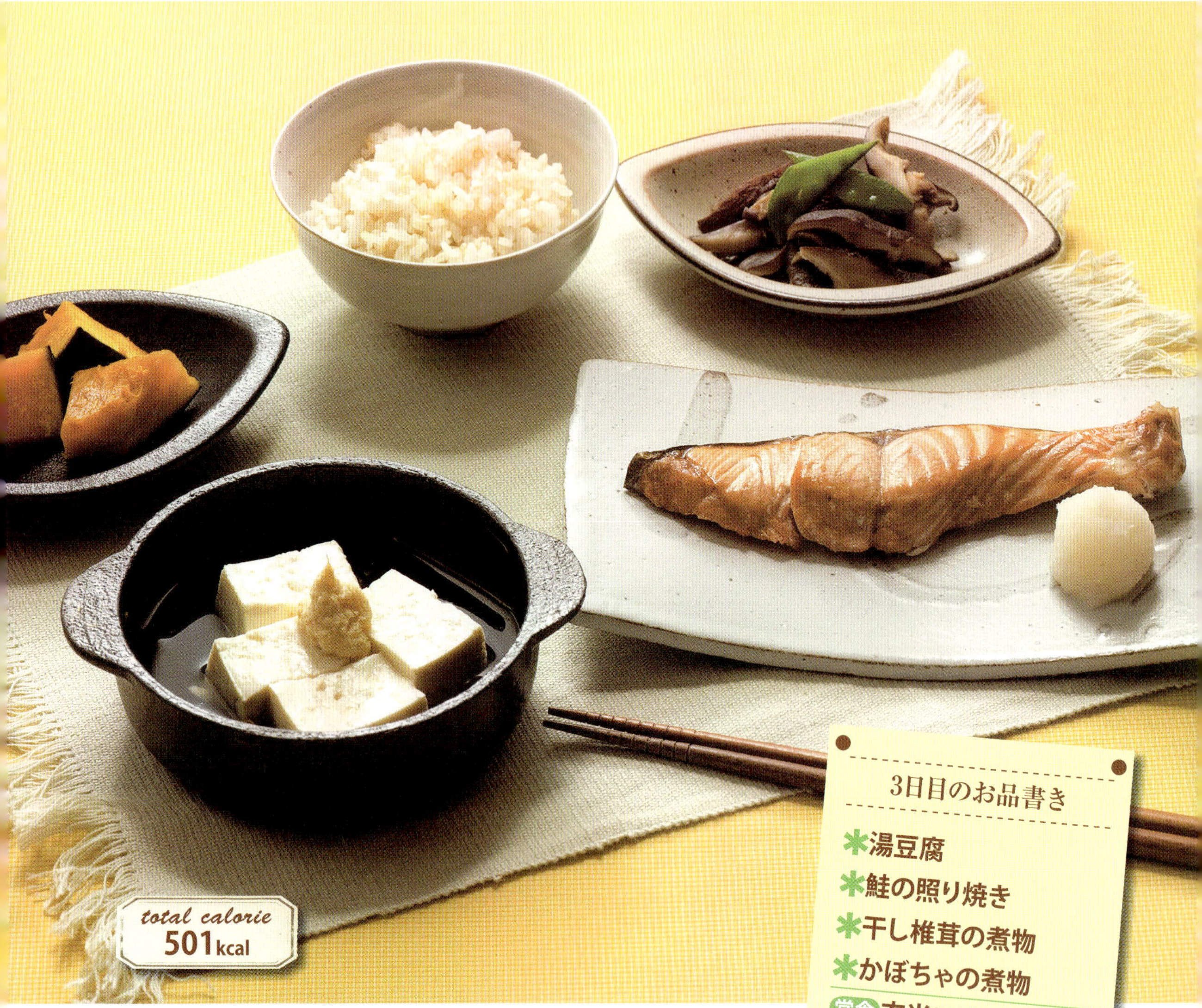

total calorie
501kcal
3日目のお品書き
＊湯豆腐
＊鮭の照り焼き
＊干し椎茸の煮物
＊かぼちゃの煮物
常食 玄米ごはん

血行を促進し、冷えを解消する
おろししょうがをきかせて

湯豆腐

85 kcal　脂質 4.3g　塩分 1.4g

材料（1人分）
木綿豆腐……100g（1/3丁）
低塩だし醤油……18g（大さじ1）
おろししょうが……6g（小さじ1）
水……200ml（1カップ）
昆布……2g

作り方
❶鍋に水と昆布を入れて火にかけ、沸騰直前に昆布を取り出し、だし汁を作る。
❷木綿豆腐は半分に切る。
❸①に②を加えて加熱し、木綿豆腐が温まるまで煮る。
❹低塩だし醤油を③の煮汁で割り、おろししょうがを加えて③をつける。

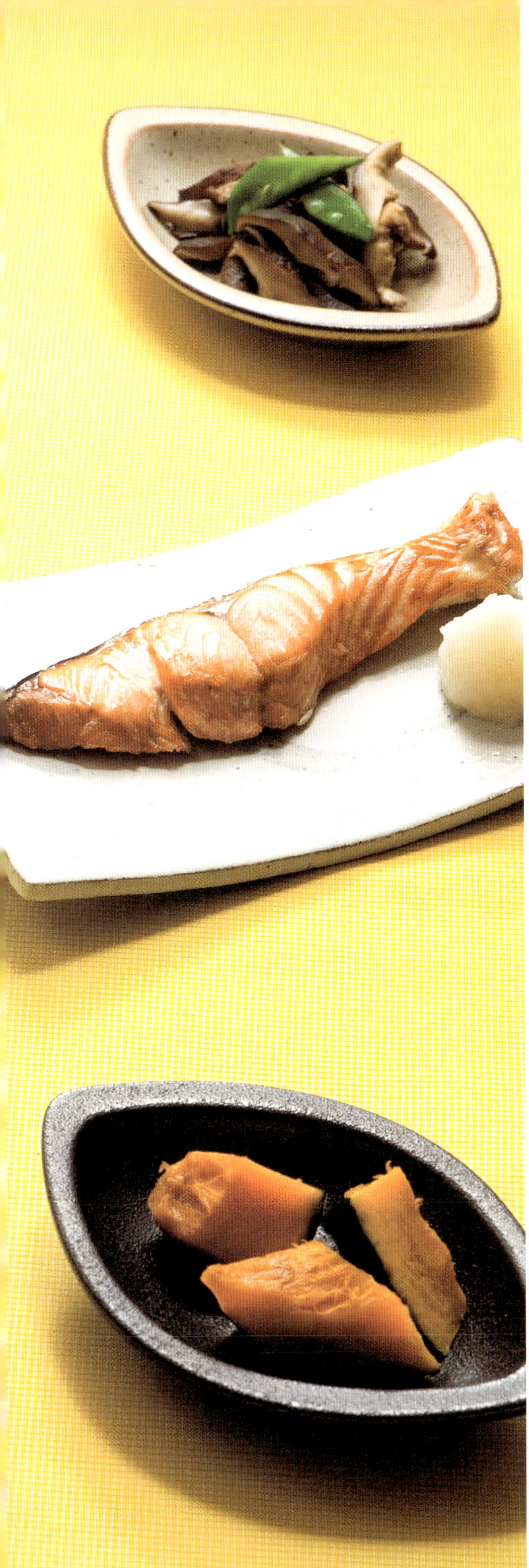

生のままより豊かなビタミンDが溶け出た
干しいたけの戻し汁も活かして

干しいたけの煮物

35 kcal　脂質 0.4g　塩分 0.2g

材料（1人分）
干しいたけ……10g（5枚）
水……50mℓ（1/4カップ）
きぬさや……2g（1枚）
きび砂糖……2g（小さじ2/3）
減塩醤油……2g（小さじ1/3）
みりん……2g
酒……2g

作り方
❶干しいたけは水に戻して石づきを取り、細切りにし、戻し汁は残しておく。
❷きぬさやは筋を取り、斜めに半分に切りさっとゆでる。
❸鍋に①・きび砂糖・減塩醤油・みりん・酒を加え中火で約10分煮る。
❹③を器に盛り、②を飾る。

消化を助ける大根おろしを添えて
鮭のアスタキサンチンの効力アップ

鮭の照り焼き

124 kcal　脂質 3.3g　塩分 0.7g

材料（1人分）
鮭（切り身）……80g（1切れ）
減塩醤油……6g（小さじ1）
みりん……3g（小さじ1/2）
大根……30g（1cm）

作り方
❶減塩醤油とみりんを合わせ、鮭を5分漬ける。
❷大根は皮をむきすりおろす。
❸①を魚焼きグリルで約10分焼き、漬け汁をはけで塗ってさっと焼く。
❹③を器に盛り、②を添える。

β-カロテンとビタミンC・Eの
相乗効果でがん抑制に働く

かぼちゃの煮物

80 kcal　脂質 0.2g　塩分 0.0g

材料（1人分）
かぼちゃ……75g
水……100mℓ（1/2カップ）
きび砂糖……3g（小さじ1）

作り方
❶かぼちゃは食べやすい大きさに切る。
❷鍋に①・水・きび砂糖を入れて、かぼちゃが柔らかくなるまで煮る。

河村泰平さん 4 日目夕食

4日目のお品書き

＊鮭のホイル焼き
＊きんぴらごぼう
＊にんじんと白菜の味噌汁
＊ゆでさつま芋
常食 玄米ごはん

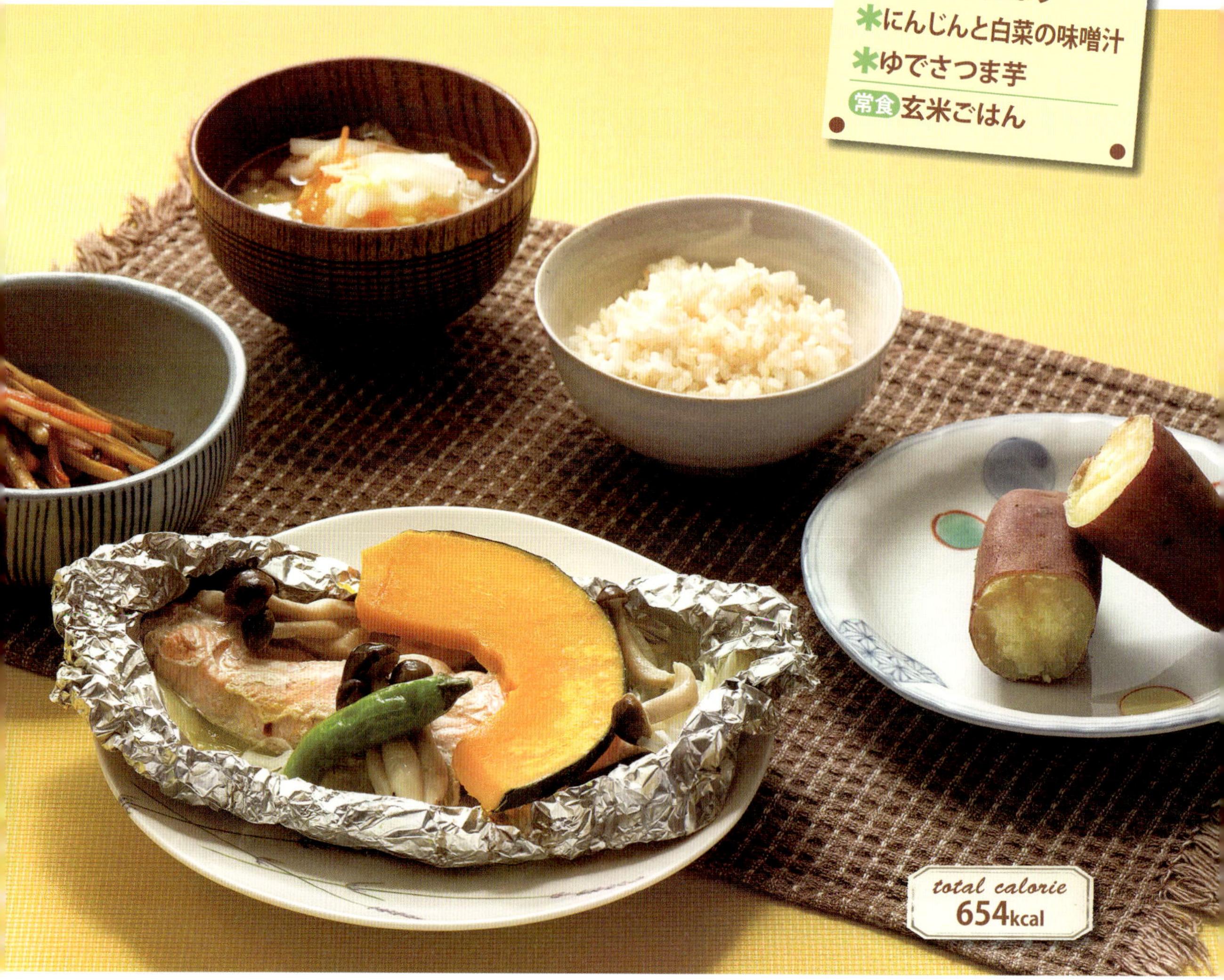

しめじのβ-グルカンが免疫を高め、
レモン汁をかけてクエン酸も補給

鮭のホイル焼き

169 kcal　脂質 3.6g　塩分 0.2g

材料（1人分）
鮭（切り身）……80g（1切れ）
しめじ……30g（1/4パック）
かぼちゃ……30g
たまねぎ……50g（1/4個）
ししとう……20g（2本）
酒……5g（小さじ1）
レモン果汁……5g（小さじ1）

作り方
❶たまねぎは皮をむき薄くスライスする。
❷しめじは石づきを切り落とし小房に分け、かぼちゃは5㎜厚さに切る。
❸アルミホイルに①を敷き、鮭・②・ししとうを並べ、酒をふって包む。
❹フライパンに③をのせて火にかけ、蓋をして中火で10分蒸し焼きにする。
❺④を器に盛り、アルミホイルを開いてレモン果汁をかける。

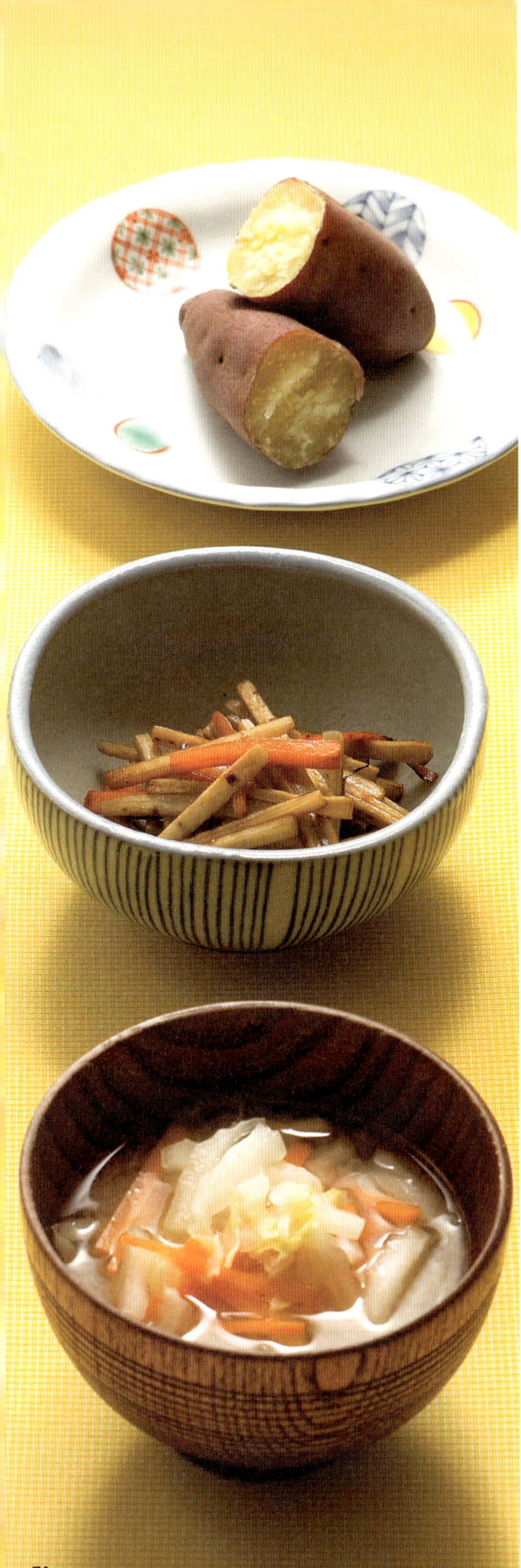

幅広いビタミン・ミネラルを含み
主食代わりにもなる健康野菜

ゆでさつま芋

178 kcal　脂質 0.3g　塩分 0.0g

材料（1人分）
さつま芋……150g（中1本）

作り方
❶鍋にさつま芋と芋がかぶるくらいの水（分量外）を入れて火にかけ、柔らかくなるまで煮る。

ごぼうは食物繊維が豊富で
老廃物をすっきりと排出する

きんぴらごぼう

92 kcal　脂質 4.1g　塩分 0.4g

材料（1人分）
ごぼう……60g（1/3本）
にんじん……20g（2㎝）
赤唐辛子……少量
ごま油……4g（小さじ1）
きび砂糖……1.5g（小さじ1/2）
減塩醤油……4g（小さじ2/3）

作り方
❶ごぼうは皮をむき、細切りにして水に浸す。
❷にんじんは皮をむき、細切りにする。
❸赤唐辛子は種を除き、輪切りにする。
❹フライパンにごま油を敷き③を炒めてから、水気をきった①・②を入れて炒め、全体がしんなりしたらきび砂糖・減塩醤油を加えてからめる。

にんじんのβ-カロテンと白菜のイソチオシアネートの
バランス抜群の組み合わせ

にんじんと白菜の味噌汁

38 kcal　脂質 0.7g　塩分 1.3g

材料（1人分）
にんじん……10g（1㎝）
白菜……50g（1/2枚）
低塩みそ……12g（小さじ2）
水……200㎖（1カップ）
昆布……2g

作り方
❶鍋に水と昆布を入れて火にかけ、沸騰直前に昆布を取り出し、だし汁を作る。
❷にんじんは皮をむき細切り、白菜も細切りにする。
❸①に②を入れて火にかけ、にんじんが柔らかくなったら低塩みそを溶き入れる。

実例レシピ 5 会社員・41歳 **伊賀 治**さん（仮名）

「胃がん」が外科治療なしに徹底した食事療法で消えメタボ体型も治った！

「胃がん」の場合

胃の違和感から早期がんを発見

　仕事柄、私はお客様との商談などでアフター5のお付き合いが多く、また上司が大の酒好きとあって、週2回はあちこちで飲み歩いていました。接待のない日でも、残業の後、深夜に帰宅してから大量の食事とアルコールをとっていました。仕事のストレスもあって、みるみる肥満体型になっていたのです。

　済陽先生のご兄弟が経営する病院（三愛病院）で数年来検査を受けていたのですが、診察のたびに飲酒や食事のことをたしなめられていました。その都度、極端な食事制限をして一時は体重を落とすものの、しばらくするとまたもとの食生活に逆戻り。リバウンドをくり返し、１７０cmの身長に対し体重は65〜75kgの間を行ったり来たりしていました。

　２００８年3月、ちょうど忙しい仕事が終わった直後、胃に痛みを伴わない違和感がありました。消化器外科専門の済陽先生に診ていただいたところ、胃潰瘍が確認されました。半年ほど薬を飲みましたが良くならないので、内視鏡で胃粘膜の組織をとって生体検査を受けることになりました。すると、クラス4レベルの早期がんが確認されたのです。

　ただし、１cmくらいのがんで、その時点においても痛みは感じられませんでした。すぐにどうこうというものではなく、私自身も手術をしないで済むならそれに越したことはないと思っていました。

　先生方の間で検討された結果、食事療法でしばらく様子をみてみようということになりました。まず、済陽先生にすすめられて杉並にある栗山食事研究所に行き、検査結果を診てもらい、面談を受けることから始めました。

「がん」は本当に消えたんだと実感

あとは、とにかく済陽先生の言いつけどおりにしていました。完全な禁酒・禁煙はもちろん、野菜をたっぷりと食べて、無塩、刺激物もよくないとのことでコーヒーやゆずこしょう、からし、わさびなども摂りませんでした。

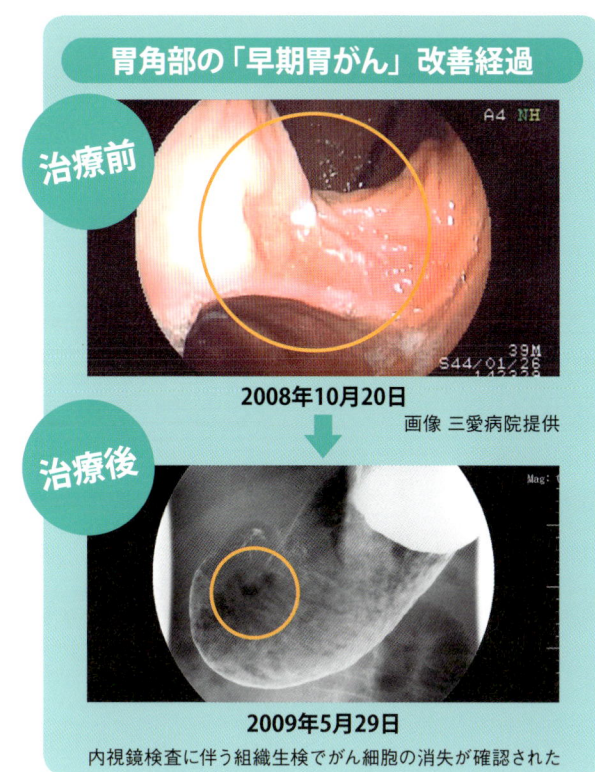

胃角部の「早期胃がん」改善経過

治療前

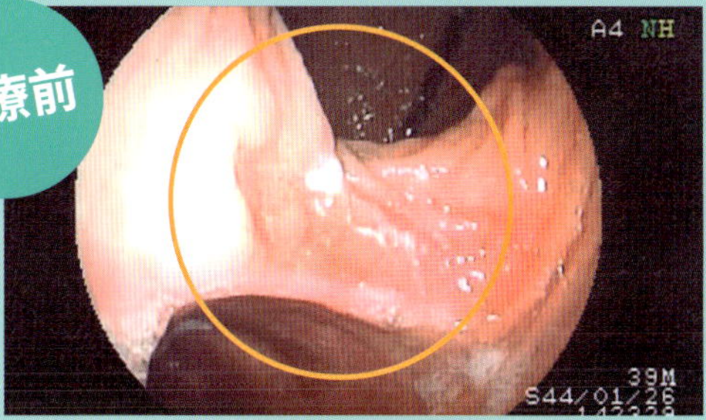

2008年10月20日

画像 三愛病院提供

治療後

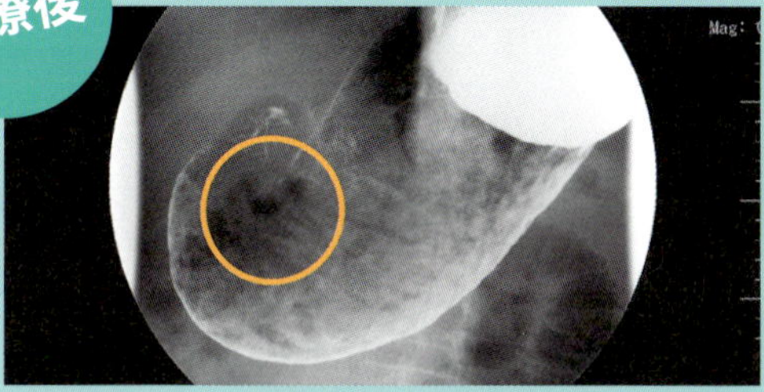

2009年5月29日

内視鏡検査に伴う組織生検でがん細胞の消失が確認された

ちょうど次男（当時10カ月）の離乳食開始の時期と重なっていたのですが、済陽先生の指導と離乳食はとてもよく似ていたので、家族みんなで同じ薄味のものを食べていました。

食事療法のことは会社にも伝えて、お昼は無脂肪のプレーンヨーグルトや野菜ジュースなどを持参しました。外回りで外食しなければならないときも、コンビニで野菜ジュースとサラダを買って公園で食べるようにしていました。接待はすべてお断りしたので、帰宅時間も早まりました。できるだけ規則正しい食事時間を守り、十分な睡眠時間も確保できるようになりました。

がんに対する不安というより、「とにかくこうしなければ」という気持ちで続けましたが、効果ははっきりと現れました。食事療法を始めて半年後の生体検査で、がんが消えていたのです。

現在も3カ月に一度の検査を受けていますが、担当の先生が初めての人の場合は「どこにがんがあったのですか」と驚かれます。そのたびに、がんは本当に消えたんだと実感しています。

うれしいことにメタボ体型も治りました。徐々に体重が落ちて、今では65kgです。顔もすっきりして、足まで小さくなりました。さらには禁酒したこともあって、いびきも極端に減りました。

済陽先生からは「そろそろ食事療法をゆるめていいですよ」と言われていますが、今も食事は野菜中心です。がんの再発を防ぐためにも、こうした食生活をずっと続けていこうと思っています。

伊賀 治さん
（仮名）

伊賀さん・4日間の実例メニュー表

1日目

	献立名	カロリー（kcal）	塩分（g）
朝	玄米入りごはん・味噌汁	177・81	0.0・0.9
	納豆・プルーンエキス	93・44	0.2・0.0
昼	生野菜サラダ・果物	95・77	0.0・0.0
	生野菜ジュース	68	0.1
	ヨーグルト	124	0.2
晩	玄米入りごはん	177	0.0
	豆乳鍋	295	2.0
	合　計	1231	3.4

2日目

	献立名	カロリー（kcal）	塩分（g）
朝	玄米入りごはん・味噌汁	177・81	0.0・0.9
	納豆・プルーンエキス	93・44	0.2・0.0
昼	生野菜サラダ・果物	95・77	0.0・0.0
	生野菜ジュース	68	0.1
	ヨーグルト	124	0.2
晩	玄米入りごはん	177	0.0
	お好み焼き	421	0.7
	生春巻き風サラダ	168	1.0
	味噌汁	105	0.9
	合　計	1630	4.0

3日目

	献立名	カロリー（kcal）	塩分（g）
朝	玄米入りごはん・味噌汁	177・81	0.0・0.9
	納豆・プルーンエキス	93・44	0.2・0.0
昼	生野菜サラダ・果物	95・77	0.0・0.0
	生野菜ジュース	68	0.1
	ヨーグルト	124	0.2
晩	玄米入りオムライス	353	1.2
	春雨サラダ	90	0.5
	チキンヌードルスープ	144	0.7
	合　計	1346	3.8

4日目

	献立名	カロリー（kcal）	塩分（g）
朝	玄米入りごはん・味噌汁	177・81	0.0・0.9
	納豆・プルーンエキス	93・44	0.2・0.0
昼	生野菜サラダ・果物	95・77	0.0・0.0
	生野菜ジュース	68	0.1
	ヨーグルト	124	0.2
晩	玄米入りごはん	177	0.0
	鮭バーグ	494	0.6
	煮物	203	1.1
	味噌汁	70	0.9
	合　計	1703	4.0

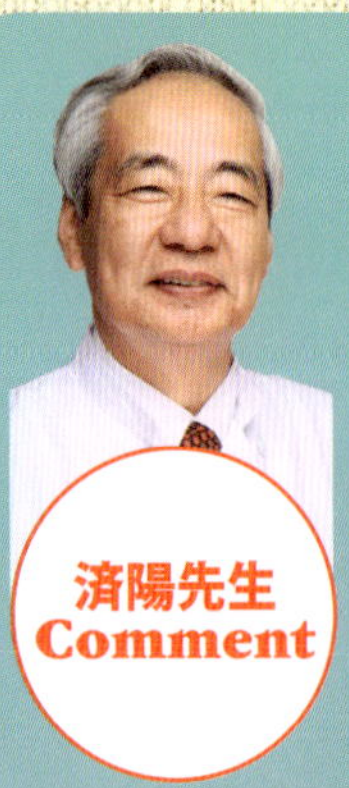

徹底した塩分制限で胃がんのもとを断ち切る

伊賀さんの早期胃がんを手術しようかと検討しましたが、まだ急いで外科治療が必要なほどではなく、ご本人の希望もあったため、まずは食事療法を始めることにしました。その結果、半年で胃がんの消失を確認し、現在まで正常な状態が続いています。胃がんの場合はとくに減塩が重要です。伊賀さんの場合、徹底した塩分制限を行ったことで、食事療法が功を奏したのだと考えられます。また、会社にお勤めされながらもできるだけ外食しないようにがんばっておられました。以前にメタボリック・シンドロームを食事療法で治した経緯もあり、その効果を実感されていたのでしょう。ただ、再発のリスクがまだあるので、胃がんのもとを断ち切るためにも、引き続き食生活に気をつけてください。

伊賀さんの定番メニュー

【朝】【晩】玄米入りごはん	【朝】プルーンエキス	【昼】生野菜ジュース
【朝】味噌汁	【昼】生野菜サラダ	【昼】ヨーグルト
【朝】納豆	【昼】果物	

朝 晩 玄米入りごはん

材料・作り方（1人分）

❶洗った白米40gと玄米10g・水75mℓを炊飯器に入れて炊く。

朝 味噌汁

材料（1人分）

にんじん……10g（1cm）
さつま芋……20g（中1/7本）
しめじ……20g（1/6パック）
木綿豆腐……30g（1/10丁）
たまねぎ……30g
低塩みそ……7g（小さじ1強）
もずく……25g（1/2パック）
水……150mℓ（3/4カップ）
昆布……1g

作り方

❶鍋に水と昆布を入れて火にかけ、沸騰直前に昆布を取り出し、だし汁を作る。
❷にんじん・さつま芋は皮をむき5mm厚さのいちょう切り、しめじは小房に分け、木綿豆腐は4等分に切り、たまねぎは皮をむき薄切りにする。
❸①に②を加えて火にかけ、にんじんが柔らかくなったら低塩みそを溶き入れ、もずくを加える。

朝 納豆

材料・作り方（1人分）

納豆45g（1パック）に小口切りにした万能ねぎ6g（1本）・減塩醤油2g（小さじ1/3）を加えて、粘りが出るまでよくかき混ぜる。

朝 プルーンエキス

材料（1人分）

プルーンエキス……20g
＊「ミキプルーン」使用

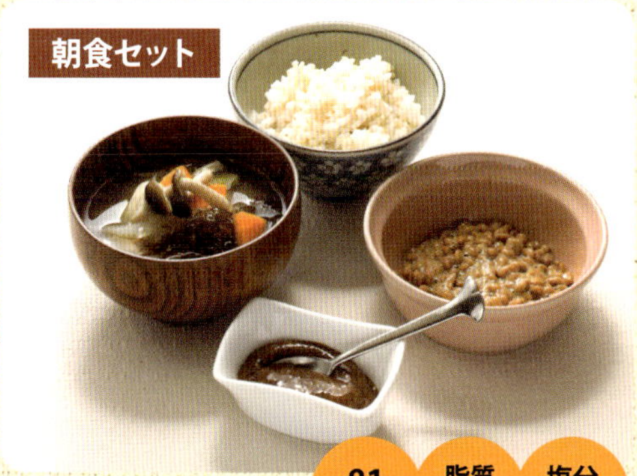

81 kcal　脂質 1.9g　塩分 0.9g

昼 果物

材料

旬の果物を好みで選んで食べる。

昼 生野菜ジュース

材料・作り方（1人分）

生野菜ジュース……360mℓ（コップ2杯）

昼 ヨーグルト

材料・作り方（1人分）

ヨーグルト（プレーン）……200g

昼 生野菜サラダ

材料・作り方（1人分）

❶きゅうり100g（1本）は一口大の乱切り、トマト100g（小1個）はくし切り、レタス150g（5枚）は一口大に切る。
❷オリーブ油4g（小さじ1）・酢30g（大さじ2）を混ぜ、ドレッシングを作る。
❸①を器に盛り、②をかける。

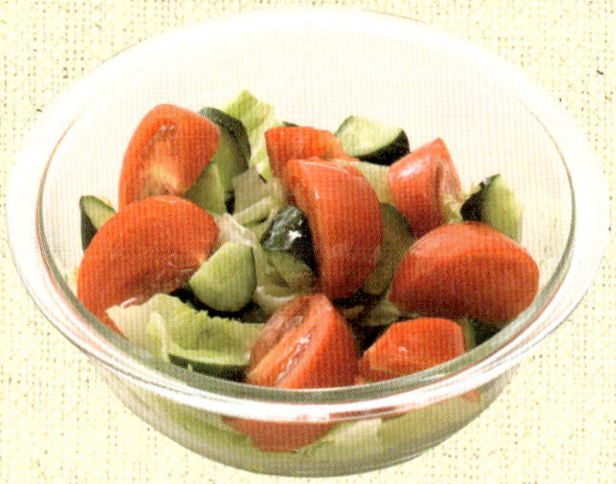

95 kcal　脂質 4.4g　塩分 0.0g

伊賀 治さん 1日目夕食

1日目のお品書き

＊豆乳鍋

常食 玄米入りごはん

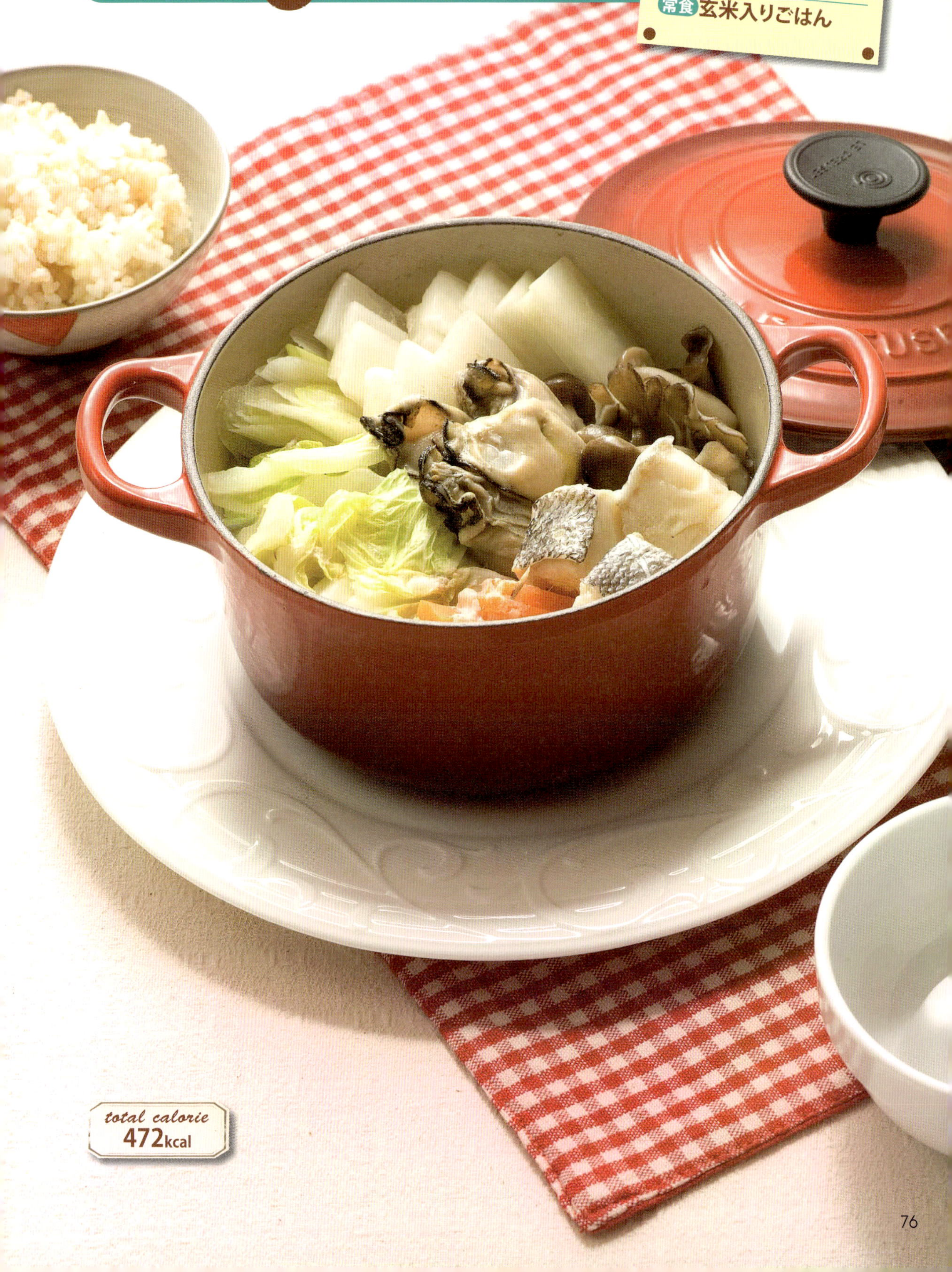

total calorie
472kcal

豆乳のイソフラボンには抗酸化作用が。
きのこにはがんに効くβ-グルカンがたっぷり

豆乳鍋

295 kcal　脂質 5.5g　塩分 2.0g

材料（1人分）
大根……100g（3㎝）
にんじん……40g（4㎝）
白菜……150g（1.5枚）
長ねぎ……50g（1/2本）
しめじ……40g（1/3パック）
まいたけ……50g（1/2パック）
しいたけ……40g（2枚）
タラ……120g（1切れ）
カキ……60g（5個）
豆乳鍋の素……200㎖（1カップ）
豆乳……200㎖（1カップ）

作り方
❶大根・にんじんは皮をむき一口大に切る。
❷白菜・長ねぎは食べやすい大きさに切り、しめじ・まいたけは石づきを切り落とし小房に分け、しいたけは石づきを取る。
❸タラは3㎝大に切り、カキは流水に流しながらよく洗う。
❹鍋に豆乳鍋の素・豆乳を入れて混ぜ、①・②・③を加えて弱火で煮る。

※汁の栄養価は「半量飲む」と想定して計算。

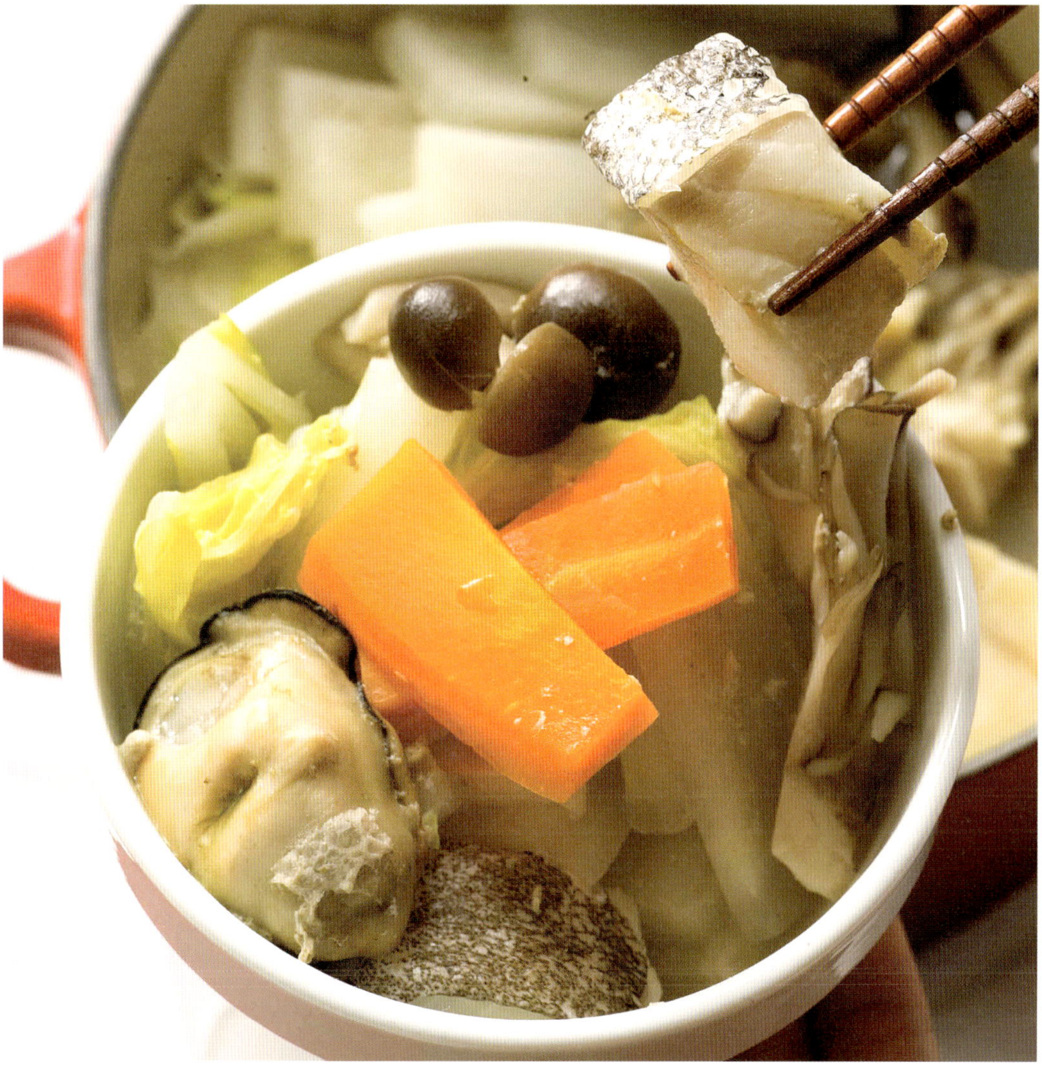

伊賀 治さん 2 日目夕食

2日目のお品書き

- ＊お好み焼き
- ＊生春巻き風サラダ
- ＊里芋としいたけの味噌汁
- 常食 玄米入りごはん

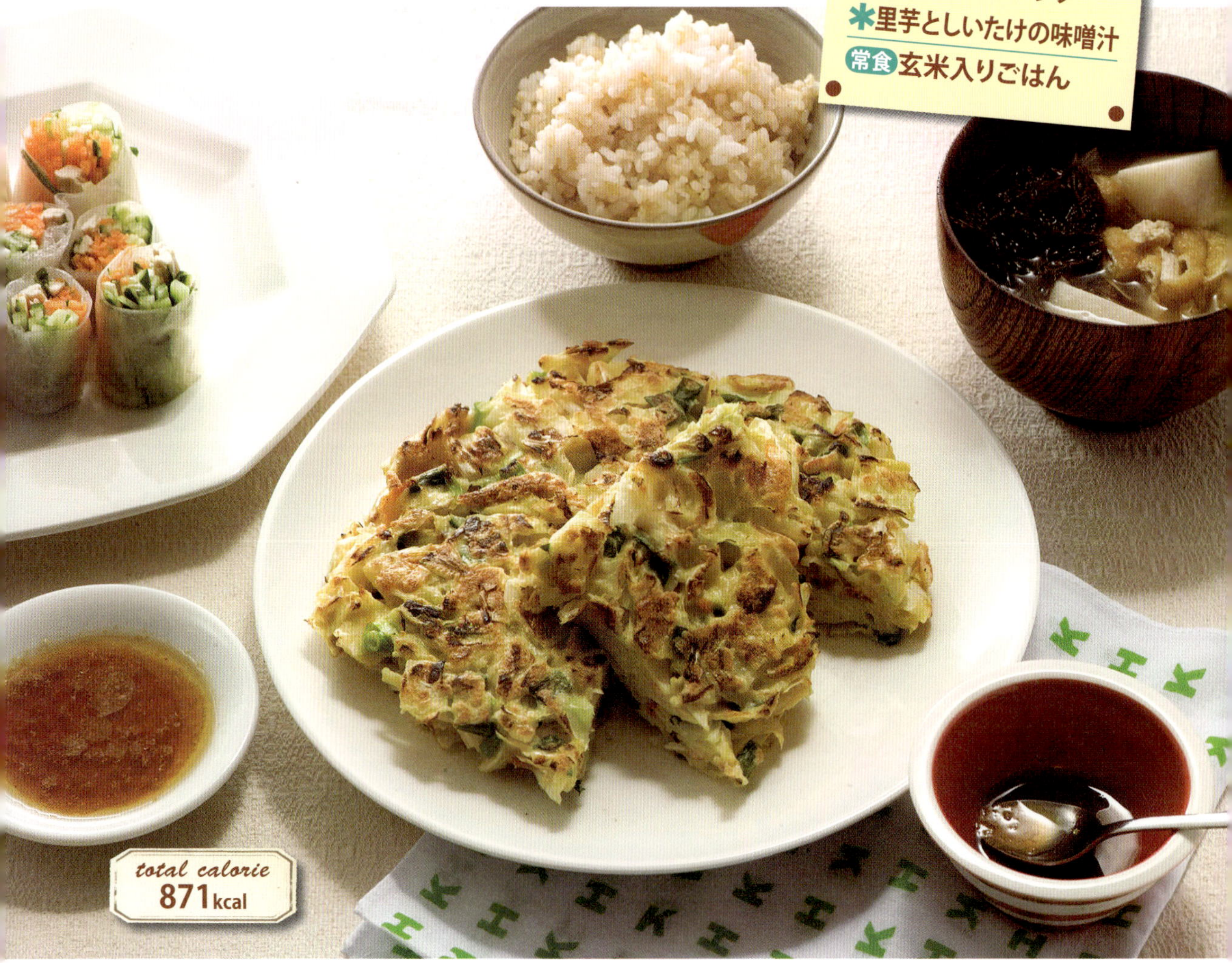

total calorie
871kcal

胃腸の働きをサポートする
長芋・キャベツをふんだんに

お好み焼き

421 kcal　脂質 7.0g　塩分 0.7g

材料（1人分）

キャベツ……150g（3枚）
万能ねぎ……12g（2本）
長芋……50g
卵……50g（1個）
桜エビ……5g（大さじ1/2）
小麦粉……65g（1/2カップ）
ポン酢醤油……6g（小さじ1）
おろししょうが……2.5g（小さじ2.5）
水……50mℓ（1/4カップ）
かつお節……2g

作り方

❶鍋に水を沸してかつお節を入れて火を止め、かつおだしを作る。
❷キャベツは1㎝角・万能ねぎは1㎝長さに切ってボウルに入れる。
❸長芋は皮をむいてすりおろす。
❹②に①・③・卵・桜エビ・小麦粉を加えて混ぜる。
❺熱したフライパンに④をのばして両面焼き色が付くまでしっかり焼く。
❻⑤を食べやすい大きさに切り、ポン酢とおろししょうがを合わせたタレに付ける。

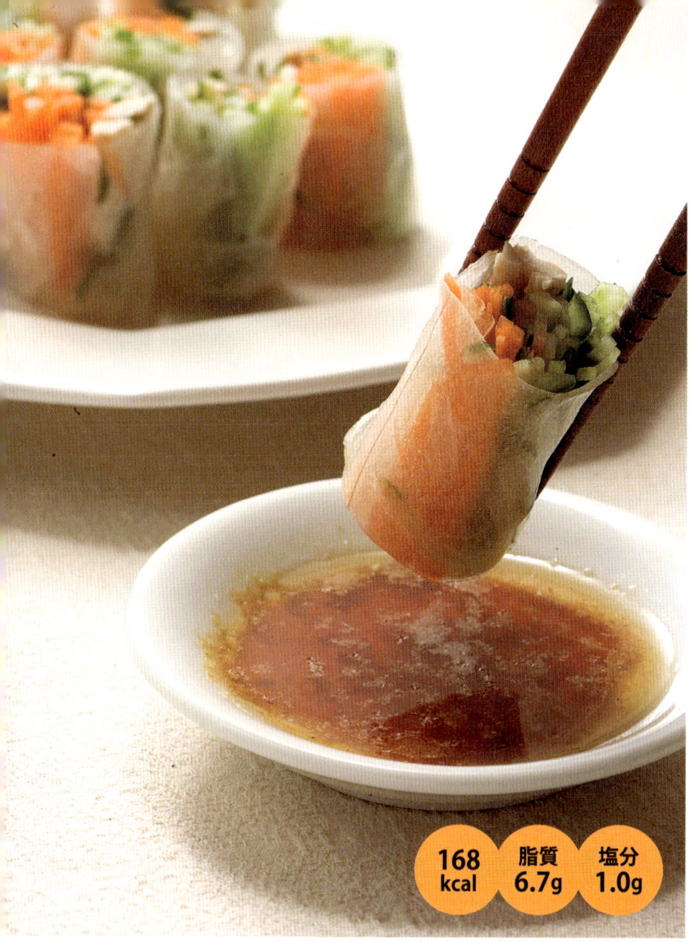
168
kcal
脂質
6.7g
塩分
1.0g

野菜に含まれるビタミンCが
抗酸化作用に効果的

生春巻き風サラダ

材料（1人分）
生春巻きの皮……10g（2枚）
きゅうり……50g（1/2本）
にんじん……40g（1/5本）
青じそ……1g（1枚）
鶏ささみ……40g（1本）
ごま油……4g（小さじ1）
すりごま……3g（小さじ1）
酢……7.5g（大さじ1/2）
減塩醤油……6g（小さじ1）
レモン（果汁）……2.5g（小さじ1/2）
かつお節……1g
水……7.5g（大さじ1/2）

作り方
❶生春巻きの皮は水につけ戻してから水分を拭き取る。
❷きゅうり・にんじん・青じそはせん切り、鶏ささみはゆでて細かく裂く。
❸①に②を並べて包む。
❹ごま油・すりごま・酢・減塩醤油・レモン果汁・かつお節・水を合わせてタレを作り、③を付ける。

里芋のぬめり成分ムチンが胃壁を保護
きのこや海藻で食物繊維も補給

里芋としいたけの味噌汁

材料（1人分）
里芋……25g（1/2個）
しいたけ……10g（1枚）
油揚げ……10g（1/2枚）
木綿豆腐……30g（1/10丁）
たまねぎ……30g
低塩みそ……7g（小さじ1強）
もずく……25g（1/2パック）
水……150mℓ（3/4カップ）
昆布……1g

作り方
❶鍋に水と昆布を入れて火にかけ、沸騰直前に昆布を取り出し、だし汁を作る。
❷里芋は皮をむいて半分に切り、しいたけは石づきを取りスライスする。
❸油揚げは5㎜幅の拍子切り、木綿豆腐は4等分に切り、たまねぎは皮をむいて薄切りにする。
❹①に②・③を加えて火にかけ、里芋が柔らかくなったら低塩みそを溶き入れ、もずくを加える。

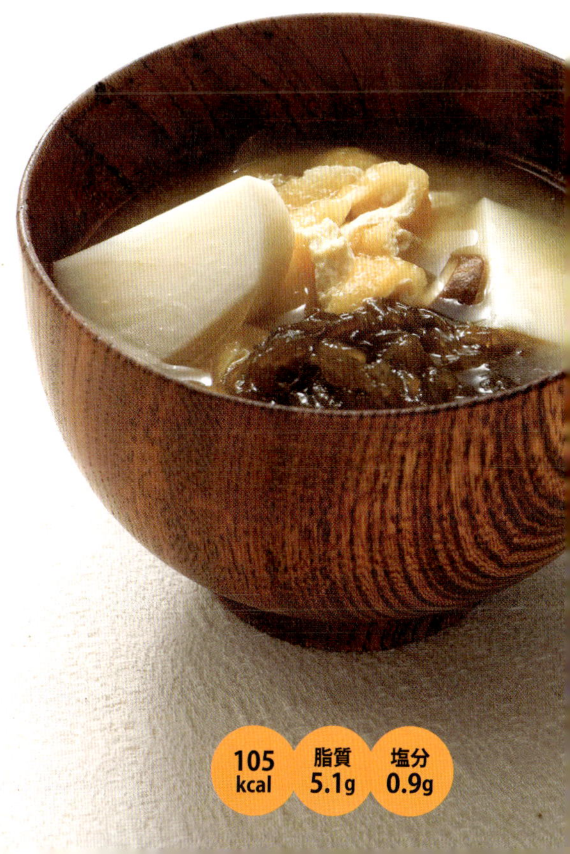

伊賀 治さん 3 日目夕食

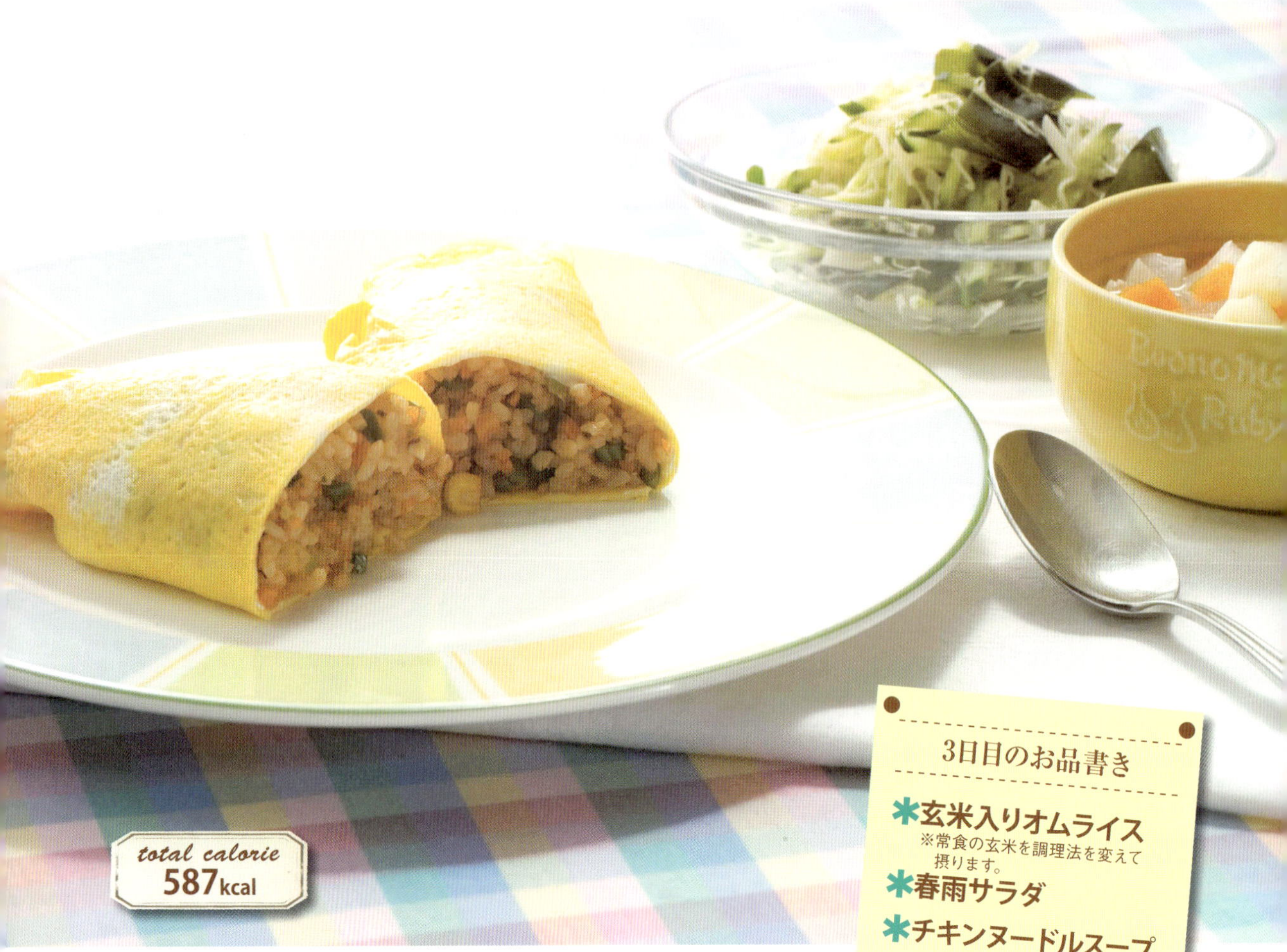

total calorie
587kcal

3日目のお品書き

- ✱玄米入りオムライス
  ※常食の玄米を調理法を変えて摂ります。
- ✱春雨サラダ
- ✱チキンヌードルスープ

β-カロテン豊富な緑黄色野菜で
活性酸素からカラダを守る

玄米入りオムライス

353 kcal　脂質 11.0g　塩分 1.2g

材料（1人分）

ピーマン……20g（1個）
いんげん……10g（2本）
にんじん……30g（3㎝）
エリンギ……25g（1/2本）
フィッシュソーセージ……15g（1/2本）
オリーブ油……4g（小さじ1）
コーン……14g（大さじ1）
玄米入りごはん……100g
顆粒コンソメ……1g（小さじ1/4）
トマトケチャップ……15g（大さじ1/2）
水……7.5g（大さじ1）
卵……50g（1個）

作り方

❶ピーマン・いんげん・にんじん・エリンギはみじん切り、フィッシュソーセージは1㎝角に切る。
❷熱したフライパンにオリーブ油を敷き、①・コーン・玄米入りごはん・顆粒コンソメ・トマトケチャップ・水を加えて炒め、器に盛る。
❸別の熱したフライパンに溶いた卵を入れて薄焼き卵を焼き、②にのせる。

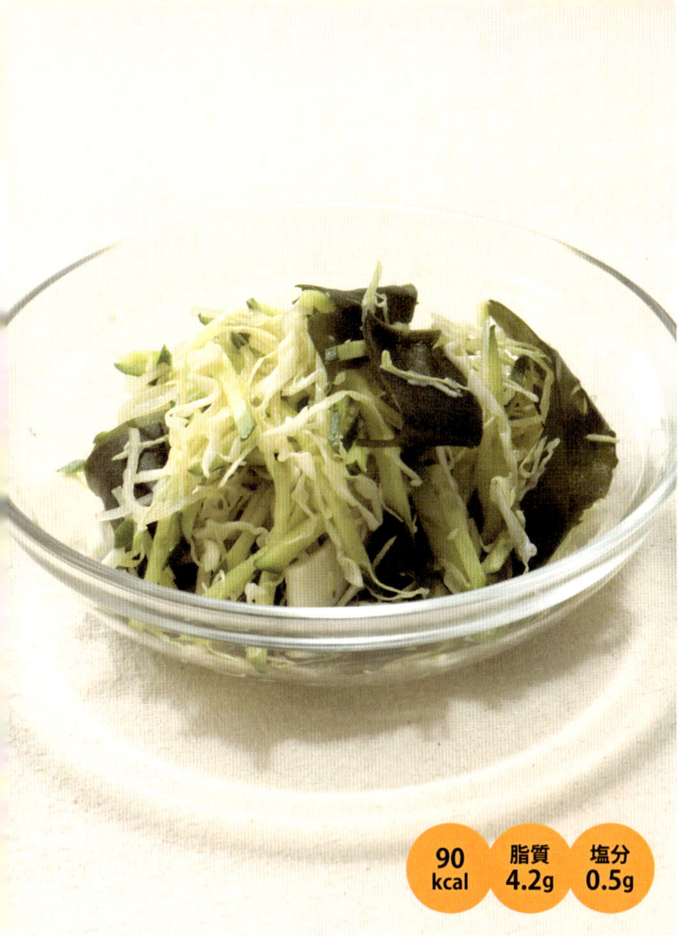
90
kcal
脂質
4.2g
塩分
0.5g

きゅうりとキャベツでビタミンを。
わかめでミネラルを補給

春雨サラダ

材料（1人分）
春雨（乾燥）……10g
きゅうり……50g（1/2本）
キャベツ……30g（1/2枚）
わかめ（乾燥）……1g
ごま油……4g（小さじ1）
減塩醤油……3g（小さじ1/2）
酢……3g（小さじ1/2）

作り方
❶鍋に熱湯を沸かして春雨を柔らかくなるまでゆで、冷水にとり水気をきる。
❷きゅうり・キャベツはせん切り、わかめは水に戻し、①は食べやすい長さに切る。
❸①・②をボウルに合わせ、ごま油・減塩醤油・酢で和える。

高たんぱく低脂肪の鶏ささみと、
抗酸化作用のある野菜を一緒に

チキンヌードルスープ

材料（1人分）
セロリ……30g（1/5本）
にんじん……30g（3㎝）
じゃがいも……30g（1/3個）
たまねぎ……30g（1/4個）
鶏ささみ……20g（1/2本）
鶏がらスープ……200㎖（1カップ）
固形コンソメ……1g（1/5個）
マカロニ……15g

作り方
❶セロリ・にんじん・じゃがいも・たまねぎは皮をむき1㎝大の角切り、鶏ささみはゆでて細かく裂く。
❷マカロニはかためにゆでる。
❸鍋に鶏がらスープ・固形コンソメ・①・②を加えてひと煮立ちする。

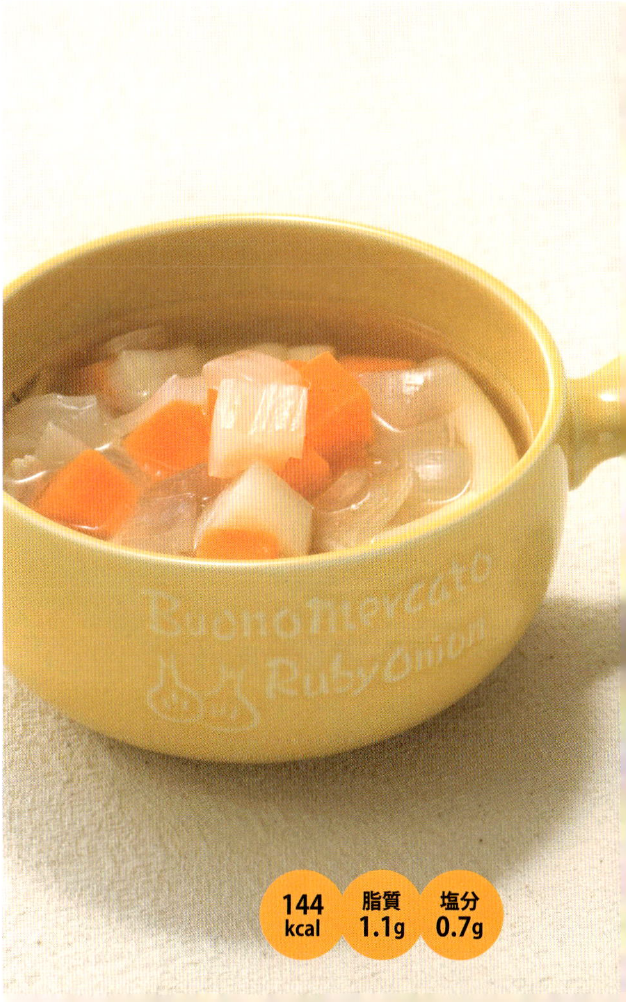
BuonoMercato
RubyOnion
144
kcal
脂質
1.1g
塩分
0.7g

伊賀 治さん 4 日目夕食

4日目のお品書き

- ＊鮭バーグ
- ＊煮物
- ＊じゃがいもとまいたけの味噌汁
- 常食 玄米入りごはん

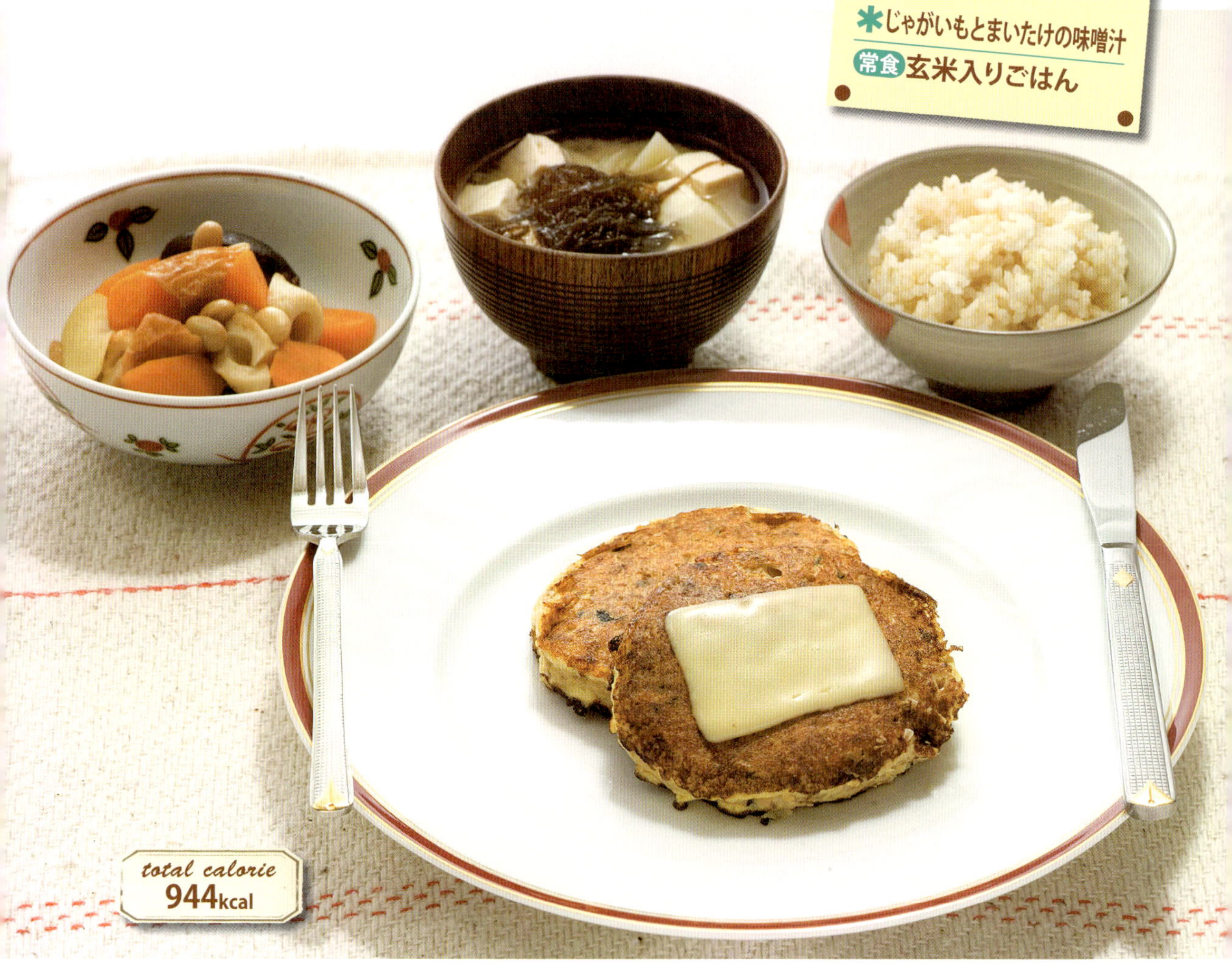

強い抗酸化作用のある鮭を用いて
チーズの塩分だけで十分おいしい

鮭バーグ

494 kcal　脂質 30.2g　塩分 0.6g

材料（1人分）

たまねぎ……40g（1/4個）
鮭中骨水煮缶……180g（1缶）
牛乳……15g（大さじ1）
パン粉……3g（大さじ1）
卵……50g（1個）
スライスチーズ……4.5g（1/4枚）

作り方

❶たまねぎは皮をむいてみじん切りにし、熱したフライパンで焼き色がつくまで焼く。
❷鮭中骨水煮缶の水気を切ってボウルに入れ、骨を砕くようにつぶしながら混ぜる。
❸牛乳に浸したパン粉・溶き卵・①・②を加えてよく混ぜる。
❹③を小判型に成形し、両面焼き色が付くまで中火で焼く。
❺④にスライスチーズを乗せ、とろけたらフライパンから取り出す。

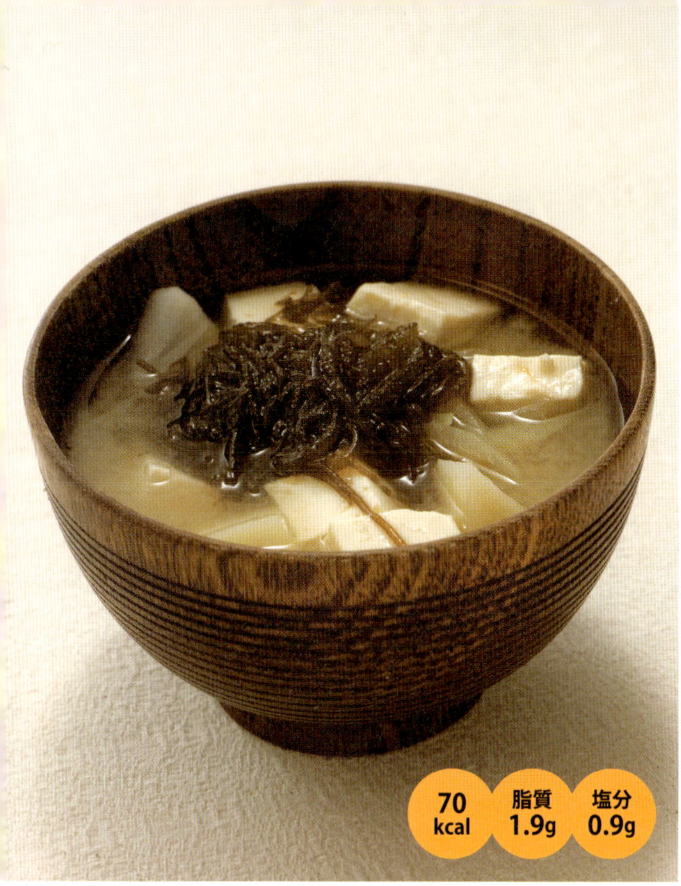

70 kcal　脂質 1.9g　塩分 0.9g

多様な抗がん成分を含むもずくは
熱に弱いので、最後に加えるのがコツ

じゃがいもとまいたけの味噌汁

材料（1人分）
じゃがいも……20g（1/5個）
まいたけ……20g（1/5パック）
大根……10g
木綿豆腐……30g（1/10丁）
たまねぎ……30g
もずく……25g（1/2パック）
低塩みそ……7g（小さじ1強）
水……150mℓ（3/4カップ）
昆布……1g

作り方
❶鍋に水と昆布を入れて火にかけ、沸騰直前に昆布を取り出し、だし汁を作る。
❷じゃがいもは皮をむいて一口大、大根は5㎜厚さのいちょう切りにする。
❸まいたけは小房にわけ、木綿豆腐は4等分に切り、たまねぎを皮をむいて薄切りにする。
❹①に②・③を加えて火にかけ、じゃがいもに火が通ったら低塩みそを溶き入れ、もずくを加える。

昆布・しいたけのだしで塩分を控えめに。
大豆のイソフラボンが抗酸化作用を発揮

煮物

材料（1人分）
にんじん……40g（4㎝）
ちくわ……15g（1/2本）
油揚げ……10g（1/2枚）
しょうが……5g（1片）
ごま油……4g（小さじ1）
大豆（水煮）……30g
みりん……6g（小さじ1）
酒……15g（大さじ1）
きび砂糖……3g（小さじ1）
減塩醤油……6g（小さじ1）
水……200mℓ（1カップ）
切り昆布……2.5g
干しいたけ……2g（1個）

作り方
❶切り昆布・干しいたけをそれぞれ水に戻し、干しいたけの戻し汁は残しておく。
❷にんじんは皮をむき一口大の乱切り、ちくわも一口大の乱切り、油揚げは1㎝幅に切り、しょうがは皮をむいて薄切りにする。
❸鍋にごま油を熱し①・②・大豆を加えて炒める。
❹③に干しいたけの戻し汁・みりん・酒・きび砂糖・減塩醤油を加えて弱火で約10分煮る。

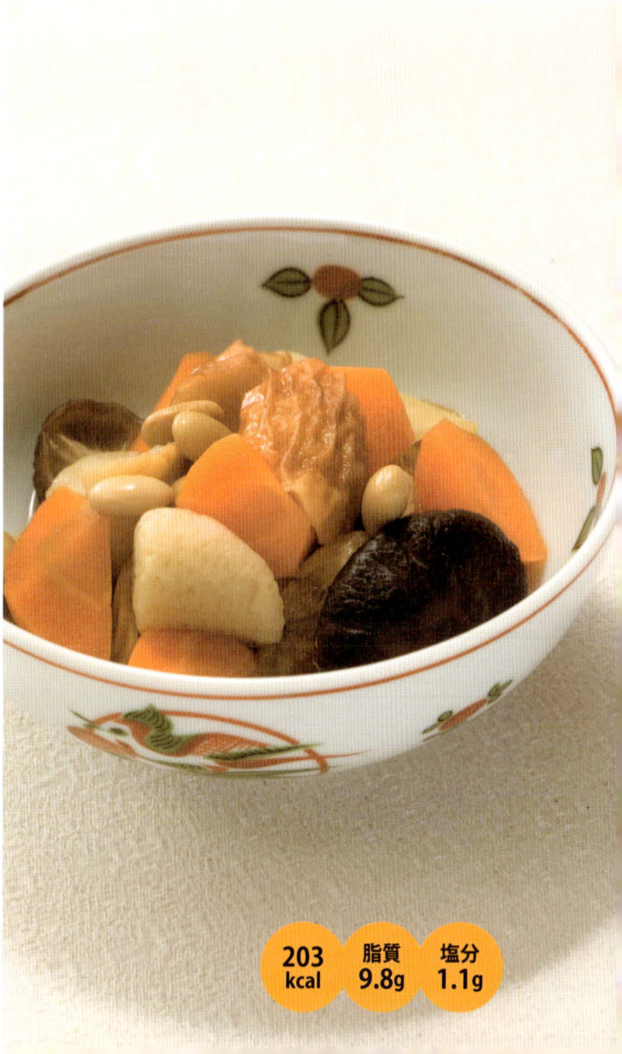

203 kcal　脂質 9.8g　塩分 1.1g

実例レシピ 6 主婦・64歳 **氏居蓉子さん**

再再発した「卵巣がん」が消失「大腸がん」による人工肛門もはずして身軽になった

「卵巣がん」の場合

「卵巣がん」がＳ字結腸に転移

　１９９４年6月、私は猛烈な腹部の痛みに襲われ、救急車で病院に運ばれました。精密検査を受けると、卵巣がんが見つかったのです。手術で卵巣と子宮を切除し、術後、抗がん剤を投与されました。その効果を確認するため、3カ月後に2回目の手術が予定されました。後から知ったのですが、予想以上に病巣が広がり、しかも腫瘍の膜が破れ、がん細胞が腹部に飛び散っている可能性があったとのことでした。

　翌１９９５年の再々手術で、骨盤内のリンパ節と大網（網状の脂肪組織）を切除。担当医から「切除した組織にがん細胞はなかった」と、検査結果を知らされました。私は、世の中のすべてに感謝したい気持ちでいっぱいになりました。

　ところが、9年後の２００４年、腹部に再び激痛が起こり、病院にかけつけると腸閉塞と診断されました。１週間の入院で治りましたが、不安になった私は改めて大腸の検査をしてもらいました。結果は痔とのことで、ひと安心しました。

　この年、夫が海外赴任となり、一緒に米国暮らしが始まりました。その生活は最悪の出来事の連続になったのです。

　２００５年3月、夫が肝臓がんと診断され、余命半年と宣告されました。同年6月、私は大量の下血があって受診したところ「痔ではない」と医師に言われ、検査の結果、大腸にあるＳ字結腸が、がんに犯され、卵巣がんが再発転移していたのです。翌月、手術を受けると、腹膜にもがんの再発巣があり、それも合わせて切除し人工肛門をつけました。そして退院後、ホスピスに転院していた夫の容態が急変。夫は帰らぬ人となってしまいました。

手術の前に「がん」が消えた！

その後、都立大塚病院に移り、済陽先生の食事指導を受けることになりました。実は、手術でがん病巣が取りきれておらず、再入院してCT検査を受けたところ、再発した卵巣にがんが写っていたのです。

退院後、さらに積極的に食事療法に取り組みました。具体的には次の通りです。

64歳卵巣術後再発・腸閉塞

1995年：左卵巣がん根治術、2005年7月：腸閉塞、人工肛門造設（Seattle）、2005年11月：化学療法（CDDP＋MMC）、2007年6月:再発巣、完全消退、2007年9月：人工肛門閉鎖術施行

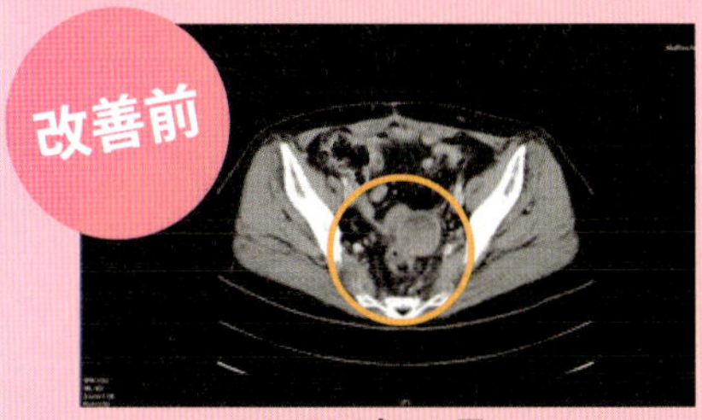

2005年11月

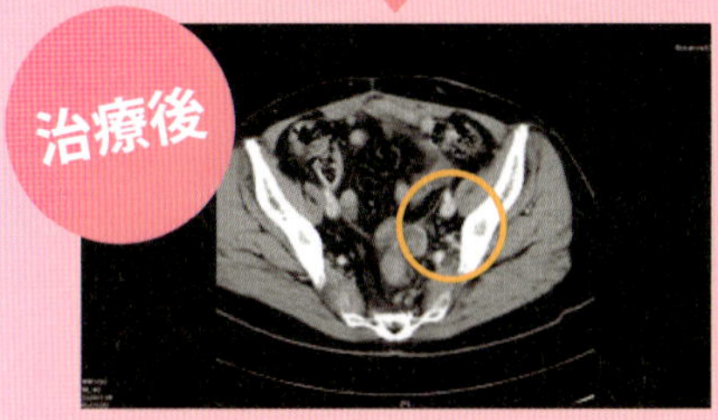

2007年2月
骨盤再発巣の「がん」がほぼ消滅

朝は、ミネラルウォーターにレモンをしぼったものとりんごジュースを1杯ずつ飲みます。主食は麦入りご飯か、オートミールです。手作りのふりかけをかけて食べ、根菜の味噌汁も欠かしません。

昼はそばか野菜をはさんだトースト、ヨーグルトなどです。

夜は麦入りご飯を1杯と魚介類を薄味に調理して食べます。野菜やきのこを煮た筑前煮もよく作ります。

動物性食品は魚介類が中心で鶏肉は週1、2回。野菜は新鮮なものを農家から手に入れてそのままか、蒸して食べます。調味料には、少量の自然塩とオリーブ油、ごま油を使う程度です。

最初はきちんとできるかと不安だった食事療法ですが、抗がん剤を飲むつらさと比べれば何ということもありません。

この頃になると、抗がん剤のアレルギーがひどくなり、もう使いたくないという思いから手術を受ける決意をしました。

ところが、術前の検査でなんとがんがなくなっていることが確認されたのです。そこで、大腸がんでつけられた人工肛門の閉鎖手術だけを受けました。

今では人工肛門をはずし、とても身軽になりました。腫瘍マーカーも基準値内に保たれ、とても元気に過ごしています。

私ががんになった一因は食生活にあったと思います。もともと肉好きではなかったのですが、結婚後は夫の好みに合わせて肉を多く摂っていました。現在の食生活は本当の意味で体に良いという実感があります。今後もこの食事を続けて、夫の分まで生きようと思っています。

氏居蓉子さん

氏居さん・4日間の実例メニュー表

	1日目 献立名	カロリー (kcal)	塩分 (g)	2日目 献立名	カロリー (kcal)	塩分 (g)
朝	レモン水・生りんごジュース	9・110	0.0・0.0	レモン水・生りんごジュース	9・110	0.0・0.0
	手作りふりかけ・根菜味噌汁	88・108	0.7・1.1	手作りふりかけ・根菜味噌汁	88・108	0.7・1.1
	麦入りご飯・納豆（ねぎ）	178・92	0.1・0.1	麦入りご飯・納豆（青のり）	178・92	0.1・0.1
	海草類（ところてん）	11	0.6	海草類（めかぶ）	7	0.2
昼	いちごジャム入りヨーグルト	101	0.1	いちごジャム入りヨーグルト	101	0.1
	海草類（めかぶ）	7	0.2	海草類（ところてん）	11	0.6
	そば	206	2.2	サラダトースト	241	0.8
晩	冷奴	69	0.3	冷奴	69	0.3
	麦入りご飯	178	0.1	麦入りご飯	178	0.1
	海草類（もずく酢）	4	0.1	海草類（もずく酢）	6	0.1
	刺身	108	0.7	いわしの酒粕漬け	225	2.0
	筑前煮	80	0.6	蒸し野菜	62	0.0
	合　計	**1349**	**6.9**	合　計	**1485**	**6.2**

	3日目 献立名	カロリー (kcal)	塩分 (g)	4日目 献立名	カロリー (kcal)	塩分 (g)
朝	レモン水・生りんごジュース	9・110	0.0・0.0	レモン水・生りんごジュース	9・110	0.0・0.0
	手作りふりかけ・根菜味噌汁	88・108	0.7・1.1	手作りふりかけ・根菜味噌汁	88・69	0.7・1.1
	麦入りご飯・納豆（オクラ）	178・93	0.1・0.0	オートミール・納豆（ニラ）	193・92	0.3・0.0
	海草類（もずく酢）	3	0.1	海草類（ところてん）	11	0.6
昼	いちごジャム入りヨーグルト	101	0.1	いちごジャム入りヨーグルト	101	0.1
	海草類（めかぶ）	7	0.2	海草類（もずく酢）	3	0.1
	そば	203	2.2	サラダトースト	239	1.3
晩	冷奴	69	0.3	冷奴	69	0.3
	麦入り炊き込みごはん	116	0.0	麦入りご飯	178	0.1
	海草類（めかぶ）	7	0.2	海草類（めかぶ）	8	0.2
	焼きアジ	99	0.2	鶏手羽煮	223	0.8
	生野菜サラダ	30	0.6	温野菜サラダ	94	0.6
	合　計	**1221**	**5.8**	合　計	**1487**	**6.2**

済陽先生 Comment

もともと食事に気をつけておられた氏居さんは、抵抗なく食事療法に取り組めたようです。食事指針に沿う形でふりかけを手作りするなど、きめ細かな工夫をされているのも大変良いと思います。こうした治療のかいあって、がん病巣が完全になくなったのを確認しました。人工肛門をはずすこともでき、氏居さんにはとても喜んでいただきました。

氏居さんの定番メニュー

【朝】レモン水	【朝】根菜味噌汁	【朝】【昼】【晩】海藻類
【朝】生りんごジュース	【朝】納豆	【昼】ヨーグルト《いちごジャム入り》
【朝】手作りふりかけ	【朝】【晩】麦入りごはん	【晩】冷奴

朝

レモン水

材料・作り方（1人分）
水250mℓ（1･1/4カップ）にレモン70g（1/2個）をしぼる。

朝

生りんごジュース

材料（1人分）
生りんごジュース（市販）……250mℓ（1･1/4カップ）

朝

手作りふりかけ

材料（1人分）
かつお節……1g（大さじ1）
にぼし……2g（2本）
干しエビ……6g（大さじ1）
根昆布パウダー……2g（大さじ1）
青のり……1g
ごま……3g（小さじ1）
きな粉……2g（小さじ1）
アーモンドパウダー……2g（小さじ1）
冬虫夏草（粉末）……2g
松の実……3g（小さじ1）
ちりめんじゃこ……5g（小さじ1）

作り方
❶材料をフライパンで軽く加熱する。
❷①をフードプロセッサーで砕く。

朝

納豆

材料・作り方（1人分）
納豆45g（1パック）をよくかき混ぜる。好みで、ねぎや青のりなどを加える。

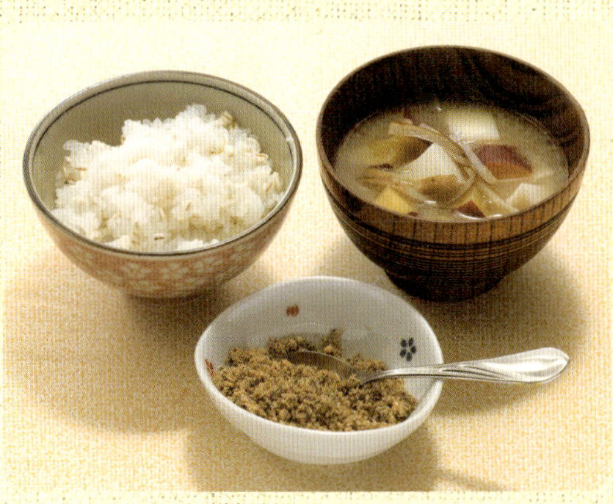

朝

根菜味噌汁

材料・作り方（1人分）
❶鍋に水200mℓ（1カップ）と昆布2gを入れて火にかけ、沸騰直前に昆布を取り出し、だし汁を作る。
❷里芋50g（1個）・さつま芋30g（1/5本）は皮をむいて一口大に切り、ごぼう30g（1/5本）は皮をむきささがきにする。
❸①に②を加えて火にかけ、野菜が柔らかくなったら低塩みそ10g（小さじ1･1/2）を溶き入れる。

朝・晩

麦入りご飯

材料・作り方（1人分）
❶炊飯器に洗った白米30g・麦20g、昆布2g・水75mℓを入れて炊く。

朝・昼・晩

海藻類

材料（1人分）
めかぶ、もずく酢など好味で用意

昼

いちごジャム入りヨーグルト

材料・作り方（1人分）
❶プレーンヨーグルト100gを器に盛り、無糖いちごジャム20g（大さじ1）を入れる。

晩

冷奴

材料・作り方（1人分）
❶絹豆腐100g（1/3丁）は半分に切って器に盛る。みじん切りにした長ねぎ10g（3cm）、かつお節2g（1パック）をのせ、減塩醤油3g（小さじ1/2）をかける。

氏居蓉子さん 1日目夕食

1日目のお品書き

＊筑前煮
＊刺身

常食

海藻類（もずく酢）
冷奴、麦入りごはん

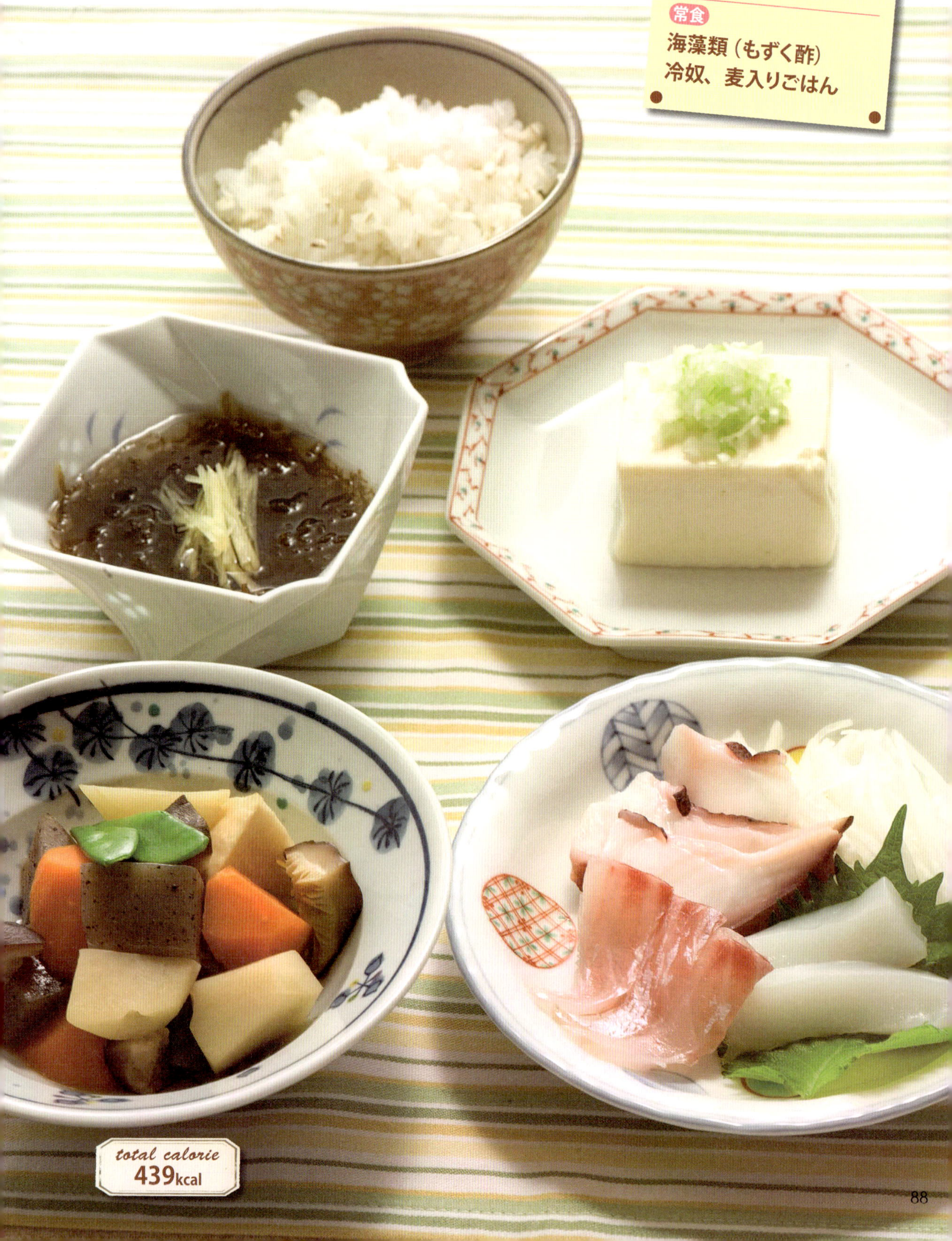

total calorie
439kcal

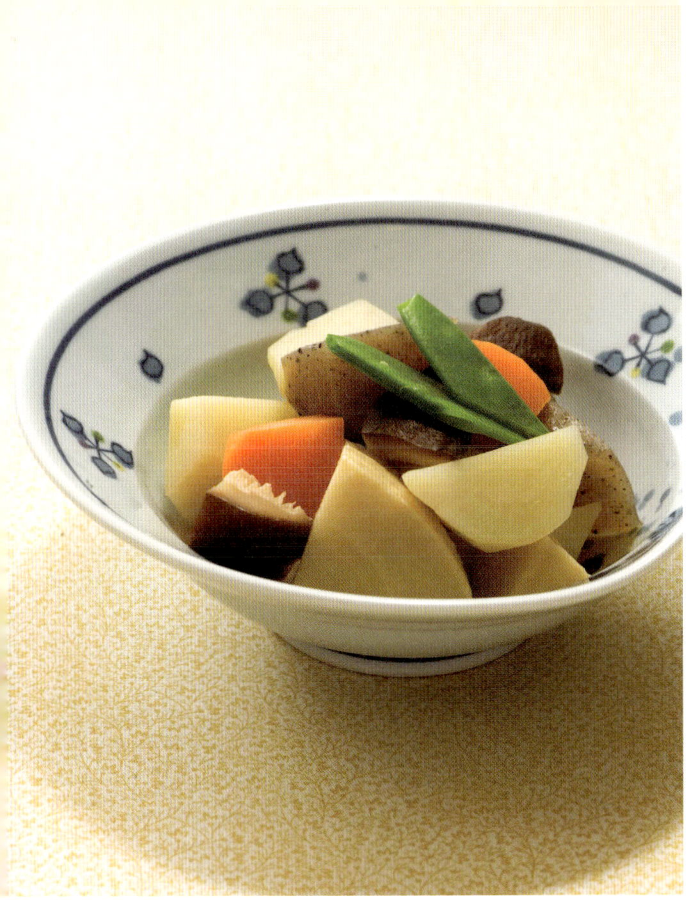

体を温めて免疫力を高める
根菜をいっぱい入れて

筑前煮

80 kcal　脂質 0.2g　塩分 0.6g

材料（1人分）
にんじん……20g（2cm）
じゃがいも……50g（1/2個）
たけのこ（水煮）……20g
コンニャク……20g（1/8枚）
干しいたけ……2g（1枚）
水……200mℓ（1カップ）
きぬさや……10g（5枚）
三温糖……3g（小さじ1）
酒……5g（小さじ1）
減塩醤油……6g（小さじ1）

作り方
❶にんじん・じゃがいもは皮をむいて乱切りにし、たけのこも乱切りにする。
❷コンニャクは乱切りにし、熱湯でさっとゆでる。
❸干しいたけは水で戻して石づきをとり4等分にし、戻し汁は残しておく。
❹きぬさやは筋をとり、斜め半分に切り、さっとゆでる。
❺鍋に①・②・③・しいたけの戻し汁を加え、落し蓋をして10分煮る。
❻⑤に三温糖・酒・減塩醤油を加え、にんじんが柔らかくなるまで煮る。
❼⑥を器に盛り、④を飾る。

大根のオキシターゼが
がん予防に効果的

刺身

108 kcal　脂質 3.8g　塩分 0.7g

材料（1人分）
タコ……30g（3切れ）
イカ……20g（2切れ）
タイ……30g（3切れ）
大根……30g（1cm）
青じそ……1g（1枚）
レモン（果汁）……5g（小さじ1）
わさび……2g
減塩醤油……2g（小さじ1/3）

作り方
❶大根は皮をむき、せん切りにする。
❷器に①と青じそを敷き、タコ・イカ・タイを盛る。
❸レモン果汁・わさび・減塩醤油を合わせたタレで食べる。

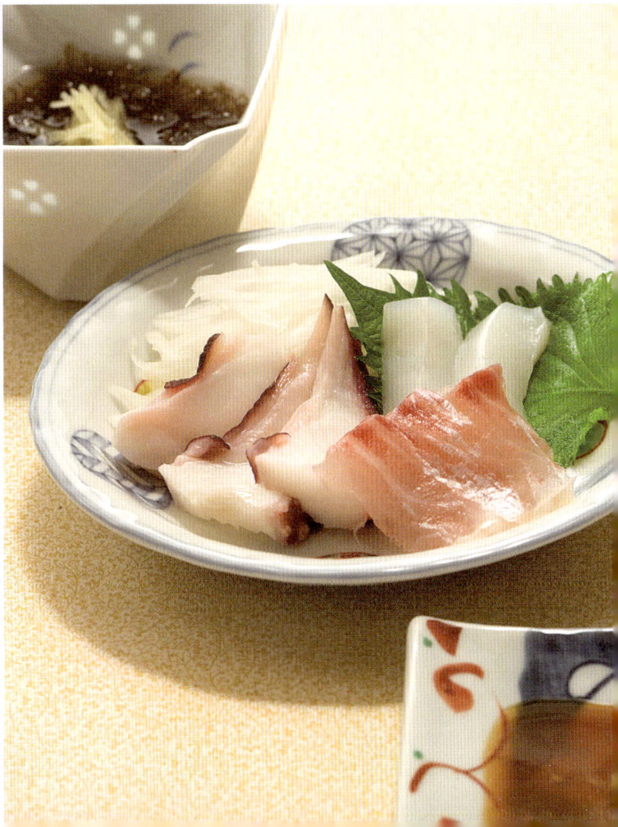

もずく酢

4 kcal　脂質 0.1g　塩分 0.1g

材料・作り方（1人分）
もずく70gはパックからだし、器に盛り、せん切りしたしょうが5gをのせる。

氏居蓉子さん 2 日目夕食

2日目のお品書き

＊いわしの粕漬け
＊蒸し野菜

常食

海藻類（もずく酢）
冷奴、麦入りごはん

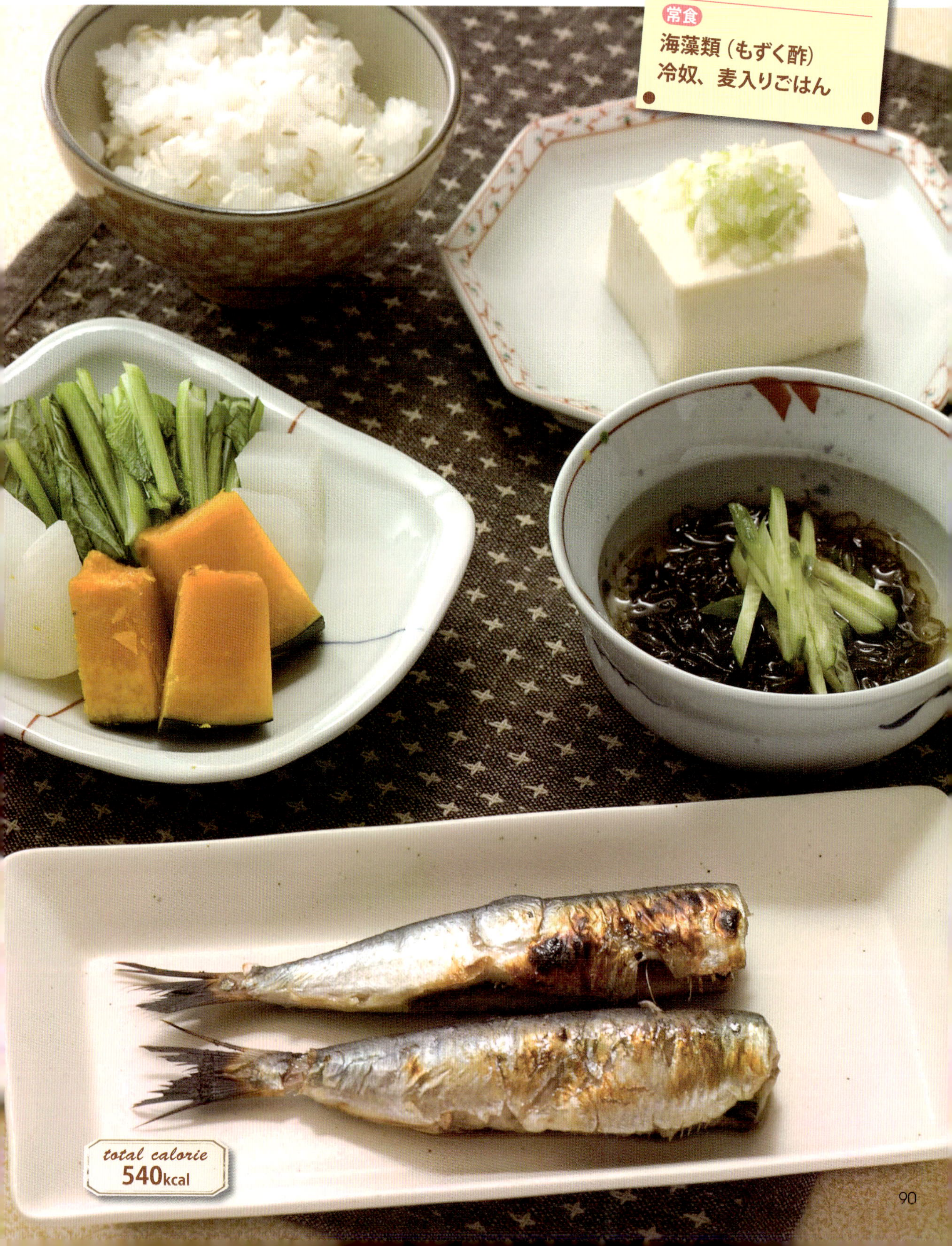

total calorie
540kcal

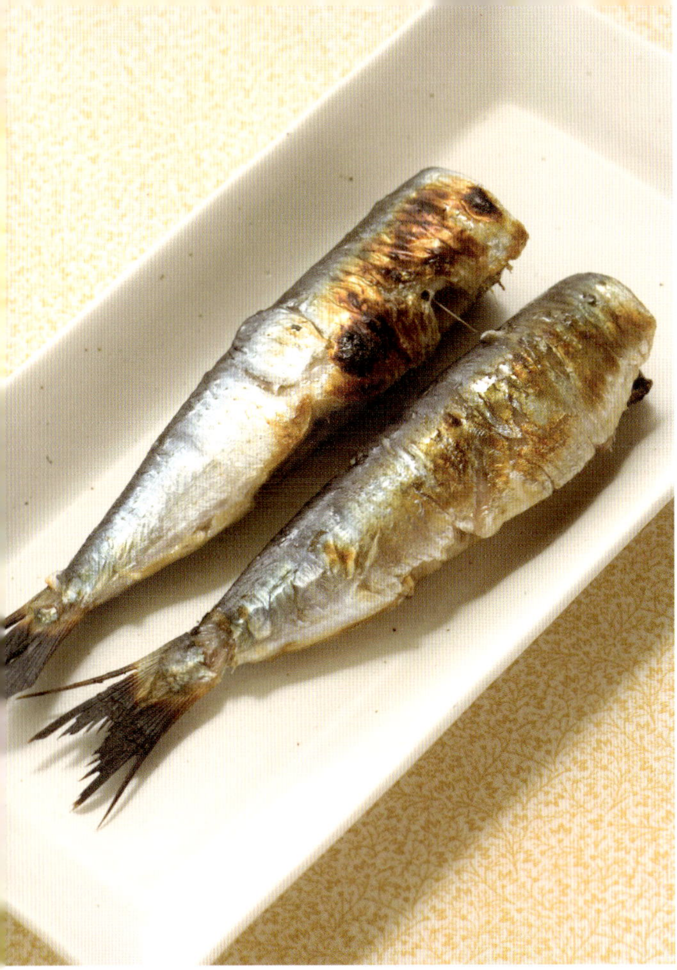

血液サラサラ効果のEPAが
魚介の中でも群を抜いて多い

いわしの酒粕漬け

225 kcal　脂質 7.0g　塩分 2.0g

材料（1人分）
いわし……80g（小2尾）
板粕……35g
酒……15g（大さじ1）
みりん……18g（大さじ1）
白みそ……15g

作り方
❶いわしはうろこ、頭、内臓を除いて水洗いし、水気を切りバットに並べる。
❷板粕を細かくちぎり、酒・みりんをふって柔らかくして白みそと混ぜる。
❸②に①を入れて冷蔵庫で半日おく。
❹酒粕を落として魚焼きグリルで焼いて器に盛る。

β-カロテンやビタミンなど
野菜の栄養素をそのままに

蒸し野菜

62 kcal　脂質 0.3g　塩分 0.0g

材料（1人分）
かぼちゃ……50g
大根……50g
小松菜……50g

作り方
❶かぼちゃは種を取り一口大に切り、大根は皮をむき一口大に切る。
❷小松菜は5㎝長さに切る。
❸蒸気の上がった蒸し器で①・②を約10分蒸し、器に盛る。

もずく酢

6 kcal　脂質 0.1g　塩分 0.1g

材料・作り方（1人分）
もずく70gはパックからだし、器に盛り、せん切りしたきゅうり20gをのせる。

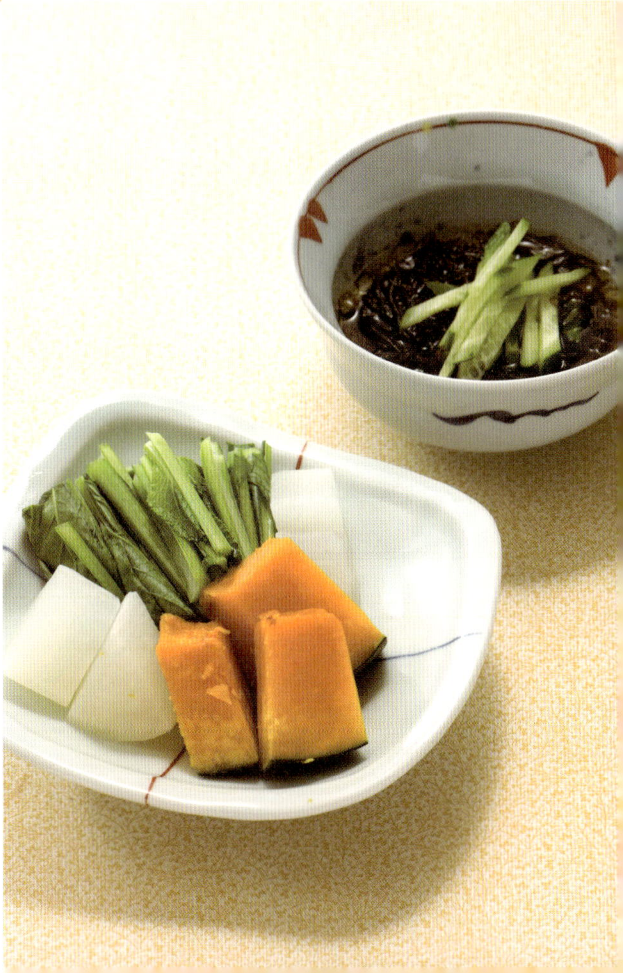

氏居蓉子さん 3日目夕食

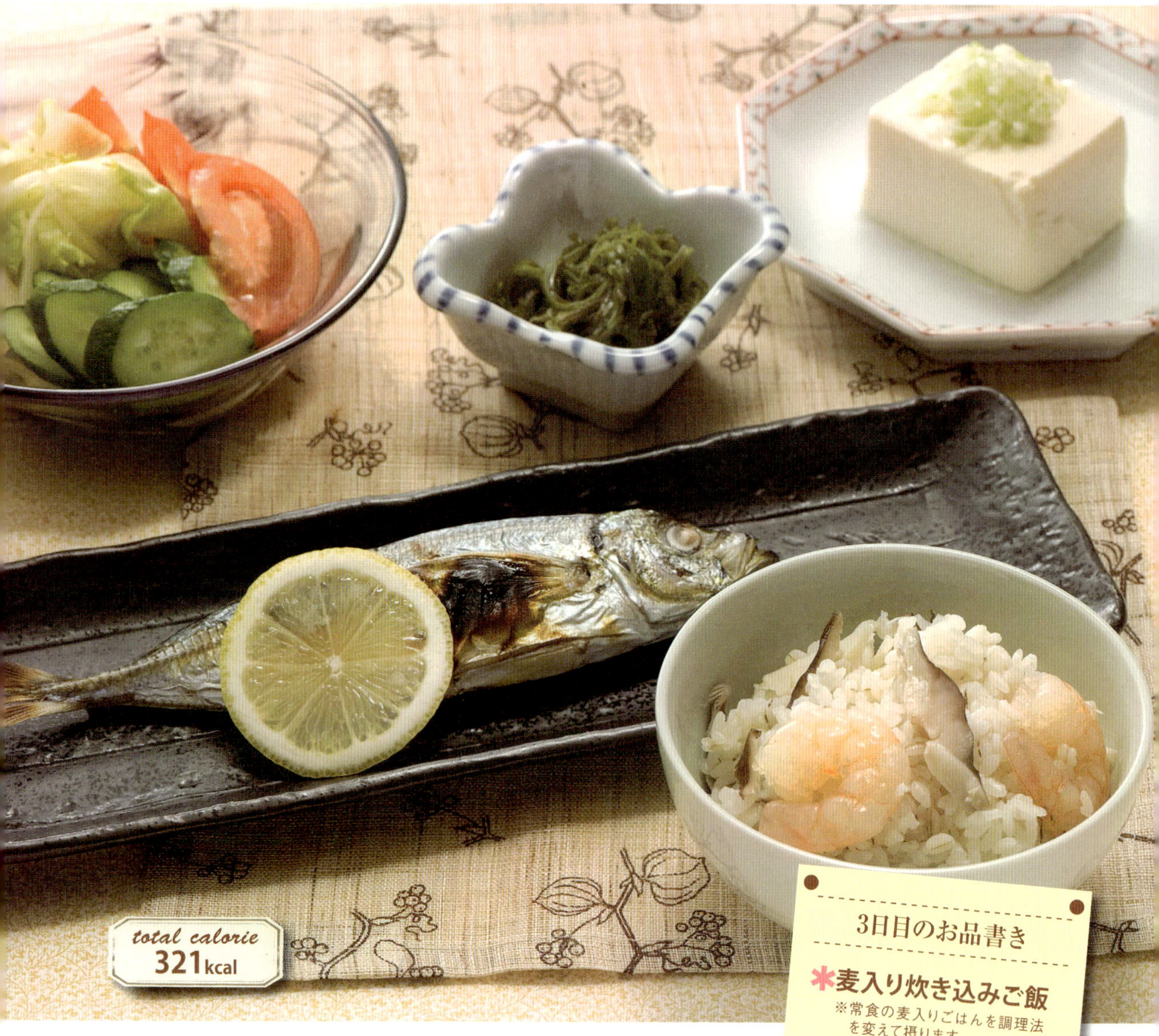

3日目のお品書き

- ＊麦入り炊き込みご飯
  ※常食の麦入りごはんを調理法を変えて摂ります。
- ＊焼きアジ
- ＊生野菜サラダ

常食

海藻類（めかぶ）、冷奴

麦の豊富なビタミンB群の働きが
体の免疫機能を高める

麦入り炊き込みご飯

116 kcal　脂質 0.4g　塩分 0.0g

材料（1人分）

白米……20g
麦……10g
水……75ml
干しいたけ……2g（1枚）
たけのこ（水煮）……15g
むきエビ……10g（2尾）

作り方

❶白米・麦を洗う。
❷ボウルに水・干しいたけを入れて戻す。
❸①の干しいたけは石づきをとってスライスし、戻し汁は残しておく。
❹たけのこは拍子切りにする。
❺炊飯器に①・③・④・むきエビを入れて炊く。

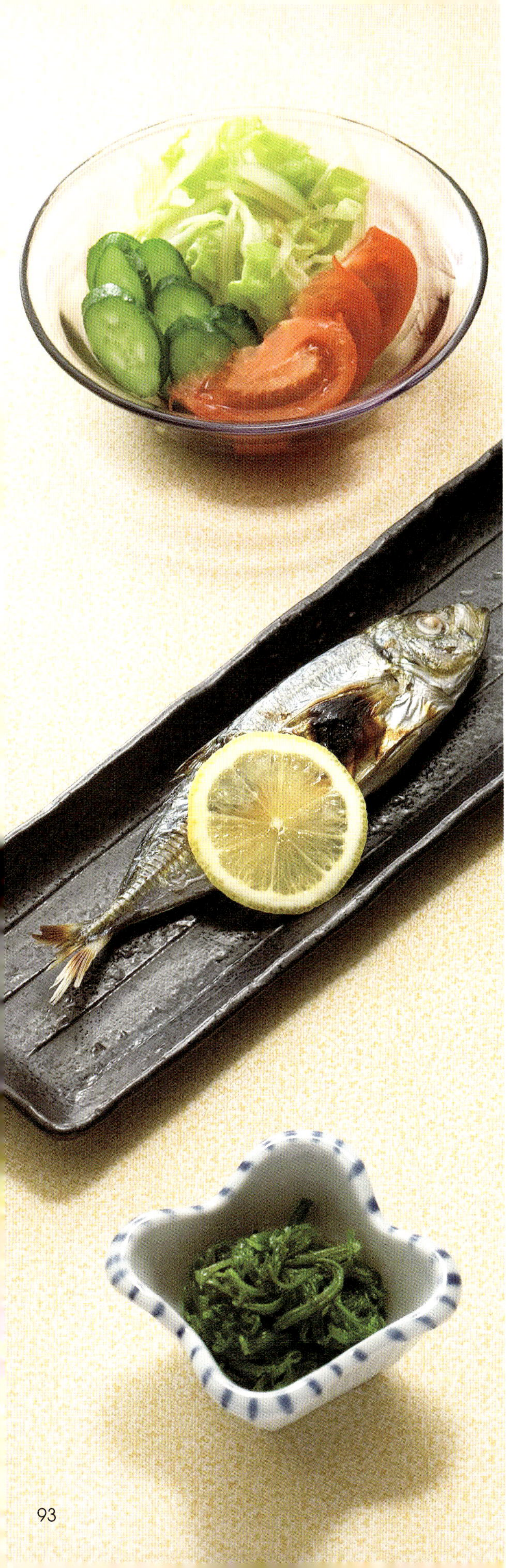

新鮮な野菜をたっぷり食べて
余分なナトリウムを排出

生野菜サラダ

30 kcal　脂質 0.2g　塩分 0.6g

材料（1人分）
レタス……50g（1/4個）
きゅうり……30g（1/3本）
たまねぎ……20g（1/10個）
トマト……50g（1/2個）
ポン酢醤油……10g（小さじ2）

作り方
❶レタスは食べやすい大きさに手でちぎり、きゅうりは斜め薄切りにする。
❷たまねぎは薄くスライスして冷水にさらし、ざるにあげて水切りする。
❸トマトはくし切りにする。
❺①・②・③を器に盛り、ポン酢醤油をかける。

アジには抗がん効果のある
EPA・DHAがたっぷり

焼きアジ

99 kcal　脂質 2.8g　塩分 0.2g

材料（1人分）
アジ……80g（1尾）
レモン（スライス）……5g

作り方
❶アジはうろこと内臓を除いて水洗いし、魚焼きグリルで両面焼く。
❷器に①を盛り、レモンを添える。

栄養豊富なわかめよりさらに
ヨードもカルシウムも2割多い

めかぶ

7 kcal　脂質 0.4g　塩分 0.2g

材料（1人分）
めかぶ（市販）……60g

作り方
❶めかぶをパックから出し、器に盛る。

氏居蓉子さん 4 日目夕食

4日目のお品書き

*鶏手羽煮
*温野菜サラダ

常食

海藻類（めかぶ）
冷奴、麦入りご飯

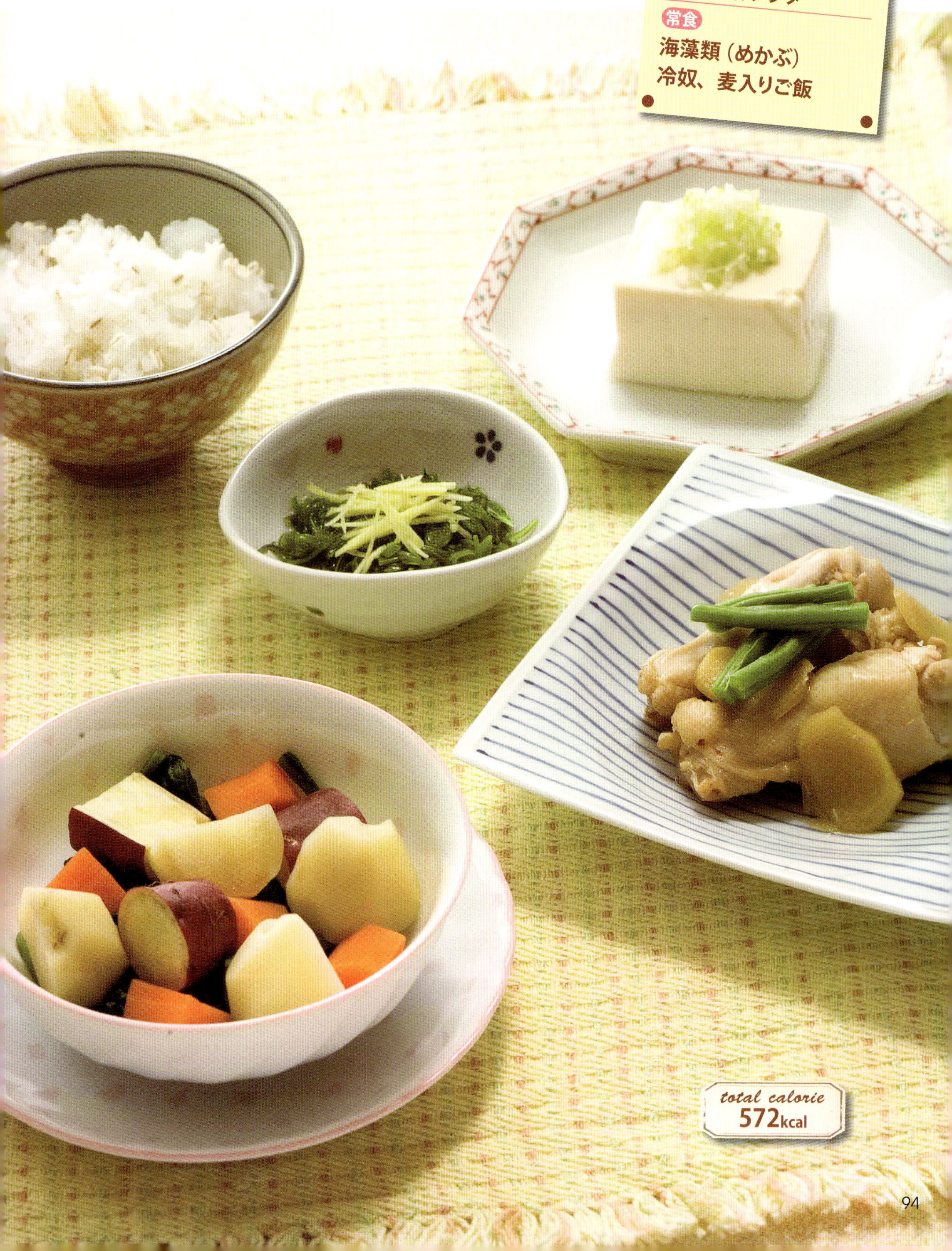

total calorie
572kcal

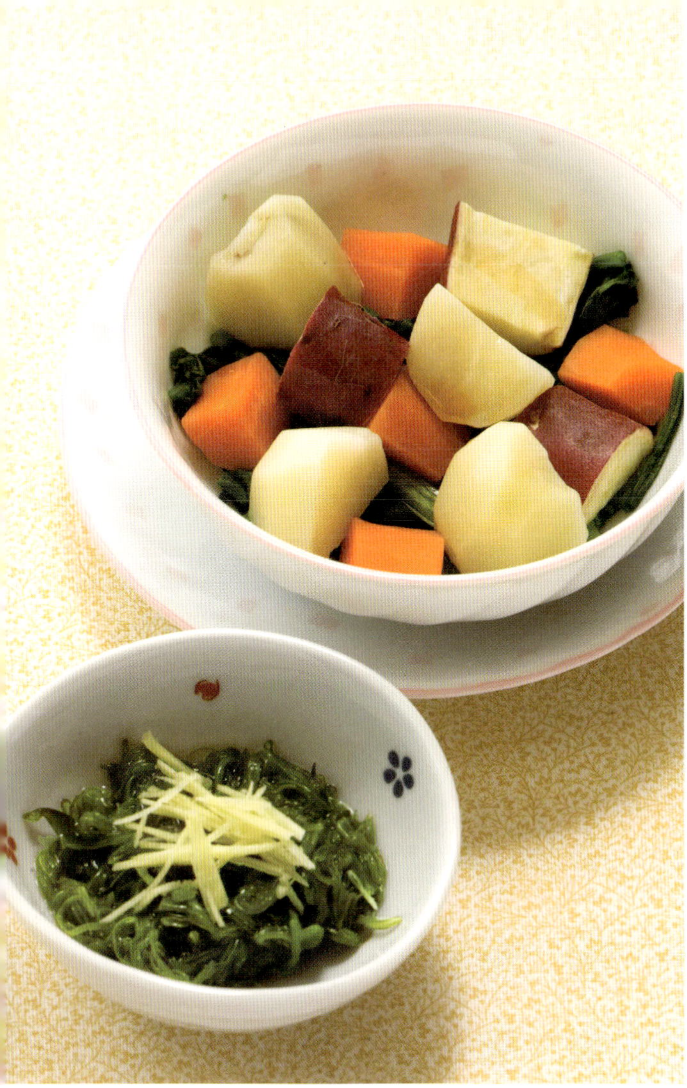

いも類と緑黄色野菜は
抗がんに最適な取り合わせ

温野菜サラダ

94 kcal　脂質 0.3g　塩分 0.6g

材料（1人分）
じゃがいも……50g（1/2個）
にんじん……30g（3㎝）
さつま芋……30g（1/5本）
ほうれん草……30g（1/2株）
ポン酢醤油……10g（小さじ2）

作り方
❶じゃがいも・にんじんは皮をむき一口大に切り、さつま芋は1㎝厚さの輪切り・ほうれん草は3㎝幅に切る。
❷蒸気の上がった蒸し器で①を約10分蒸す。
❸②を器に盛り、食べる直前にポン酢醤油をかける。

めかぶ

8 kcal　脂質 0.4g　塩分 0.2g

材料（1人分）
めかぶ（市販）……60g
しょうが……5g

作り方
❶めかぶをパックからだし、器に盛り、せん切りにしたしょうがをのせる。

体を温めて血行を促進する
しょうがを加えて

鶏手羽煮

223 kcal　脂質 14.6g　塩分 0.8g

材料（1人分）
鶏肉（手羽元）……100g（1本）
しょうが……5g（1片）
いんげん……10g（2本）
水……100㎖（1/2カップ）
酢……10g（小さじ2）
減塩醤油……6g（小さじ1）

作り方
❶しょうがは薄切りにする。
❷いんげんは3等分に切る。
❸鍋に①・鶏肉・水・酢・減塩醤油を加えて弱火で15分煮る。
❹いんげんを加えてひと煮立ちさせる。

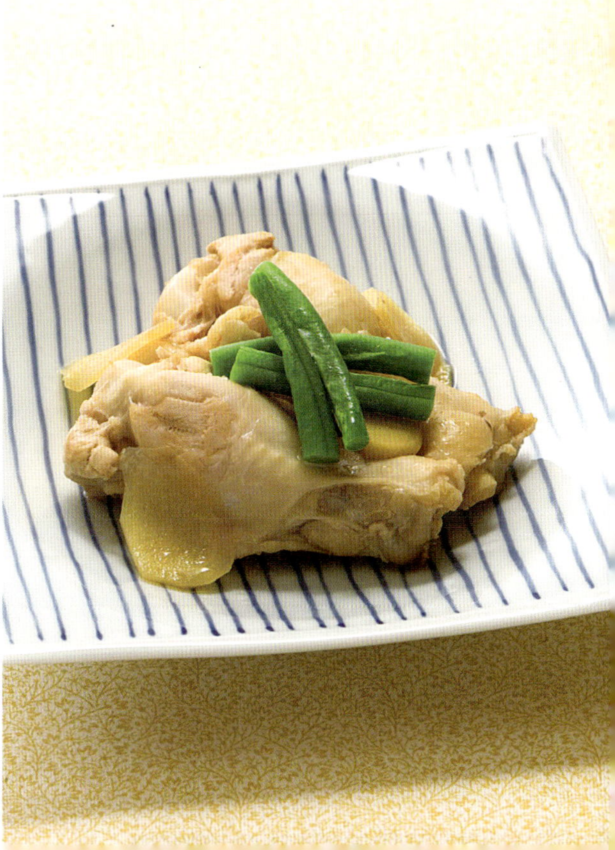

実例レシピ 7 主婦・56歳 茂《もて》木《ぎ》真《ま》希《き》子《こ》さん（仮名）

抗がん剤を使用せずに「全身に転移したがん」が縮小 腫瘍マーカーも正常化

「乳がん」の場合

ホスピス行きと言われながらも

3年前の春、咳が止まらなくなって、病院へ行き、胸部レントゲン検査を受けました。すると、公立病院を紹介され、さまざまな検査を受けることに。結果は、思いもよらぬものでした。「全身にがん細胞がある」と告げられたのです。

その10年前、乳がんになり、小さながんだったたで、乳房温存療法（がんの部分だけをくり抜く手術）を受けました。その後、何事もなく普通に元気に過ごし、再発は考えてもいませんでした。

ところが、その乳がんが両肺、肺リンパ節、気管支、左副腎、脳、頭蓋骨、胸椎、右肋骨、腰椎に転移していたのです。担当の医師からは、「がんが多過ぎて手術はできないので、抗がん剤で治療しましょう」と言われました。

しかし、昔、伯母が副作用で苦しむのを見た私には抵抗がありました。「抗がん剤の治療をしなければホスピス行きです」と言われましたが、私の気持ちは変わりませんでした。以前から知っていたゲルソン療法でいこうと決心したのです。

実は、乳がんの手術後、ゲルソン療法の本を買い込み、にんじんジュースを飲んだりしていました。しかし、次第に気がゆるみ、やめてしまっていました。

そこで、住まいのある大阪から指導してくれる先生を求めて、東京に行きました。そして、がんの食事療法の講習会で出会ったのが済陽先生です。医療データ一式を先生に見ていただき、ご厚意で診療を受けられることになったのです。

乳腺外科や脳外科の専門医を紹介してもらい、「手術できる部分は極力して、後はホルモン療法と食事療法でがんばる」という治療方針が立ちました。

大阪に戻り、本格的に食事療法を始めました。腰椎への転移による圧迫骨折に苦しみながらでしたが、助かるにはこれしかないという気持ちで取り組みました。食事療法の主な内容は次の通りです。

「乳がん」再発・脳転移・腰椎転移

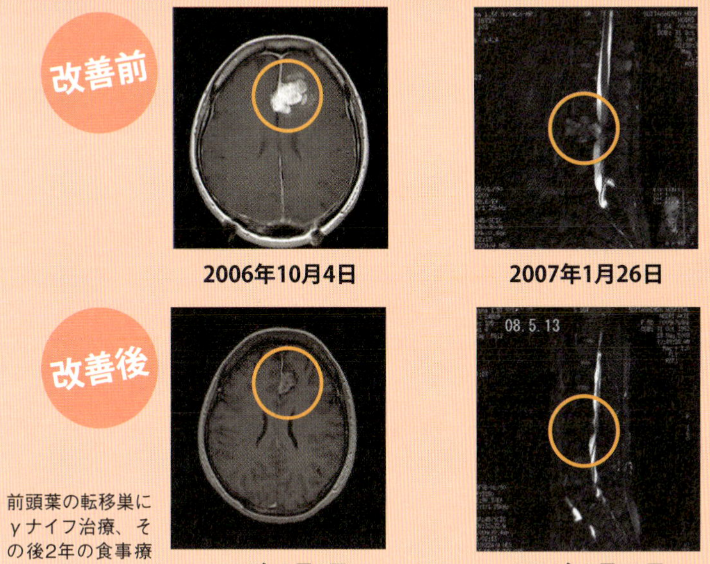
改善前
2006年10月4日
2007年1月26日
改善後
08.5.13
2007年5月8日
2008年5月13日

前頭葉の転移巣にγナイフ治療、その後2年の食事療法で9割縮小

うれしさに目を疑うほどの結果

まず、しぼりたてのにんじんりんごジュースを１日３回飲みます。主食は、玄米ご飯。おかずはさまざまな野菜やきのこ類を蒸すか、焼くか、生でいただいていました。野菜以外では、豆腐や納豆、季節の果物も間食としてよく食べました。

玄米をはじめ、すべての食材を有機無農薬のものに変えました。味付けには塩は一切使わず、ごく少量の減塩醤油を使います。ときどきレモン汁や酢をかけて、変化をつけています。油はオリーブ油やごま油など。ケーキなどの甘いものも食べていません。

食事療法を続けていると、腰痛は薄紙をはぐように良くなりました。検査結果にも、次々とよい兆候が出てきたのです。

２００８年５月の画像検査では、各部のがんは縮小傾向という結果でした。同年10月の血液検査では乳がんの腫瘍マーカーであるＣＥＡ（正常値は５以下）が3.8、ＣＡ１５３（正常値は30以下）が13となり、リンパ球の数値も７３８まで落ち込んでいたのが、１７４９と回復しました。そして、２００８年12月のＰＥＴ検査ではたくさんあった黒い点が全くなくなっていたのです。うれしくて目を疑うほどでした。

自宅に戻ると、主人が特上のお寿司を用意してくれていました。生きていることへの感謝とともに心から味わいました。

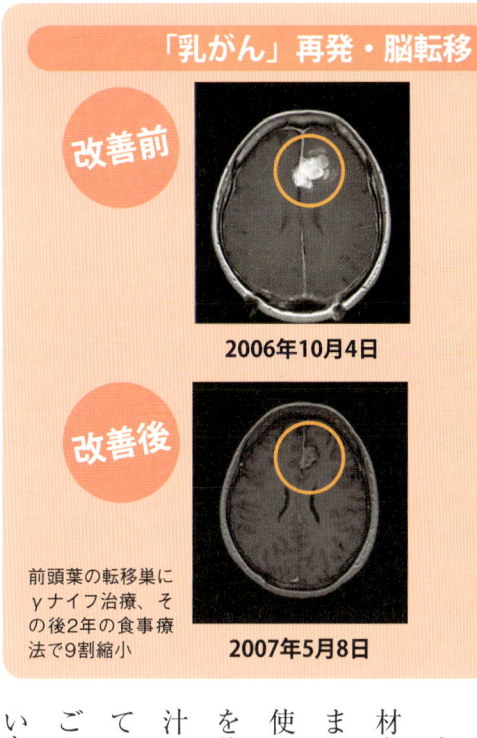

翌日からは、また元通りの食事です。済陽先生をはじめお世話になった方々への恩返しのためにもこの食事療法を続け、元気で生き続けたいと思っています。

茂木真希子さん
（仮名）

茂木さん・4日間の実例メニュー表

	1日目			2日目		
	献立名	カロリー（kcal）	塩分（g）	献立名	カロリー（kcal）	塩分（g）
朝	にんじんりんごジュース	156	0.0	にんじんりんごジュース	156	0.0
	全粒粉食パン／ハチミツ	255	0.9	全粒粉食パン／ハチミツ	255	0.9
	果物（みかん）	35	0.0	果物（ぶどう）	47	0.0
昼	にんじんりんごジュース	156	0.0	にんじんりんごジュース	156	0.4
	納豆・豆腐（冷奴）	92・92	0.2・0.5	納豆・豆腐（温奴）	92・94	0.2・0.5
	玄米ごはん	140	0.0	玄米ごはん	140	0.0
	全粒粉の野菜たっぷりお好み焼き	304	1.9	筑前煮	119	1.3
晩	にんじんりんごジュース	156	0.0	にんじんりんごジュース	156	0.4
	生野菜・玄米ごはん	113・140	0.3・0.0	生野菜・玄米巻き寿司	113・290	0.3・1.9
	お野菜たっぷり鍋	174	2.6	きのこのホイル焼き	112	0.5
	水菜のハリハリおひたし	24	0.6	ほうれん草のおひたし	18	0.4
	合　計	1837	7.0	合　計	1748	6.8

	3日目			4日目		
	献立名	カロリー（kcal）	塩分（g）	献立名	カロリー（kcal）	塩分（g）
朝	にんじんりんごジュース	156	0.0	にんじんりんごジュース	156	0.0
	全粒粉食パン／ハチミツ	255	0.9	全粒粉食パン／ハチミツ	255	0.9
	果物（キウイ）	43	0.0	果物（柿）	82	0.0
昼	にんじんりんごジュース	156	0.0	にんじんりんごジュース	156	0.0
	納豆	92	0.0	豆腐（温奴）	92	0.5
	豆腐（ステーキ）	190	0.2	おろし納豆そば	291	2.8
	玄米ごはん	140	0.4			
晩	にんじんりんごジュース	156	0.0	にんじんりんごジュース	156	0.0
	生野菜・具沢山丼	113・258	0.3・1.8	生野菜・玄米ごはん	113・140	0.3・0.0
	コンニャクステーキ	197	1.1	野菜の丸ごとオーブン焼き	47	0.9
	白菜のおひたし	33	0.6	かぼちゃのいとこ煮・なすのおひたし	120・53	0.0・0.6
	合　計	1789	5.3	合　計	1663	6.0

その他	ワインビネガーのドレッシング（100㎖当たり）	487	1.7
	万能手作りめんつゆ（400㎖当たり）	394	10

済陽先生 Comment

最初に茂木さんの医学的データを拝見したときは、さすがに厳しいという印象を受けました。こういう場合、個々の病巣を検討して最適な治療を行いつつ、徹底した食事療法を行うことが大切です。にんじんりんごジュースをはじめ、玄米や大豆製品など、がん抑制効果のある食品を毎日、積極的に摂られています。こうしたご本人の努力のかいもあって、見事に克服され、すべてのがんが消失という結果を得られました。

茂木さんの定番メニュー

【朝】【昼】【晩】にんじんりんごジュース	【昼】納豆	【晩】生野菜
【朝】全粒粉食パン／ハチミツ	【昼】豆腐	
【朝】果物	【晩】玄米ごはん	

朝 昼 晩

にんじんりんごジュース

材料（1人分）
りんご……200g（4/5個）
にんじん……800g（4本）

作り方
❶りんご・にんじんを洗って皮をむき、ジューサーのサイズに合わせて切る。
❷①をジューサーにかける。

朝

全粒粉食パン／ハチミツ

材料・作り方（1人分）
全粒粉食パン70g（6枚切り1枚）をトースターで焼き、ハチミツ24g（大さじ1）をぬる。

朝

果物

材料（1人分）
みかん、ぶどう、キウイ、柿など旬の果物を好みで用意

昼

納豆

材料・作り方（1人分）
納豆45g（1パック）に減塩醤油2g（小さじ1/3）を加えてよくかき混ぜる。

昼

豆腐

冷奴・温奴・ステーキなど、その日の気分で調理法を変えて豆腐を食べる。

昼 晩

玄米ごはん

材料・作り方（1人分）
炊飯器に洗った玄米40g・水を60mℓ加えて炊く。

晩

生野菜

材料（1人分）
トマト……100g（小1個）
レタス……90g（3枚）
青じそ……1g（1枚）
ベビーリーフ……100g
手作りドレッシング……15g（大さじ1）

作り方（1人分）
❶トマトはくし型に8等分、レタスは食べやすい大きさに切り、青じそはせん切りにする。
❷ボウルに①、ベビーリーフ、手作りドレッシングを入れて和える。

手作りワインビネガーのドレッシング

材料・作り方（1人分）
❶ワインビネガー50mℓ（1/4カップ）・オリーブ油50g・減塩醤油18g（大さじ1）をボウルに入れてよく混ぜる。

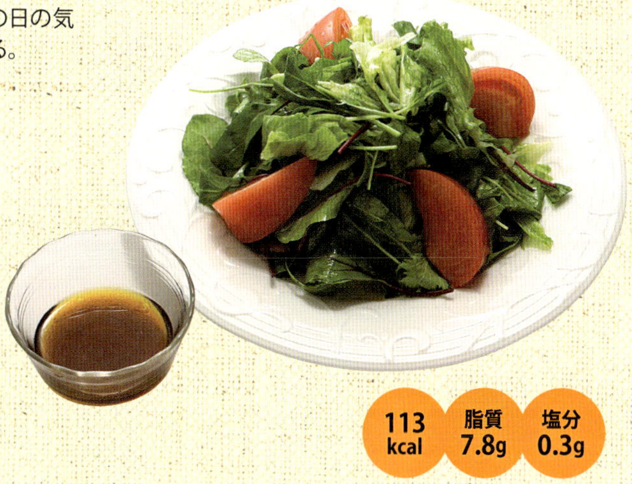

113 kcal　脂質 7.8g　塩分 0.3g

※生野菜とドレッシングを合わせた栄養価計算です

茂木真希子さん 1 日目夕食

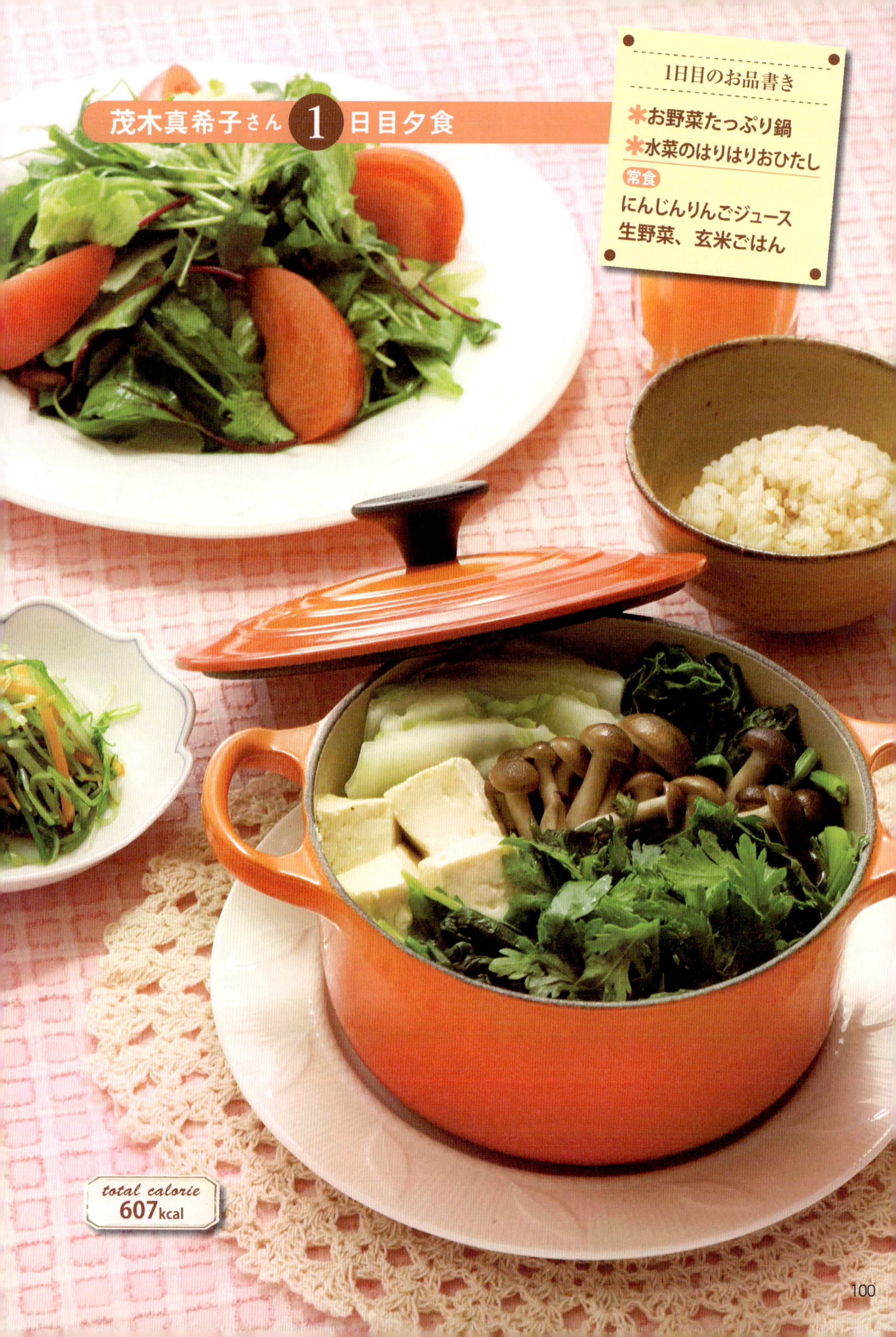

1日目のお品書き

- ＊お野菜たっぷり鍋
- ＊水菜のはりはりおひたし

常食

にんじんりんごジュース
生野菜、玄米ごはん

total calorie
607kcal

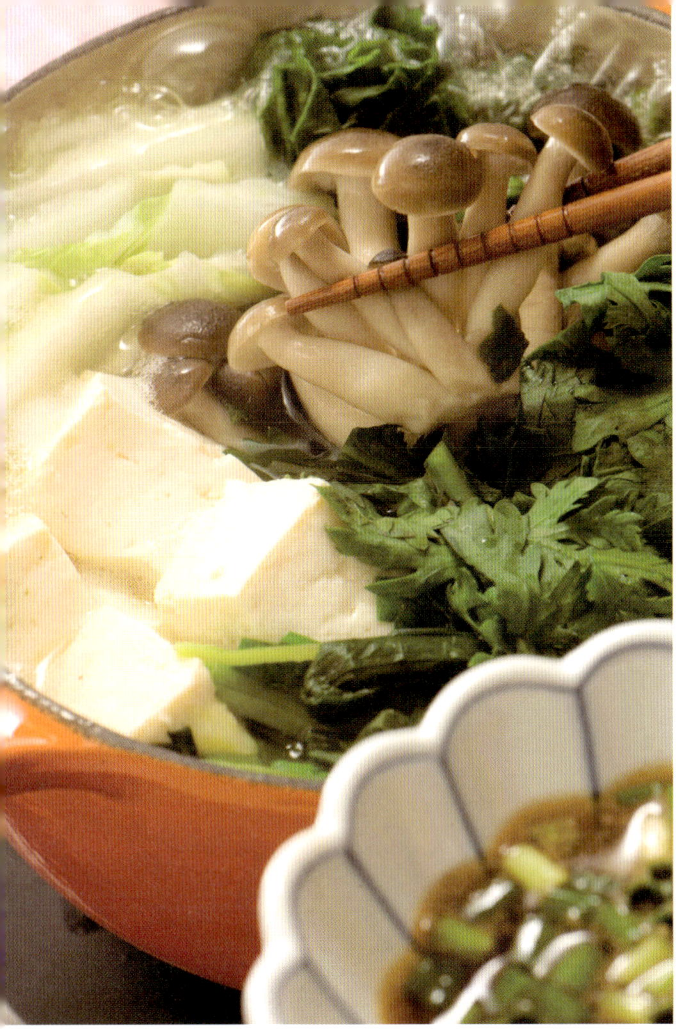

かぼすを使った手作りポン酢で
クエン酸＆ビタミンC補給

お野菜たっぷり鍋

174 kcal　脂質 6.7g　塩分 2.6g

材料（1人分）
白菜……80g（小1枚）
ニラ……40g（1/3束）
ほうれん草……60g
春菊……40g
しめじ……50g（1/2パック）
木綿豆腐……100g（1/3丁）
万能ねぎ……5g
しょうが……10g
水……400mℓ（2カップ）
減塩醤油……27g（大さじ1・1/2）
酢……15g（大さじ1）
かぼす……15g（大さじ1）
ごま……3g

作り方
❶白菜・ニラ・ほうれん草・春菊は5㎝長さに切り、しめじは石づきを切り落として小房に分け、木綿豆腐は1/4に切る。
❷万能ねぎは小口切り、しょうがはすりおろす。
❸土鍋に水・①を入れて煮る。
❹減塩醤油・酢・かぼすでポン酢を作り、②・ごまをお好みで加え③をつけて食べる。

ビタミン・ミネラル豊富な水菜を
健康野菜にんじんと合わせて

水菜のハリハリおひたし

24 kcal　脂質 0.1g　塩分 0.6g

材料（1人分）
水菜……60g（1束）
にんじん……20g（2㎝）
低塩だし醤油……6g（小さじ1）

作り方
❶水菜は5㎝長さに切り、にんじんはせん切りにする。
❷熱湯に①を入れて40秒程ゆでて、冷水に取り水気をきる。
❸②を低塩だし醤油で和える。

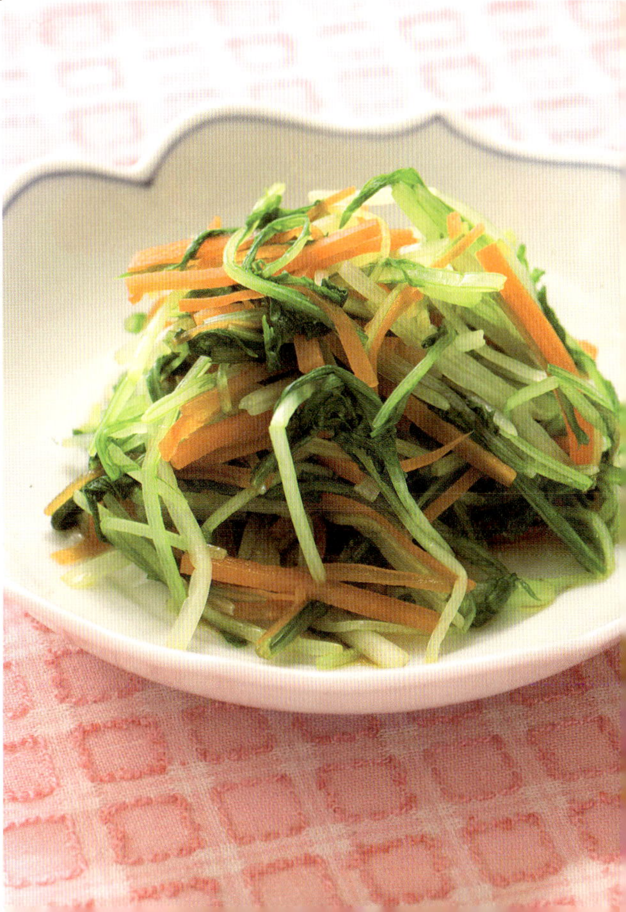

茂木真希子さん 2 日目夕食

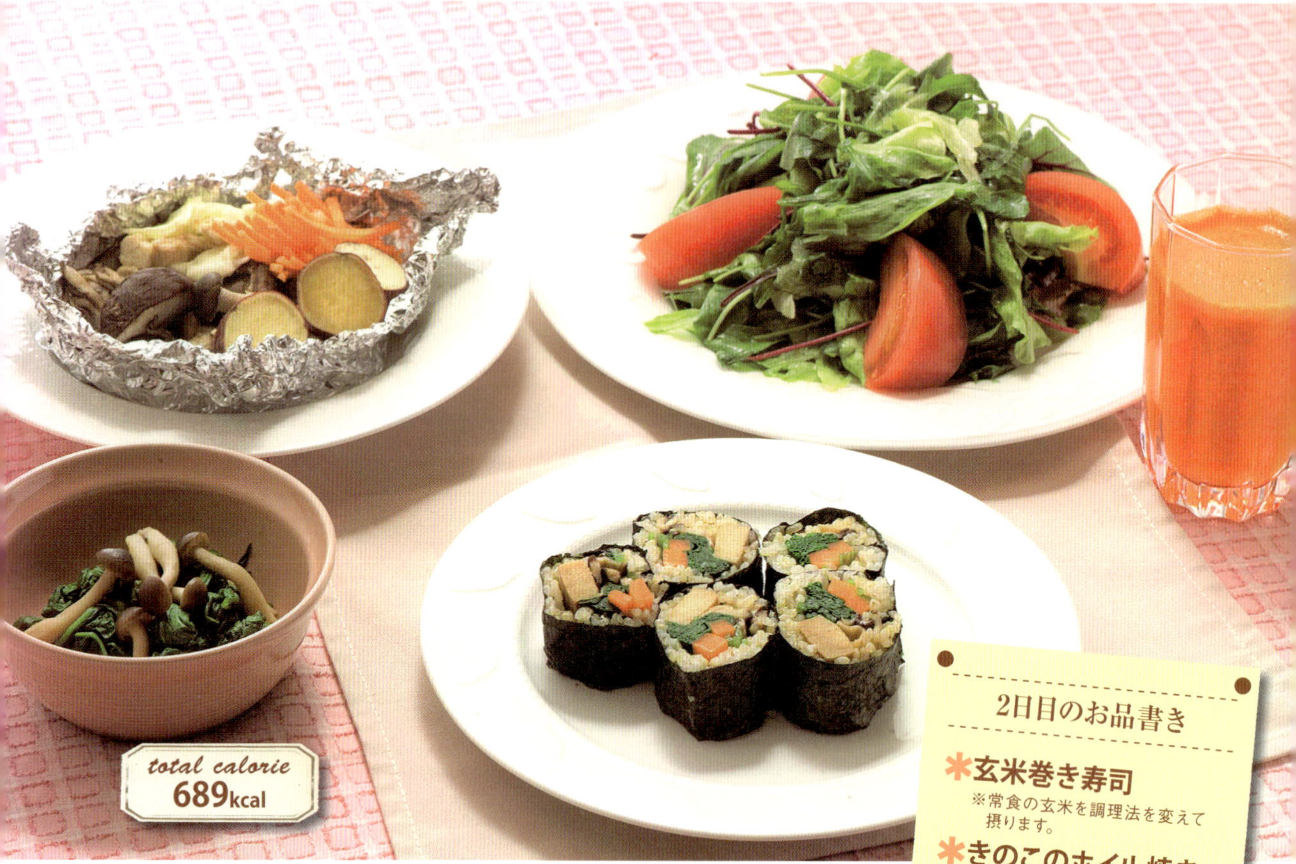

2日目のお品書き

- ✱玄米巻き寿司
  ※常食の玄米を調理法を変えて摂ります。
- ✱きのこのホイル焼き
- ✱ほうれん草のおひたし

常食

にんじんりんごジュース
生野菜

白米を玄米に変えるだけで
栄養価は何倍もアップ！

玄米巻き寿司

290 kcal　脂質 6.1g　塩分 1.9g

材料（1人分）

玄米ごはん……80g
かんぴょう（乾燥）……7g（1/8袋）
高野豆腐……15g（1/2個）
しいたけ……20g（1個）
手作り万能つゆ……50㎖（1/4カップ）
にんじん……20g（2㎝）
ほうれん草……30g（1株）
酢……12g
きび砂糖……3g（小さじ1）
焼きのり……3g（1枚）
青じそ……1g（1枚）
みつば……10g（1/2株）

作り方

❶かんぴょう・高野豆腐はぬるま湯で戻し、高野豆腐は縦4等分に切り、しいたけは石づきを取ってスライスする。
❷①を手作り万能つゆで煮て冷ます。
❸にんじんは1㎝角のスティック状に切り、ほうれん草は根元を切り落としてそれぞれ熱湯でゆで、冷水に取り水気をきる。
❹青じそはせん切りにする。
❺酢・きび砂糖を混ぜる。
❻玄米ごはんに⑤を加えてよく混ぜ合わせて冷ます。
❼すのこの上に焼きのりを置き、⑥を薄く広げ、②・③・④・みつばを手前に並べて巻く。
❽⑦を食べやすい大きさに切り、器に盛る。

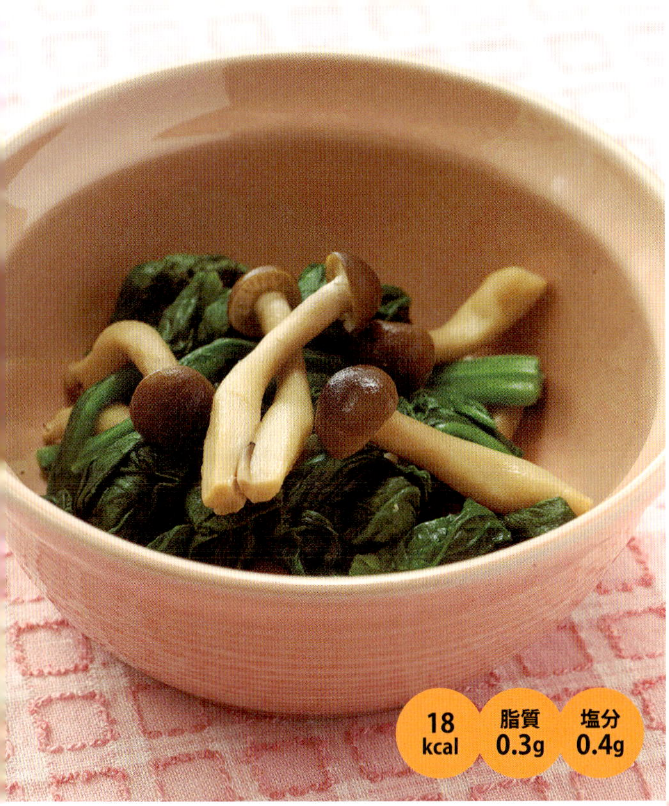

18 kcal
脂質 0.3g
塩分 0.4g

多彩なビタミン・ミネラルを含む
ほうれん草は活力の源

ほうれん草のおひたし

材料（1人分）
ほうれん草……60g（2株）
しめじ……20g（1/5パック）
低塩だし醤油……6g（小さじ1）

作り方
❶ほうれん草は5㎝長さに切り、しめじは石づきを切り落としてほぐす。
❷熱湯に①を入れて40秒程ゆでて、冷水に取り水気を切る。
❸②を低塩だし醤油で和える。

強力ながん抑制作用をもつ
きのこのβ–グルカンが効果を発揮

きのこのホイル焼き

材料（1人分）
しめじ……40g（1/3パック）
まいたけ……30g（1/3パック）
えのき茸……30g（1/3パック）
しいたけ……40g（2個）
さつま芋……40g（中1/3本）
にんじん……30g（3㎝）
キャベツ……30g（1/2枚）
オリーブ油……2g（小さじ1/2）
手作り万能つゆ……15g（大さじ1）

作り方
❶しめじ・まいたけ・えのき茸は石づきを切り落としてほぐし、しいたけは石づきを取り半分に切る。
❷さつま芋は1㎝厚さの輪切り、にんじんはせん切り、キャベツは食べやすい大きさに切る。
❸大きめに切ったアルミホイルにオリーブ油をぬり、①・②を並べ、手作り万能つゆをかけて包む。
❹③をオーブントースターで約15分焼く。

手作り万能つゆ

材料・作り方（1人分）
❶鍋にみりん100㎖（1/2カップ）・減塩醤油100㎖（1/2カップ）・水200㎖（1カップ）・黒砂糖5gを入れ沸騰させる。
❷①にかつお節10gを加えて火を消し冷ます。
❸②をザルでこす。

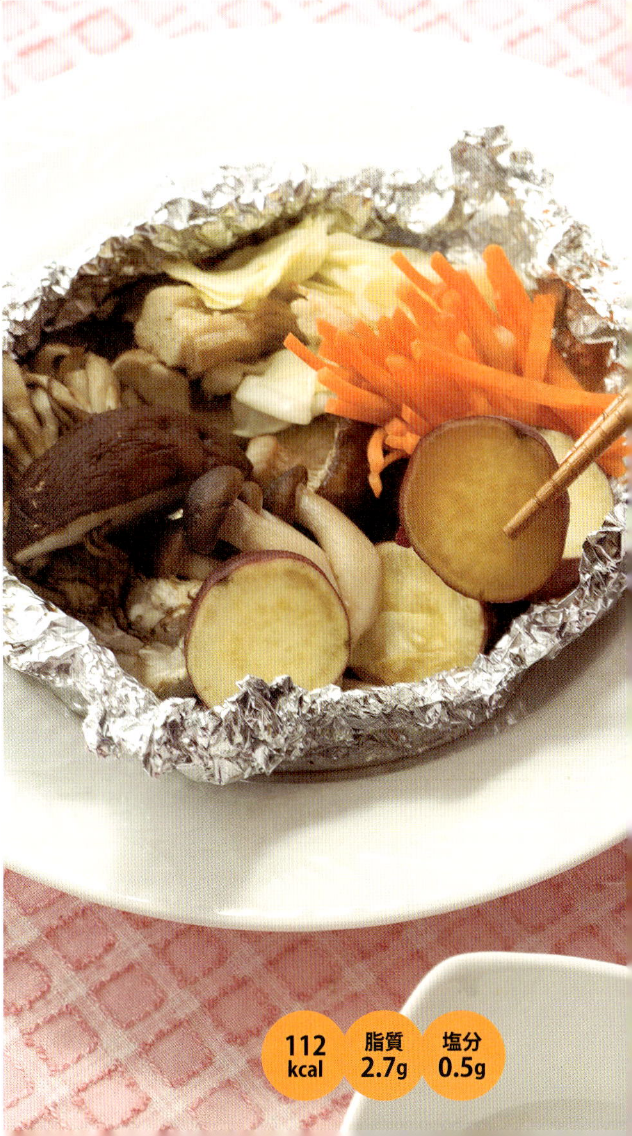

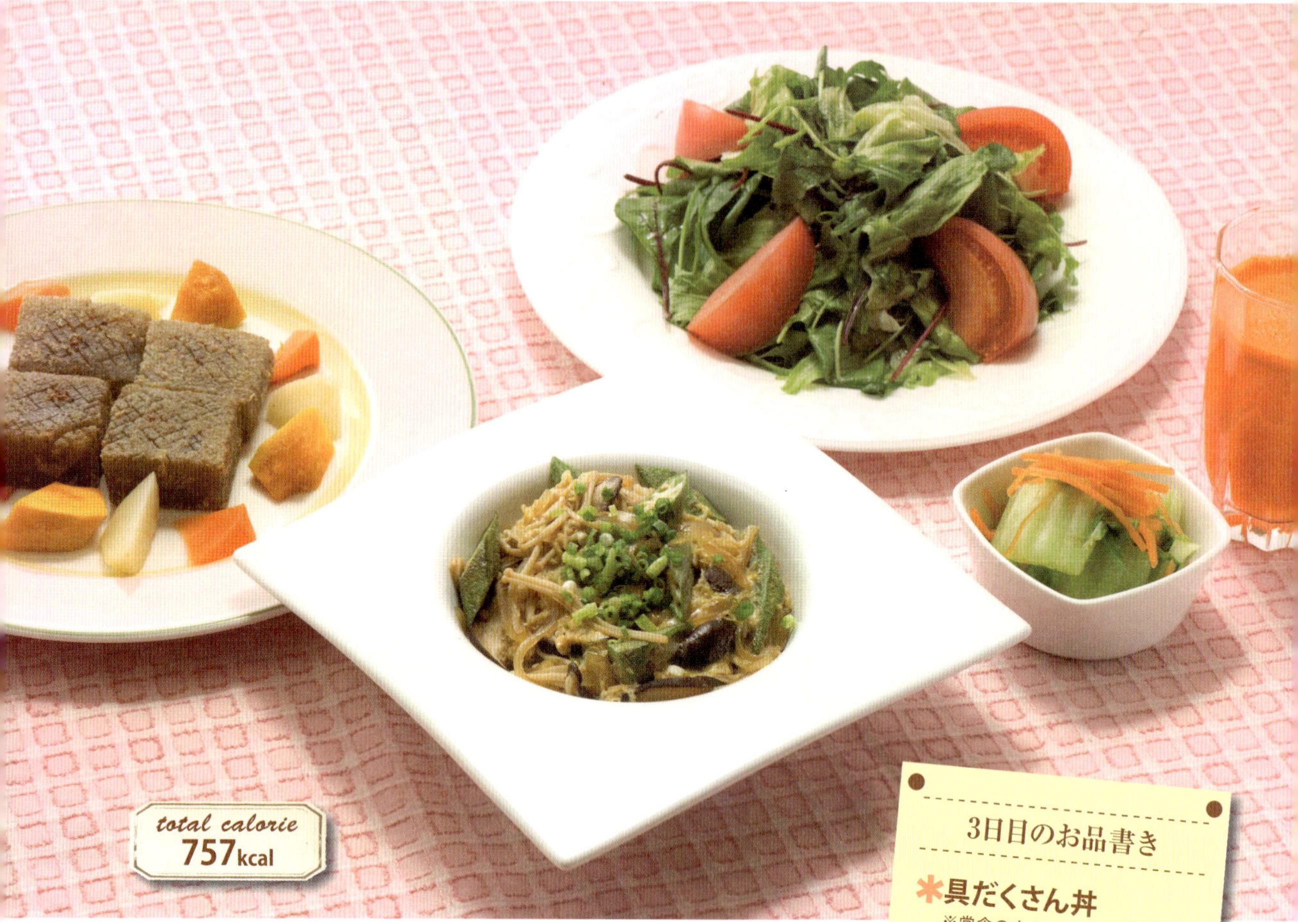

total calorie
757kcal

3日目のお品書き

＊具だくさん丼
※常食の玄米を調理法を変えて摂ります。

＊コンニャクステーキ

＊白菜のおひたし

常食

にんじんりんごジュース
生野菜

ネバネバ成分のムチンが抗がんに働くオクラ。
β-グルカンが豊富なきのこで免疫力アップ

具沢山丼

258kcal 脂質3.8g 塩分1.8g

材料（1人分）

しいたけ……20g（2枚）
えのき茸……35g（1/3袋）
たまねぎ……40g（1/4個）
オクラ……30g（3本）
水……50㎖（1/4カップ）
万能ねぎ……6g（1本）
卵……25g（1/2個）
玄米ごはん……100g
手作り万能つゆ（103ページ）……50㎖（1/4カップ）

作り方

❶しいたけは石づきを取りスライス、えのき茸は根元を切り落としてほぐす。たまねぎは薄切り、オクラは斜め3等分にする。
❷万能ねぎは小口切りにする。
❸鍋に万能つゆ・水・①を加えて加熱し、全体がしんなりしてきたら溶き卵を加える。
❹器に玄米ごはんを盛り、③をかけ②を散らす。

有害物質の吸着・排出を促す
不溶性の食物繊維がたっぷり

コンニャクステーキ

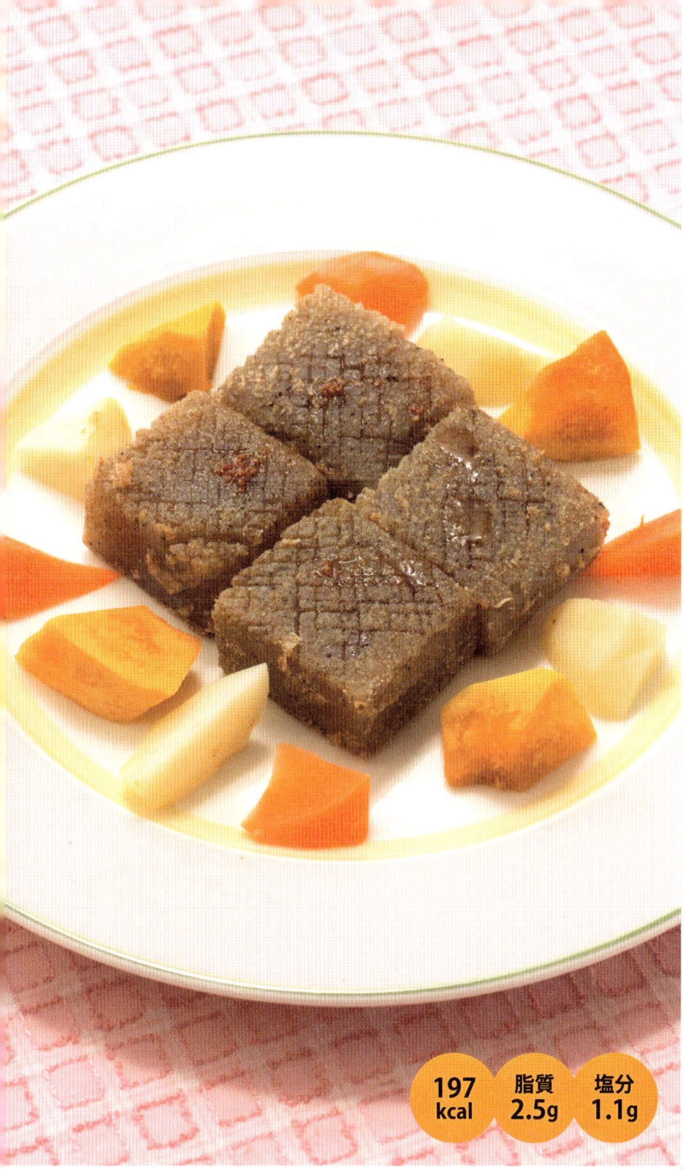

材料（1人分）
板コンニャク……250g（1枚）
全粒粉……8g（大さじ1）
オリーブ油……2g（小さじ1/2）
減塩醤油……9g（大さじ1/2）
みりん……18g（大さじ1）
黒砂糖……4g（小さじ1）
コチュジャン……2g
じゃがいも……30g（1/3個）
にんじん……30g（3㎝）
かぼちゃ……40g

作り方
❶コンニャクは横半分、縦に3等分に切り、両面に細かい格子状の切込みを入れる。
❷①をキッチンペーパーで包み水気を切り、全粒粉を薄くまぶす。
❸熱したフライパンにオリーブ油を敷き、②を両面焼く。
❹減塩醤油・みりん・黒砂糖・コチュジャンを合わせて③にかけ、全体に絡めて火を止める。
❺じゃがいも・にんじんは洗って皮をむいて乱切り、かぼちゃは洗って皮をむき種を取り除いて乱切りにする。
❻鍋に水を沸かし⑤を入れ、火が通ったらザルにあげる。
❼器に④・⑥を盛り付ける。

白菜のビタミンCが免疫機能をアップ
カリウムが塩分バランスを調節

白菜のおひたし

33 kcal　脂質 0.1g　塩分 0.6g

材料（1人分）
白菜……100g（1枚）
にんじん……30g（3㎝）
手作り万能つゆ（103ページ）……18g（大さじ1）

作り方
❶白菜は2㎝長さに切り、にんじんはせん切りにする。
❷熱湯に①を入れて40秒程ゆでて、冷水に取り水気を切る。
❸②を手作り万能つゆで和える。

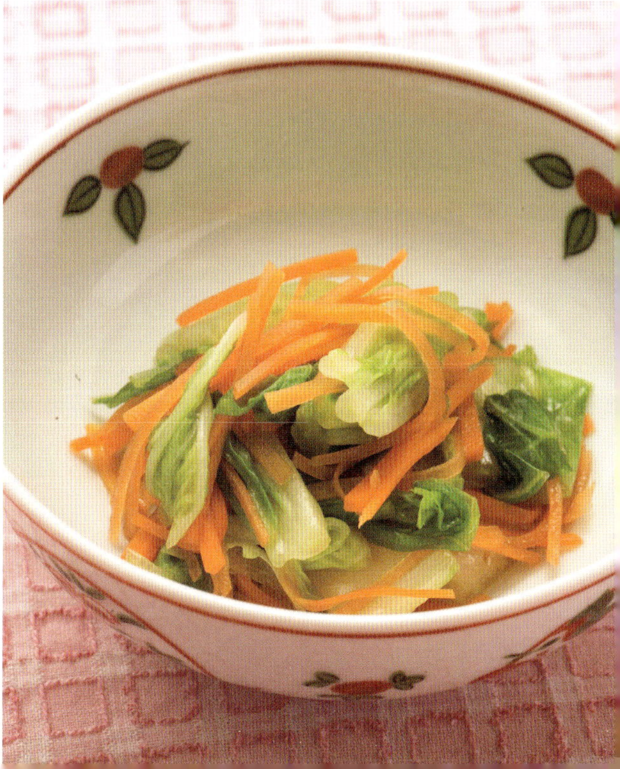

茂木真希子さん 4日目夕食

4日目のお品書き

* 野菜の丸ごとオーブン焼き
* かぼちゃのいとこ煮
* なすのおひたし

常食

にんじんりんごジュース
生野菜、玄米ごはん

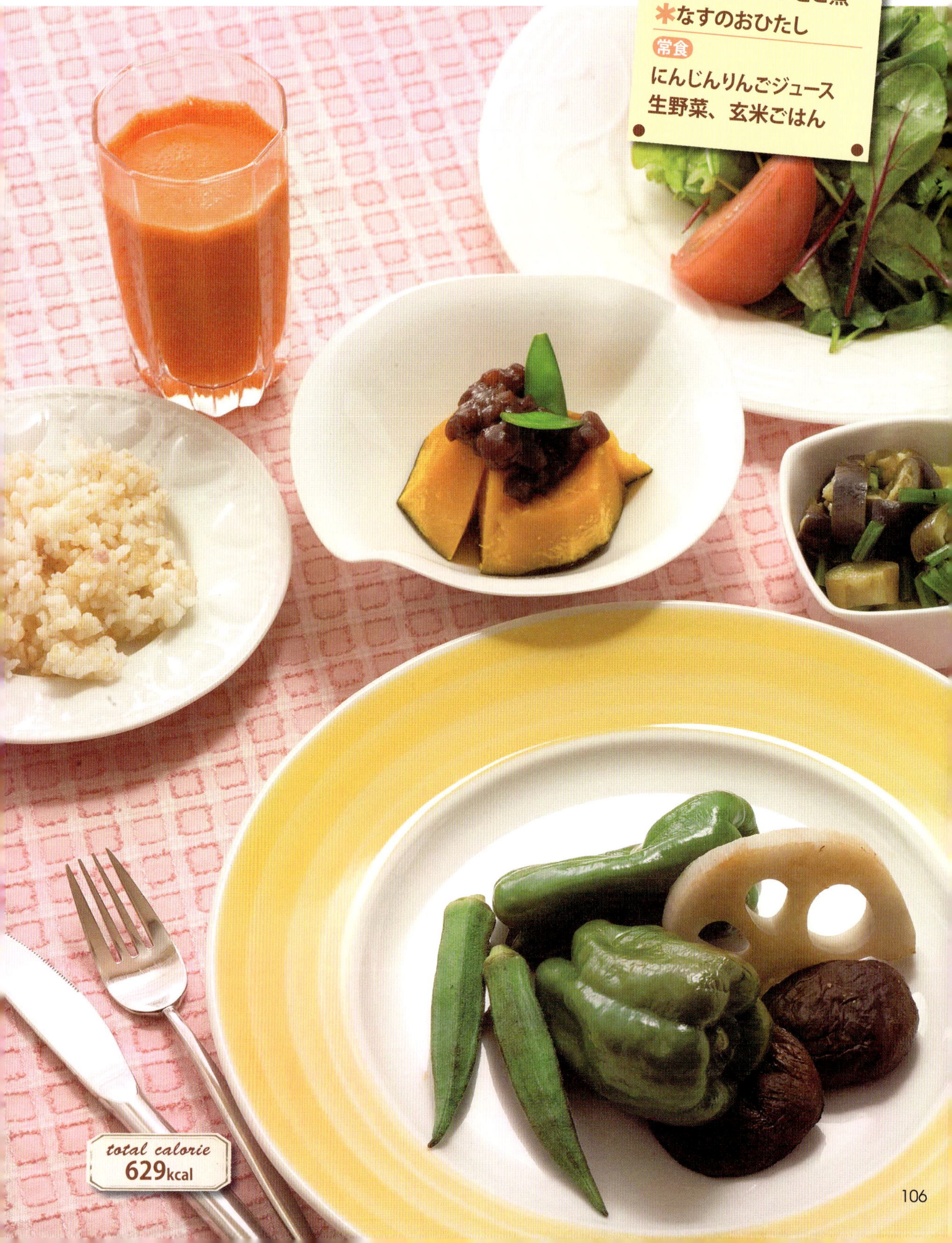

total calorie
629kcal

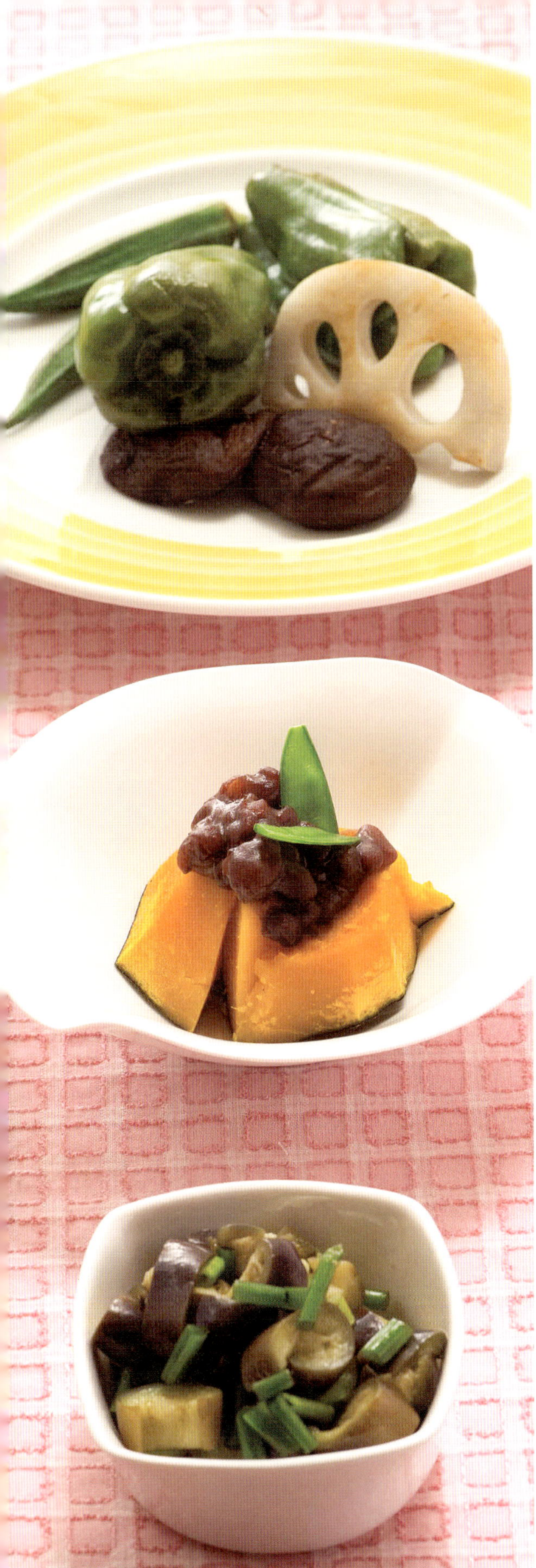

栄養豊かな緑黄色野菜と根菜に
抗腫瘍効果のきのこも加えて

野菜の丸ごとオーブン焼き

47 kcal　脂質 0.3g　塩分 0.9g

材料（1人分）
ピーマン……40g（2個）
オクラ……20g（2本）
しいたけ……40g（2個）
れんこん……30g（4cm）
減塩醤油……9g（大さじ1/2）

作り方
❶ピーマン・オクラをよく洗い、キッチンペーパーで水分をふく。
❷しいたけは石づきを取り、れんこんは皮をむき1cmの厚さに切る。
❸①・②をオーブントースターで約10分焼き、減塩醤油をかける。

かぼちゃはビタミンC・E・β-カロテンと
がん抑制成分が勢ぞろい

かぼちゃのいとこ煮

120 kcal　脂質 0.5g　塩分 0.0g

材料（1人分）
かぼちゃ……100g
きぬさや……2g（1枚）
ゆであずき缶……20g
水……200mℓ（1カップ）

作り方
❶かぼちゃは洗って種を取り除き一口大に切る。
❷きぬさやは筋を取り熱湯でさっとゆでる。
❸鍋に①・水を加えて、弱火でかぼちゃが柔らかくなるまで煮る。
❹③にゆであずきを加え、煮汁がなくなるまで煮る。
❺④を器に盛り、②を飾る。

強い抗酸化力をもつ色素成分
ナスニンで活性酸素を抑える

なすのおひたし

53 kcal　脂質 2.1g　塩分 0.6g

材料（1人分）
なす……120g（2本）
ごま油……2g（小さじ1/2）
万能ねぎ……10g
手作り万能つゆ（103ページ）……18g（大さじ1）

作り方
❶なすは縦半分に切り、1cm厚さに切って水にさらす。
❷万能ねぎは1cm幅に切る。
❸熱湯に①を入れて1分程ゆでて、冷水に取り水気をきる。
❹③を手作り万能つゆ・ごま油で和えて②を散らす。

実例レシピ 8 無職・84歳 多田 久さん（仮名）

ホルモン療法と食事療法の併用で膀胱まで飛び出した「前立腺がん」がおとなしく

「前立腺がん」の場合

高齢で手術もできない絶望的状態

　75歳のとき、頻尿が気になり、地元の北海道で入院して検査をしました。その結果、肥大した前立腺をかき出す手術を受けることになりましたが、「これで95歳くらいまで元気で過ごせますよ」と主治医に言われ、安心していました。食欲も旺盛で水泳、ドライブ、パークゴルフなど、毎日エンジョイしていました。

　その後は体調をくずすこともなく、前立腺のこともあまり気にしなくなっていました。80歳頃から少々疲れを感じるようになってきましたが、好物のウナギ、トンカツ、すき焼きと前立腺には最も悪い食生活をしていたようです。おやつにも甘味の和洋菓子を食べていました。

　83歳のとき、尿の出が悪くなり、血液検査を受けると、ＰＳＡ（前立腺腫瘍マーカー）が46・24ナノグラムまで上がっていました（正常値は4以下）。即座に入院して検査を受けたところ、がんを宣告されました。前立腺はがんでびっしり埋まって精のうまで広がり、膀胱にまでがんが飛び出しているような状態でした。リンパ節に転移している確率は3分の1。骨シンチスキャンで骨には転移がないとわかりましたが、今思えば、文字通り危機一髪のところにいたのです。

　高齢のため、手術はできないので、ホルモン治療を開始しました。ただし、「ホルモン剤はいずれ効果がなくなります」と主治医から言われ、絶望的な状態でした。私たち家族は、必死で何か他によい治療法はないかと探しまわりました。

　そこで、済陽先生の本と巡り会い、上京して食事の指導を受けることになったのです。先生は「必ずよくなる」と言ってくださり、神様のように思えました。

腫瘍マーカー値が正常の範囲に

食事療法は済陽式８原則を我流にアレンジして実践し、８カ月目に入りました。慣れるまでは大変でしたが、家内は何かあるたびに先生に相談しながら、全力でがんばってくれています。

食事療法の内容としては、まず四足歩行動物の肉は一切禁止。レモンを入れたジュースを毎日１０００cc摂って食事の柱にしました。料理はシンプルに減塩につとめ、ご飯は玄米と白米の半々にしています。さらに無農薬野菜、鶏卵は自然に育てたものと８原則に徹しています。

また、前立腺がんにはとくに大豆イソフラボンの効果があるというので、納豆などの大豆製品を欠かしません。手っ取り早く量をとれる豆乳もお茶代わりにたくさん飲んでいます。

食事療法の効果は明らかに出ています。ＳＰＡの値がどんどん下がり始めました。46・24もあったのが１回目の検査で２・64と大幅に下がり、０・38、０・21と下がり続け、８回目には０・02まで改善されました。もう正常の範囲です。

今では薄味の食事にもすっかり慣れ、体重は82kgあったのが69kgになって、視力も回復。高めだった血圧も安定しています。何となく肌の色つやもよくなり、体にも力がついてきた気がします。

思えば、尿の出が悪くなってギリギリのところで前立腺がんが発見されたこと、そして済陽先生との出会いがあってこそ命がつながれているのでしょう。家内は、再びみんな笑顔で食卓を囲めるようになったのが本当にうれしいと喜んでいます。今後も、がんがおとなしくしているからと気をゆるめることなく、食事療法を続けていこうと思っています。

「前立腺がん」治癒例

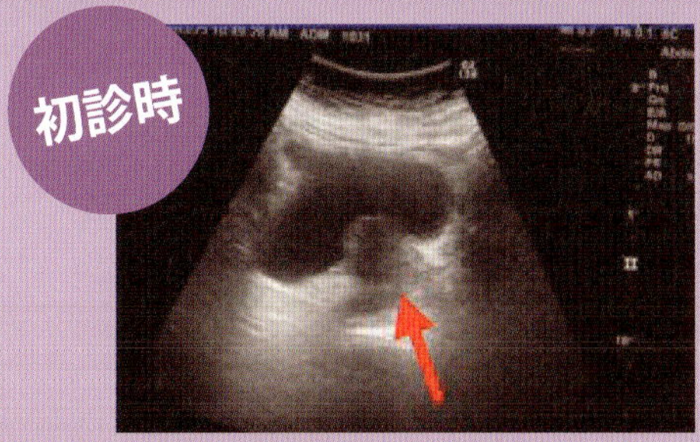

2009年3月25日

食事療法によるPSA値の改善

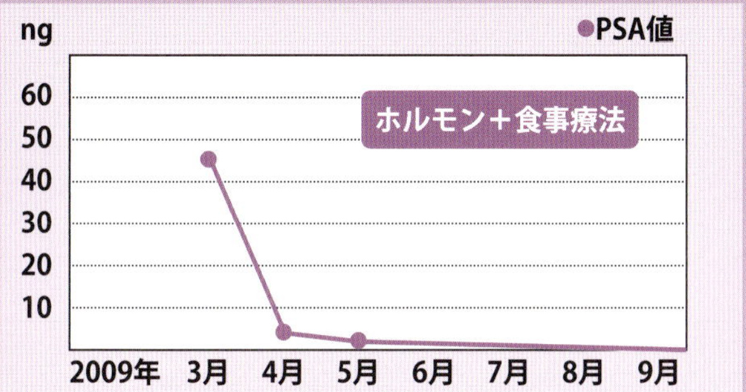

多田 久さん
（仮名）

多田さん・4日間の実例メニュー表

1日目

	献立名	カロリー（kcal）	塩分（g）
朝	野菜ジュース	133	0.0
	プルーン入りヨーグルト	228	0.2
	豆乳・わかめの酢の物	69・15	0.0・1.1
	果物（バナナ）・のり	77・2	0.0・0.0
	1/2 玄米ご飯・納豆	177・98	0.0・0.3
	大根おろし	16	0.0
昼	野菜ジュース・青汁粉末入り豆乳	107・93	0.0・0.0
	果物（キウイ・グレープフルーツ）・青汁	96・32	0.0・0.0
	大粒有機甘栗	53	0.0
晩	野菜ジュース・豆乳	107・69	0.0・0.0
	果物（パイナップル）	64	0.0
	野菜たっぷりスパゲティー	304	1.4
	合　計	1740	3.0

2日目

	献立名	カロリー（kcal）	塩分（g）
朝	野菜ジュース	133	0.0
	プルーン入りヨーグルト	228	0.2
	豆乳・わかめの酢の物	69・15	0.0・1.1
	果物（バナナ）・のり	77・2	0.0・0.0
	1/2 玄米ご飯・納豆	177・98	0.0・0.3
	大根おろし	16	0.0
昼	野菜ジュース・青汁粉末入り豆乳	107・93	0.0・0.0
	果物（りんご）・青汁	57・32	0.0・0.0
	さつまいも	59	0.0
晩	野菜ジュース・豆乳	107・69	0.0・0.0
	果物（りんご・みかん）・ひじき入り玄米ごはん	90・178	0.0・0.0
	野菜と魚介の鉄板焼き	267	0.7
	合　計	1874	2.3

3日目

	献立名	カロリー（kcal）	塩分（g）
朝	野菜ジュース	133	0.0
	プルーン入りヨーグルト	228	0.2
	豆乳・わかめの酢の物	69・15	0.0・1.1
	果物（バナナ）・のり	77・2	0.0・0.0
	1/2 玄米ご飯・納豆	177・98	0.0・0.3
	大根おろし	16	0.0
昼	野菜ジュース・青汁粉末入り豆乳	107・93	0.0・0.0
	果物（柿）・青汁	60・32	0.0・0.0
	大粒有機甘栗	53	0.0
晩	野菜ジュース・豆乳	107・69	0.0・0.0
	果物（ぶどう）・1/2 玄米ご飯	89・177	0.0・0.0
	豆腐と野菜のポン酢鍋	160	1.3
	合　計	1762	2.9

4日目

	献立名	カロリー（kcal）	塩分（g）
朝	野菜ジュース	133	0.0
	プルーン入りヨーグルト	228	0.2
	豆乳・わかめの酢の物	69・15	0.0・1.1
	果物（バナナ）・のり	77・2	0.0・0.0
	1/2 玄米ご飯・納豆	177・98	0.0・0.3
	大根おろし	16	0.0
昼	野菜ジュース・青汁粉末入り豆乳	107・93	0.0・0.0
	果物（梨）・青汁	64・32	0.0・0.0
	さつまいも	59	0.0
晩	野菜ジュース・豆乳	107・69	0.0・0.0
	果物（柿）・わかめの汁物	64・93	0.0・0.9
	1/2 玄米ご飯・中華野菜あんかけ	177・176	0.0・0.7
	合　計	1856	3.2

済陽先生 Comment

多田さんは手術不可能な状態で来られました。北海道の病院では、年齢的にも根治は無理、余命数カ月という判断だったのでしょう。しかし、前立腺がんは食事療法が功を奏しやすいがんだと伝え、励ましました。徹底した減塩など食生活を変えるために、ご家族のサポートがあったことも大きかったと思います。現在はホルモン療法ががん細胞の代謝のコントロールにも働いていると見られ、大変いい状態を維持されています。

多田さんの定番メニュー

【朝】【昼】【晩】野菜ジュース	【朝】【昼】【晩】果物	【朝】納豆	【昼】青汁
【朝】プルーン入りヨーグルト	【朝】のり	【朝】大根おろし	【朝】【晩】豆乳
【朝】わかめの酢のもの	【朝】1/2玄米ごはん	【昼】青汁粉末入り豆乳	

野菜ジュース

朝 昼 晩

材料（1人分）
りんご……250g（1個）
にんじん（有機）……250g（大1.5本）
トマト……100g（大1個）
キャベツ（有機）……100g（1/8個）
レモン……100g（1個）
赤パプリカ（有機）……75g（大1/2個）

作り方
❶りんご・にんじんは皮をむく。
❷トマトはヘタをとり4等分、キャベツは水洗いして半分に切り、レモンは皮をむく。
❸赤パプリカは種と芯をとる。
❹①・②・③をジューサーにかけ、3つに分ける。

プルーン入りヨーグルト

朝

材料・作り方（1人分）
❶プレーンヨーグルト200gを器に入れる。
❷①にプルーンエキス15g（大さじ1）・ハチミツ24g（大さじ1）を添える。

わかめの酢の物

朝

材料（1人分）
わかめ（乾燥）……3g
きゅうり……30g（1/3本）
おろししょうが……3g（小さじ1/2）
減塩醤油……3g（小さじ1/2）
酢……5g（小さじ1）
水……50mℓ（1/4カップ）
昆布……1g

作り方
❶鍋に水と昆布を入れて火にかけ、沸騰直前に昆布を取り出し、だし汁を作る。
❷乾燥わかめを水で戻して水を切り、きゅうりは薄切りにする。
❸①におろししょうが・②・減塩醤油・酢を加えて和える。

のり

朝

材料（1人分）
焼きのり……1g（1/3枚）

1/2玄米ご飯

朝

材料・作り方（1人分）
❶玄米25gと白米25gを混ぜて洗う。
❷①・②・水75mℓを炊飯器に入れて炊く。

納豆（しそ入り）

朝

材料・作り方（1人分）
❶青じそ1g（1枚）はせん切りにする。
❷納豆45g（1パック）に減塩醤油2g（小さじ1/3）・①・練りからし2gを加えてよくかき混ぜる。

大根おろし

朝

材料・作り方（1人分）
❶大根90g（3㎝）は皮をむき、すりおろす。

豆乳

朝 晩

材料（1人分）
豆乳……150mℓ

果物

朝 昼 晩

材料・作り方（1人分）
パイナップル、りんご、ぶどう、柿など旬の果物を好みで選んで食べる。

青汁粉末入り豆乳

昼

材料・作り方（1人分）
❶グラスに豆乳（200mℓ）を注ぐ。
❷①に青汁粉末を少量ずつ、混ぜながら加える。

青汁

昼

材料・作り方（1人分）
❶凍ったままのスーパー青汁100g（1袋）を、袋を開けずに電子レンジで加熱する。
❷①をグラスに注ぐ。
＊青汁は「ファンケル」のものを使用。

多田 久さん 1日目夕食

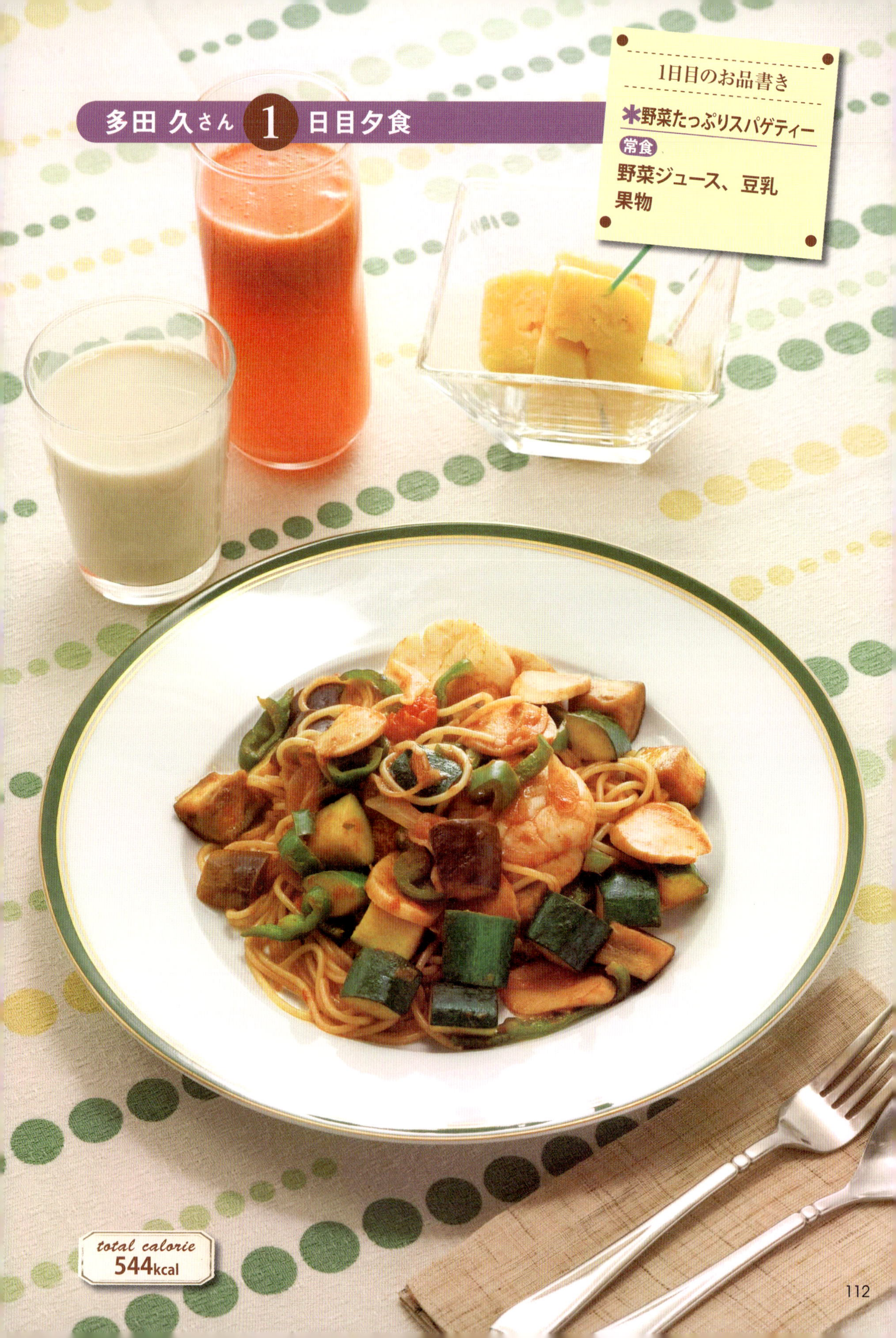

1日目のお品書き

＊野菜たっぷりスパゲティー

常食

野菜ジュース、豆乳
果物

total calorie
544kcal

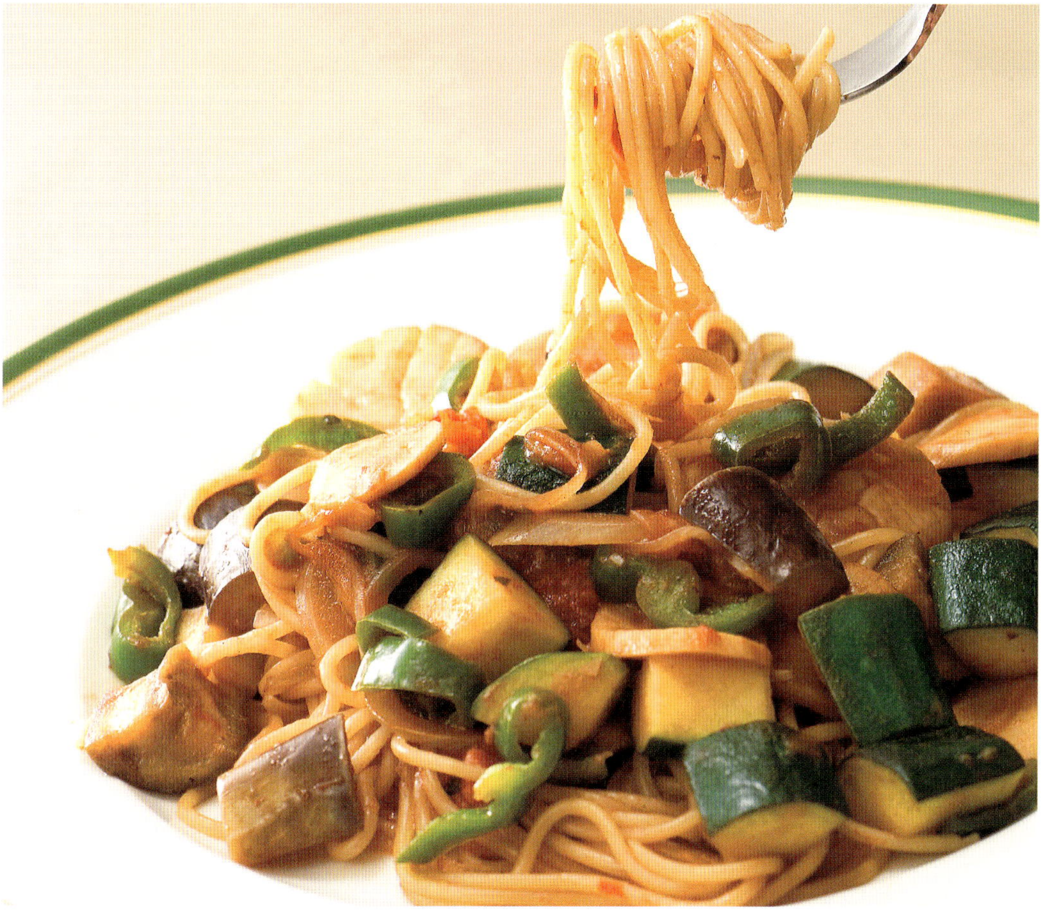

抗がん効果の高い食品の頂点
にんにくをしっかりと利かせて

野菜たっぷりスパゲティー

304 kcal　脂質 5.5g　塩分 1.4g

材料（1人分）
スパゲティー（有機）……40g
にんにく……2.5g（1/2片）
たまねぎ……30g
ピーマン……30g（1個）
エリンギ……25g（1/2本）
ズッキーニ……50g（1/3本）
トマト……50g（1/2個）
なす……40g（1/2本）
輪切り唐辛子（乾燥）……少々
ホタテ貝……40g（2個）
トマトソース……16g（大さじ1）
赤ワイン……15g（大さじ1）
こしょう……少々
バジル（乾燥）……少々
固形コンソメ……2.5g（1/2個）
オリーブ油……4g（小さじ1）

作り方
❶たっぷりの湯でスパゲティーを少し芯が残るぐらいまでゆでる。
❷にんにくは皮をむいてみじん切りにする。
❸たまねぎは皮をむいて薄切り、ピーマンは種とへたを取り除いて5㎜幅の薄切り、エリンギはスライスする。
❹ズッキーニ・トマト・なすは2㎝の角切りにする。
❺熱したフライパンにオリーブ油を敷いて②・輪切り唐辛子を炒め、香りが出たら③・④・ホタテ貝・トマトソースを加えて煮る。
❻⑤に①を加えて混ぜ合わせ、赤ワイン・こしょう・バジル・固形コンソメで調味する。

多田 久さん 2日目夕食

2日目のお品書き

＊野菜と魚介の鉄板焼き

＊ひじき入り玄米ごはん

常食

野菜ジュース、豆乳

果物

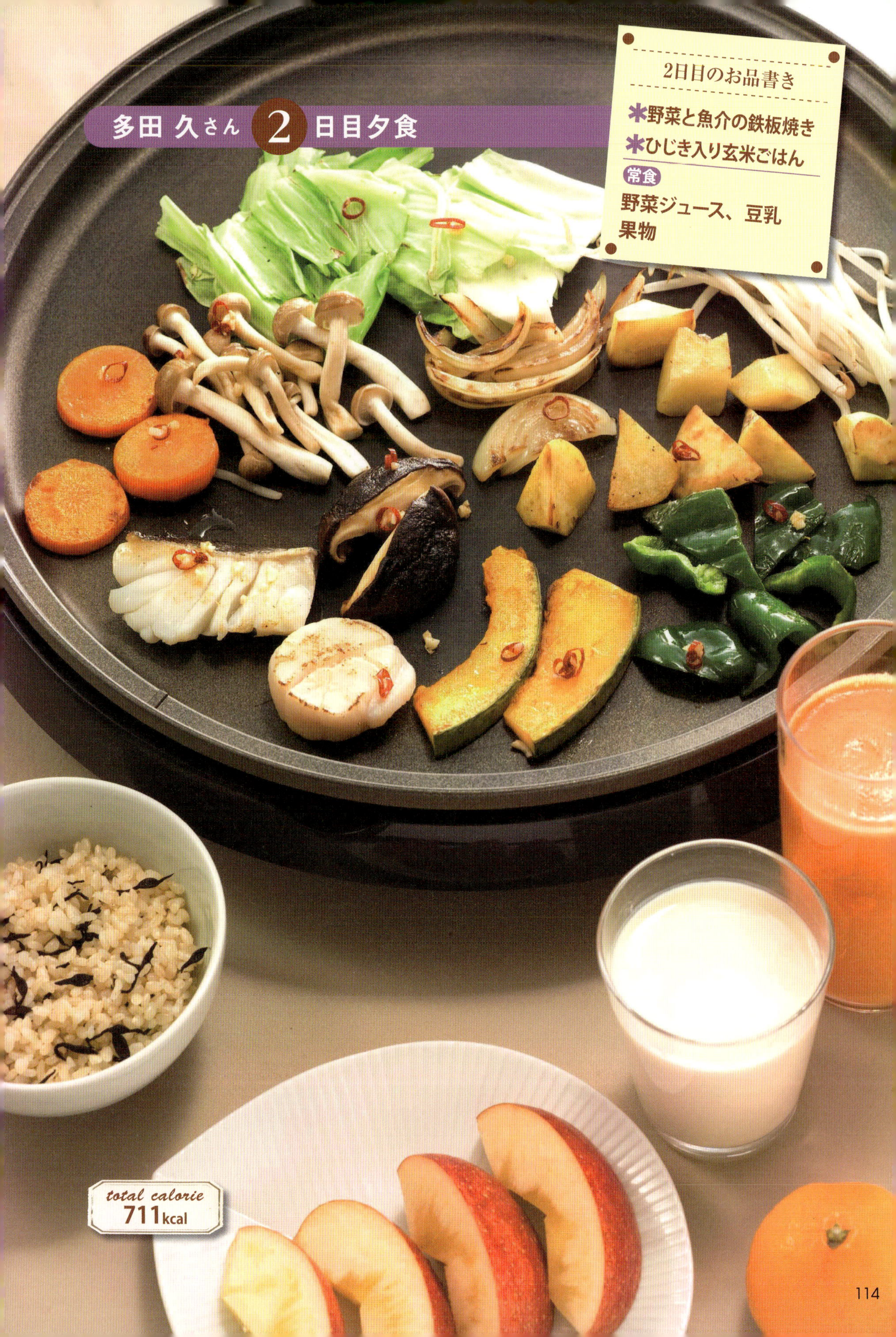

total calorie

711kcal

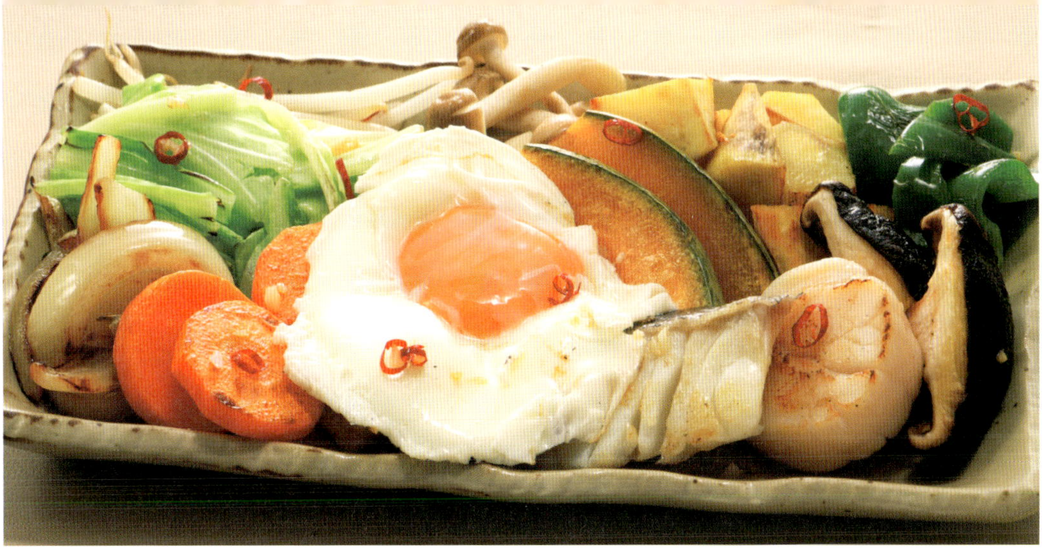

いろいろな野菜やきのこに加え
白身魚や貝のタウリンも効果的

野菜と魚介類の鉄板焼き

267 kcal　脂質 8.3g　塩分 0.7g

材料（1人分）
タラ……30g
ホタテ貝柱……20g（1個）
たまねぎ……30g
にんじん……30g（3㎝）
しめじ……30g（1/3パック）
しいたけ……20g（1個）
かぼちゃ……20g
キャベツ……60g（1枚）
じゃがいも……20g（1/3個）
さつまいも……20g（1/4本）
ピーマン……20g（1/2個）
にんにく……2.5g（1/2片）
輪切り唐辛子（乾燥）……少々
もやし……30g（1/3袋）
オリーブ油……2g（小さじ1/2）
卵……50g（1個）
減塩醤油……3g（小さじ1/2）
こしょう……少々

作り方
❶たまねぎは皮をむいて薄切り、にんじんは皮をむいて1㎝厚さの輪切りにする。
❷しめじは小房にわけ、しいたけは石づきを取り半分に切る。
❸かぼちゃはくし切り、キャベツは水洗いして食べやすい大きさに切る。
❹じゃがいも・さつまいもは皮をむき、ピーマンは種とヘタを取りのぞいて乱切りにする。
❺にんにくは皮をむいてみじん切りにする。
❻熱したホットプレートにオリーブ油を敷き、⑤・輪切り唐辛子を香りが出るまで炒める。
❼⑥に①・②・③・④・もやしを加えて炒め、全体に火がとおったら減塩醤油・こしょうで味を調える。
❽ホットプレートの端でタラ・ホタテ貝柱を焼き、卵を目玉焼きにして、⑦と一緒に食べる。

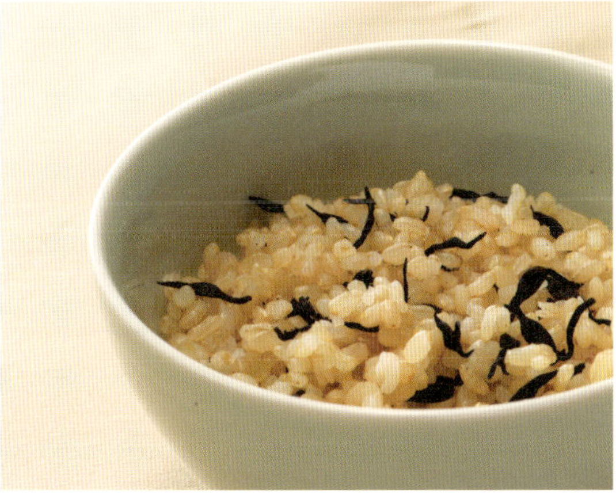

食物繊維が腸の働きをサポート
体内の有害物質の排出を促す

ひじき入り玄米ご飯

178 kcal　脂質 0.7g　塩分 0.0g

材料（1人分）
白米……35g
玄米……15g
ひじき（乾燥）……1g
水……75㎖

作り方
❶玄米と白米を混ぜて洗う。
❷ひじきは水で戻して、水切りをする。
❸①・②・水を炊飯器に入れて炊く。

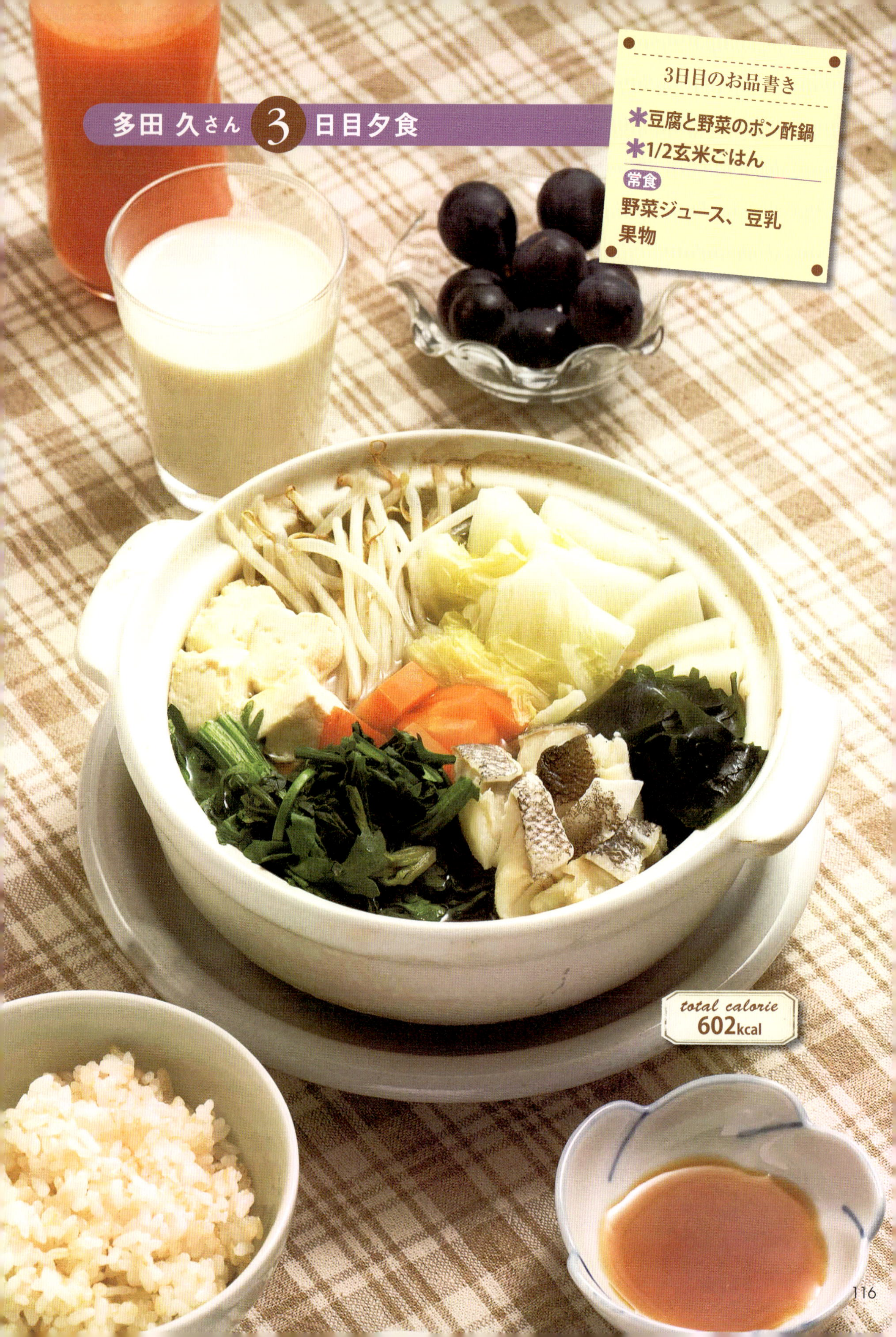

多田 久さん 3 日目夕食

3日目のお品書き

- ＊豆腐と野菜のポン酢鍋
- ＊1/2玄米ごはん

常食

野菜ジュース、豆乳
果物

total calorie
602kcal

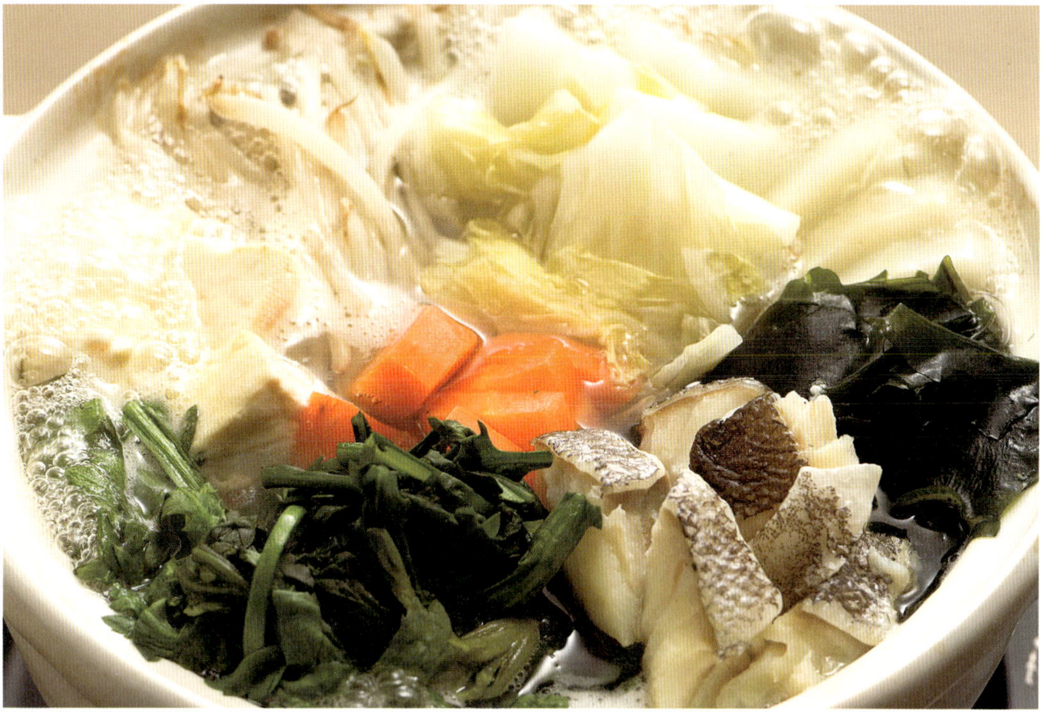

大豆イソフラボンが抗がん効果を発揮。
タレにはレモン汁でクエン酸補給

豆腐と野菜のポン酢鍋

160 kcal　脂質 5.0g　塩分 1.3g

材料（1人分）
木綿豆腐……100g（1/3丁）
わかめ（乾燥）……2g
白菜……30g
春菊……30g
大根……30g（1㎝）
にんじん……20g（2㎝）
タラ……60g
もやし……30g（1/3袋）
ポン酢……9g（大さじ1/2）
レモン（果汁）……5g（小さじ1）

作り方
❶木綿豆腐は4等分に切り、わかめは水に戻して水気をきる。
❷白菜・春菊は3㎝長さに切る。
❸大根・にんじんは皮をむき1㎝厚さのいちょう切りにする。
❹タラは一口大に切る。
❺鍋にたっぷりの水を沸かし、①・②・③・④・もやしを加えてひと煮立ちさせる。
❻タラに火がとおったらポン酢とレモン果汁を合わせたタレにつける。

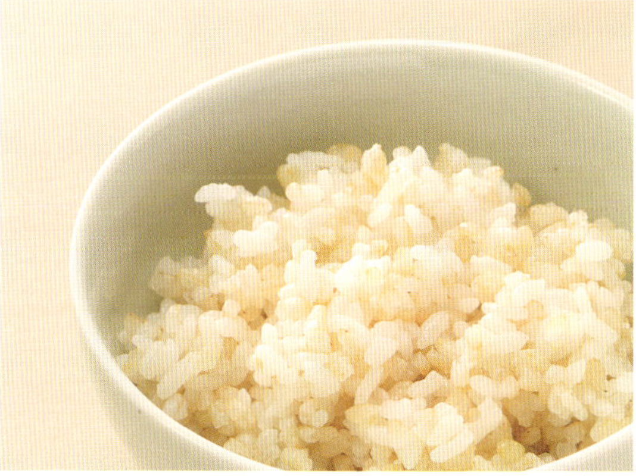

玄米に多いビタミンB群で
免疫力を高めて体質改善

1/2玄米ご飯

177 kcal　脂質 0.9g　塩分 0.0g

材料（1人分）
白米……25g
玄米……25g
水……75㎖

作り方
❶玄米と白米を混ぜて洗う。
❷①・②・水を炊飯器に入れて炊く。

多田 久さん 4 日目夕食

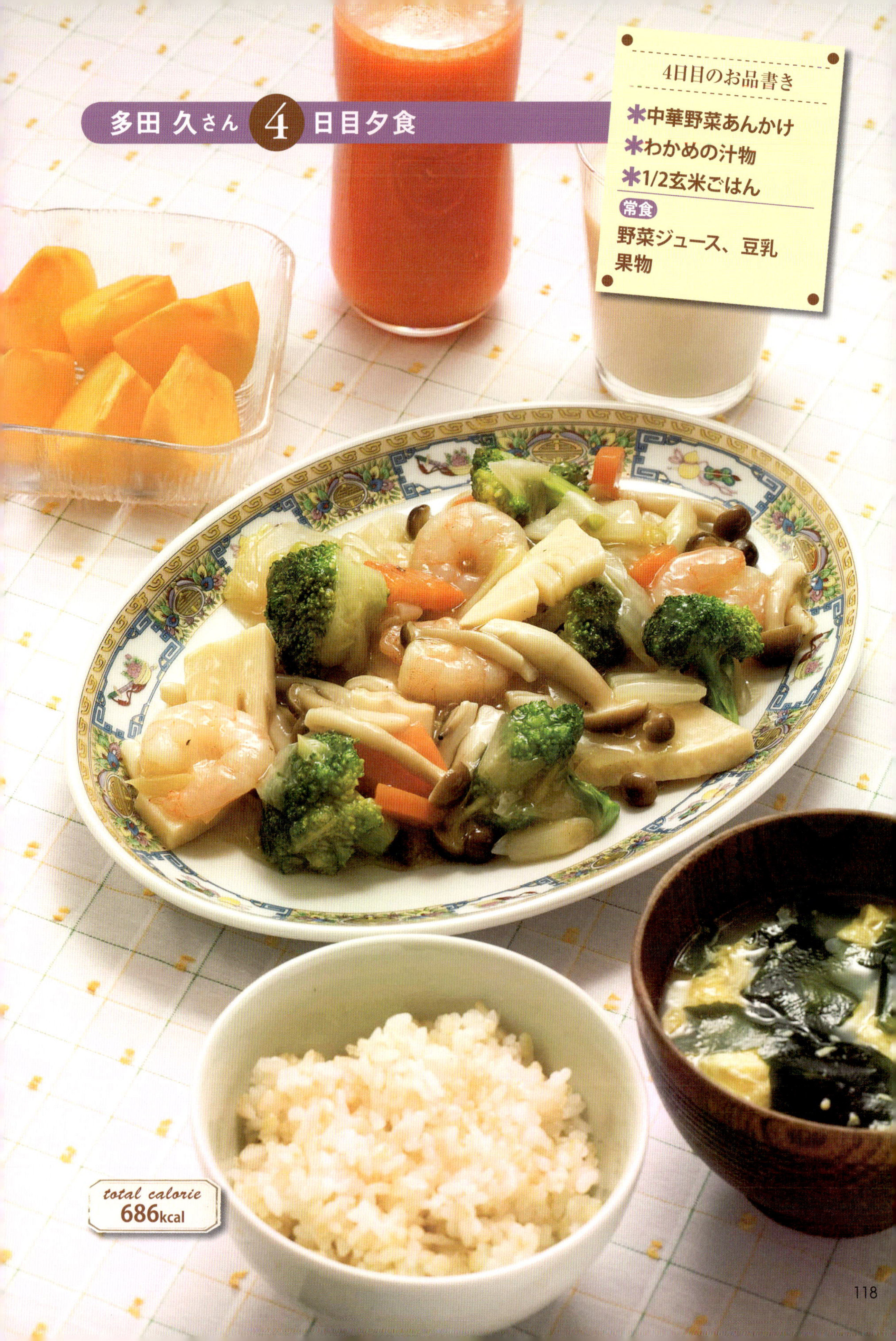

4日目のお品書き

*中華野菜あんかけ
*わかめの汁物
*1/2玄米ごはん

常食

野菜ジュース、豆乳
果物

total calorie
686kcal

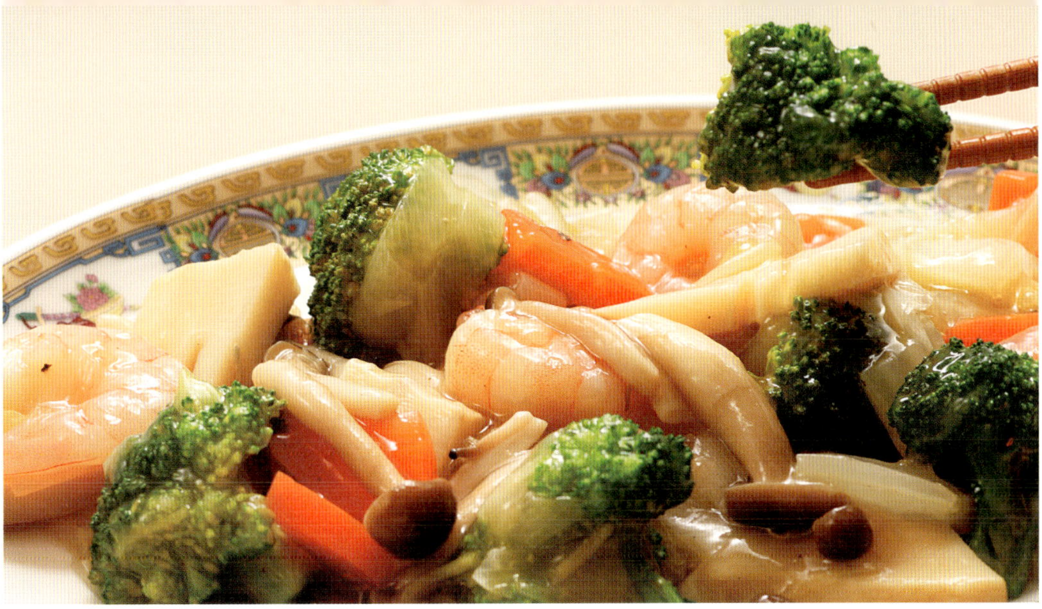

ビタミン・β-カロテンがたっぷり
しょうがの薬効にも注目

中華野菜あんかけ

176 kcal　脂質 5.3g　塩分 0.7g

材料（1人分）
白菜……100g（1枚）
たけのこ……40g
長ねぎ……30g（1/3本）
ブロッコリー……50g（1/5株）
にんじん……30g（3㎝）
しめじ……50（1/2パック）
しょうが……2.5g（1/2片）
エビ……40g（4匹）
ごま油……4g（小さじ1）
鶏がらだし……200㎖（1カップ）
減塩醤油……3g（小さじ1/2）
酒……5g（小さじ1）
こしょう……少々
片栗粉……6g（小さじ2）

作り方
❶白菜・たけのこ・長ねぎ・ブロッコリーは食べやすい大きさに切る。
❷にんじんは皮をむき5㎜幅のいちょう切り、しめじは小房に分ける。
❸しょうがは皮をむきせん切りにする。
❹エビは頭と殻を取る。
❺熱したフライパンに半量のごま油を敷き、③を炒めて香りが出たら①・②・④を加えて炒める。
❻エビの色が変わったら、鶏がらだし・減塩醤油・酒・こしょうを加えて調味する。
❼⑥に水溶き片栗粉を加えてとろみをつけ、最後に残りのごま油を入れる。

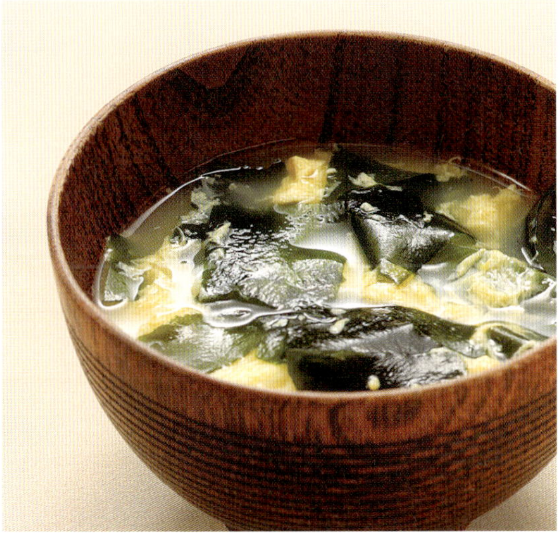

わかめのフコイダンが免疫細胞を活性化
豊富なミネラルで免疫力アップ

わかめの汁物

93 kcal　脂質 5.6g　塩分 0.9g

材料（1人分）
わかめ（乾燥）……2g
卵……50g（1個）
鶏がらだし……200㎖（1カップ）
こしょう……少々

作り方
❶わかめは水に戻して、水気をきる。
❷鍋に鶏がらだしを入れて火にかけ、①・こしょう・溶き卵を加える。

1/2玄米ご飯

※レシピはP.115を参照

実例レシピ 9 会社経営・62歳 馬《ば》場《ば》悦《えつ》則《のり》さん（仮名）

肝臓へ遠隔転移した「がん」が縮小したのみならず2年半経っても再発なし

「大腸がん」の場合

5年生存率0%と宣告されて

　2005年7月、私は通勤中に突然、腹部の痛みに襲われました。途中下車をしておさまるのを待ちましたが、七転八倒するほどの苦しみで、そのまま病院に駆け込みました。内視鏡検査を受けたところ、ステージ3（三期）の少し手前の大腸がんが発見されたのです。

　翌月、手術を受け、その後、再発防止のために抗がん剤を1年ほど飲みました。それも終わり、ひとまず治療も一段落したと、ホッとしていました。

　ところが、2006年10月、肺への転移が見つかりました。手術で切除したのもつかの間、さらに2カ月後には肝臓に転移が見つかったのです。このがんは肝臓内の太い血管に密着していたため、リスクが大きく切除手術が不可能でした。

　しかも、私の場合、直腸から遠い位置にある肺に転移した遠隔転移で、非常に予後が悪いとのことでした。担当の医師からは「5年生存率は0%です」とはっきりと告げられました。がんの発見からそれほど落ち込まずにきた私も、さすがに精神的ダメージを受けました。

　その一方で、まだ何か方法があるはずだという気持ちもありました。妻も娘も懸命に手だてを探し、インターネットで調べて探し当てたのが食事療法の原本ともいえるゲルソン療法です。

　手探りでゲルソン療法を行いながら、食事の指導をしてもらえる医師を探し求めるうちに、済陽先生と巡り会うことができました。先生の見立てでも、やはり手術は難しいとのことで、放射線治療と肝臓の患部に直接抗がん剤を送り込む肝動注ポート療法を受けながら、食事療法を開始しました。

あとは肝臓に残る1カ所のみ

毎日の食生活は、野菜中心に大きく変わりました。主な内容は次の通りです。

朝はしぼりたてのにんじんジュース、仕事中は市販のにんじんジュース、帰宅後も10種類ほどの野菜の青汁を飲みます。

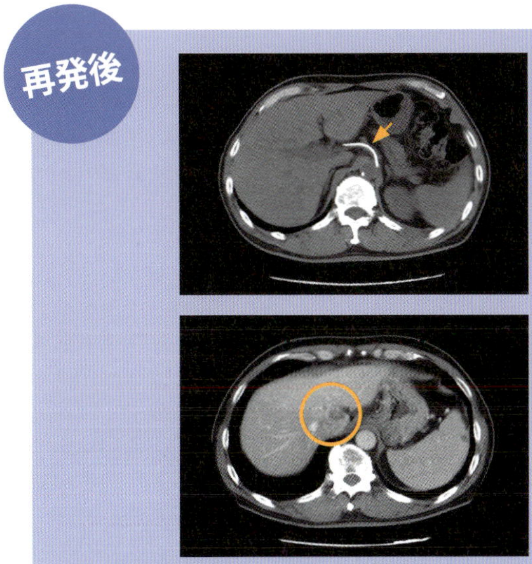

2009年2月2日

再発後の肝転移巣。下大静脈近くにあるため、切除困難。食事療法により治癒を目指す。

肉・魚、その加工品などは禁止。塩分も食品に入っているもの以外は使用しません。菓子類なども一切食べず、仕事で外食になったときはそばを選び、そばつゆは飲まないようにしています。

また、大豆たんぱくをひき肉状にしたグルテンバーガーやソーセージ風に加工したリンケッツを活用しています。

このような食事療法を続けていたところ、肝臓のがんは次第に縮小して1cmくらいまでになりました。しかし、それ以上縮まず、腫瘍マーカーも10ng前後でした（基準値5ng／mℓ以下）。日常生活は普通に送っていましたが、2009年になって済陽先生から「がんを完全消滅させる手段を講じよう」といわれました。

それはエタノール局注射といって、患部にアルコールを注入する治療法でしたが、結果的には効果がありませんでした。逆に患部を刺激したためか、腫瘍マーカー値が急上昇し始めたのです。

そこで、済陽先生が新たに提案してくださったのがサイバーナイフでした。放射線を患部周囲の多方向から当て、病巣部で交差するように照射する治療法です。

この治療を名古屋の医療機関で10日間受けて戻ってくると、腫瘍マーカーは見事に下がり始めました。さらなる効果を期待しながら、現在、継続的に検査を受けているところです。

食事療法を始めて以来、私の体には肝臓の1カ所以外はどこにも明確ながんは出ていません。遠隔転移でがん細胞が全身にばらまかれた状態になりながら、この現状はすごいことではないでしょうか。これが、食事療法の力なのだと思います。

馬場悦則さん
（仮名）

馬場さん・4日間の実例メニュー表

	1日目			2日目		
	献立名	カロリー（kcal）	塩分（g）	献立名	カロリー（kcal）	塩分（g）
朝	にんじんジュース	125	0.0	にんじんジュース	125	0.0
	バナナ・プレーンヨーグルト	77・124	0.0・0.2	バナナ・プレーンヨーグルト	77・124	0.0・0.2
昼	にんじんジュース	112	0.0	にんじんジュース	112	0.0
	ざるそば・プレーンヨーグルト	182・124	2.6・0.2	プレーンヨーグルト&みかん	156	0.2
晩	玄米ごはん	175	0.0	玄米ごはん	175	0.0
	青汁・味噌汁	108・63	0.1・1.2	青汁・味噌汁	108・62	0.1・0.7
	ベジタブル餃子	248	0.6	納豆・ほうれん草のごま和え	97・56	0.3・0.2
	かぼちゃ煮	100	0.7	野菜の蒸し煮	182	1.3
	合　計	**1438**	**5.6**	合　計	**1274**	**3.0**

	3日目			4日目		
	献立名	カロリー（kcal）	塩分（g）	献立名	カロリー（kcal）	塩分（g）
朝	にんじんジュース	125	0.0	にんじんジュース	125	0.0
	バナナ・プレーンヨーグルト	77・124	0.0・0.2	バナナ・プレーンヨーグルト	77・124	0.0・0.2
昼	にんじんジュース	112	0.0	にんじんジュース	112	0.0
	プレーンヨーグルト&りんご	181	0.2	プレーンヨーグルト&柿	206	0.2
晩	玄米ごはん	175	0.0	玄米ごはん	175	0.0
	青汁・味噌汁	108・74	0.0・0.7	青汁・味噌汁	108・62	0.1・0.7
	納豆・れんこん煮	97・106	0.3・0.2	長芋のせん切り・わかめの酢の物	52・84	0.6・1.0
	野菜のホイル焼き	74	0.0	キャベツロール	221	2.4
	合　計	**1253**	**1.7**	合　計	**1346**	**5.2**

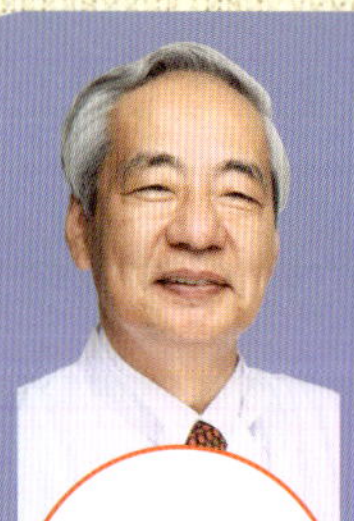

済陽先生
Comment

大量の青汁やジュースなどの摂取が転移を防ぐ

大腸がんから転移した馬場さんの肝臓がんにエタノール局注療法を試しましたが、残念ながら十分には作用しませんでした。そこで、今度はサイバーナイフという方法を行いました。この方法は馬場さんのがんにも効果を発揮して、現在は腫瘍マーカー値がどんどん下ってきています。こうした治療を続ける一方、馬場さんは多忙な仕事を続けながら、奥様の協力による食事療法を行っておられます。にんじんジュースと青汁を毎日2000ccを飲むなど、徹底的な取り組み方です。その努力のかいもあって、大腸から肺、肝臓と転移したがんがそこまでにとどまっているのでしょう。それに加えて、サイバーナイフの効果が現れ、がんが完全消滅することを、今は馬場さんともども願っているところです。

馬場さんの定番メニュー

【朝】【昼】にんじんジュース	【晩】玄米ごはん
【朝】【昼】プレーンヨーグルト	【晩】青汁
【朝】バナナ	【晩】味噌汁

朝 昼

にんじんジュース

材料（1人分）
にんじん……600g（3本）
りんご……125g（1/2個）
レモン……100g（1個）

作り方
❶にんじん・りんごは水洗いし、レモンは4等分に切って皮をむく。
❷①をジューサーにかける。

朝 昼

プレーンヨーグルト

材料（1人分）
プレーンヨーグルト……200g

朝

バナナ

材料（1人分）
バナナ……150g（大1本）

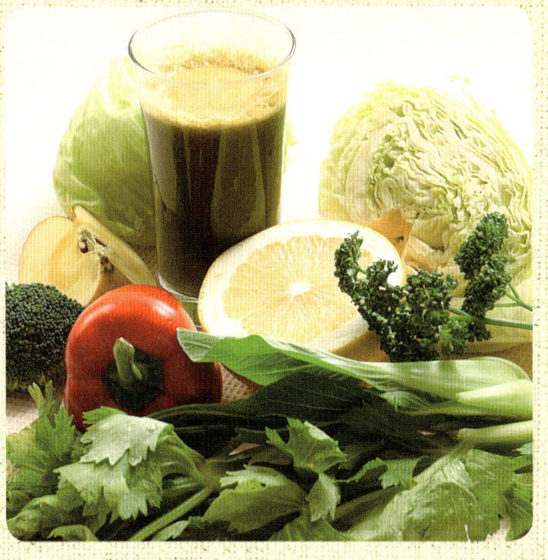

晩

玄米ごはん

材料（1人分）
玄米……50g
水……75mℓ

作り方
❶玄米を洗う。
❷炊飯器に①・水を加えて炊く。
＊小豆などの豆類を入れて炊いても美味しく食べられます。

晩

味噌汁

P.122~129の各レシピを参照

晩

青汁

材料（1人分）
小松菜……150g（1/2束）
セロリ……35g（1/4本）
パセリ……5g（1/4本）
チンゲンサイ……50g（1/2株）
キャベツ……120g（2枚）
レタス……60g（2枚）
ブロッコリー……50g（1/5株）
グレープフルーツ……100g（1/2個）
赤パプリカ……75g（1/2個）
りんご……125g（1/2個）

作り方
❶小松菜・セロリ・パセリ・チンゲンサイ・キャベツ・レタス・ブロッコリーは洗い、グレープフルーツは皮をむいてジューサーのサイズに合わせて切る。
❷赤パプリカは半分に切って種とヘタを取り、りんごは半分に切って芯を取り、ジューサーのサイズに合わせて切る。
❸①・②をジューサーにかける。

馬場悦則さん 1 日目夕食

1日目のお品書き

- ＊ベジタブル餃子
- ＊かぼちゃ煮

常食

玄米ごはん、青汁
味噌汁（長ねぎとわかめ）

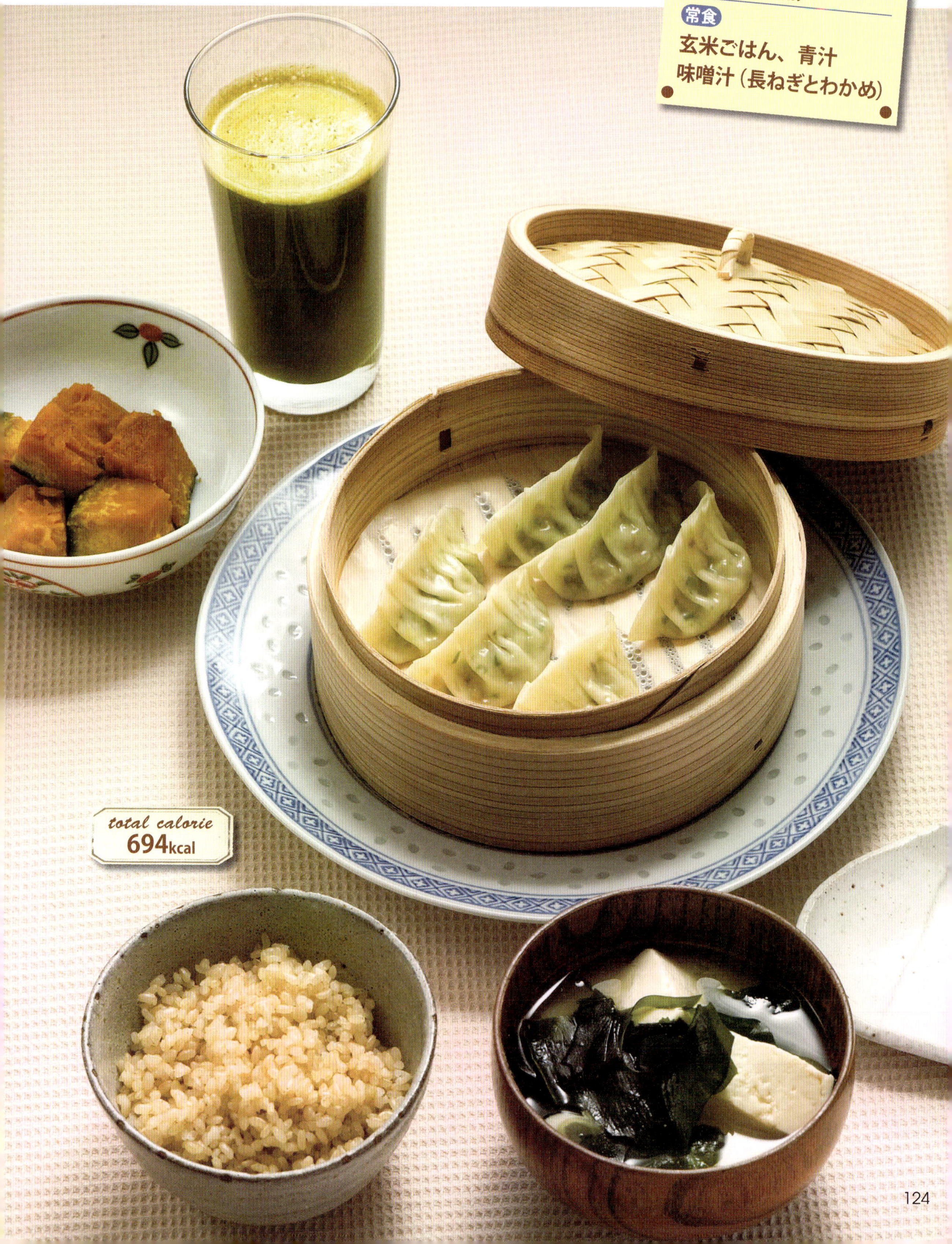

total calorie
694kcal

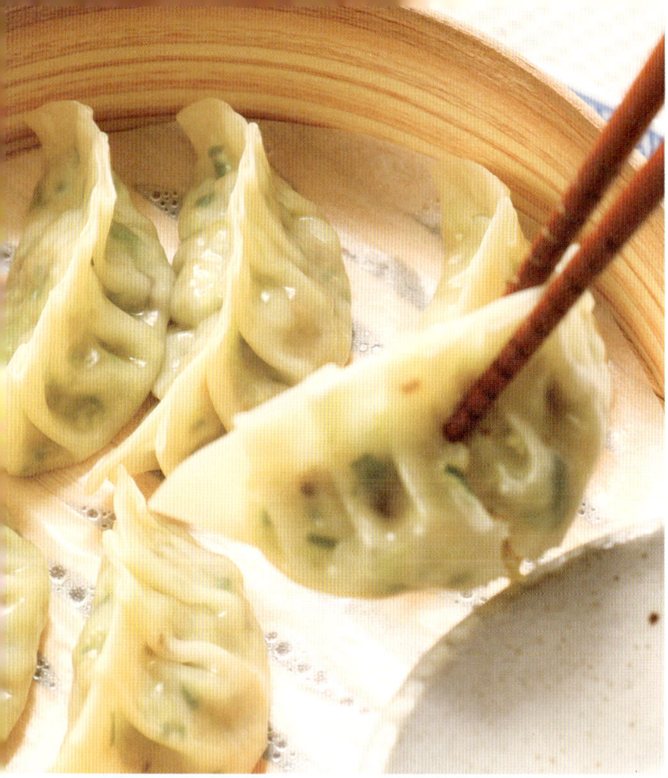

大豆たんぱくの代用肉を使って
にんにくのアリシンも効果的

ベジタブル餃子

248 kcal　脂質 7.5g　塩分 0.6g

材料（1人分）
キャベツ……120g（2枚）
ニラ……20g（1/5束）
長ねぎ……30g（1/3本）
しいたけ……20g（1個）
にんにく……2.5g（1/2片）
しょうが……2.5g（1/2片）
グルテンバーガー……70g（1/6缶）
餃子の皮……35g（6枚）

作り方
❶キャベツ・ニラ・長ねぎはみじん切りにする。
❷しいたけは石づきを取り、みじん切りにする。
❸にんにく・しょうがは皮をむいてみじん切りにする。
❹ボウルにグルテンバーガー・①・②・③を加えて、粘りが出るまでよく混ぜる。
❺餃子の皮で④を包み、蒸し器に入れて蒸す。

わかめのフコイダンで免疫力を高め
豆腐のイソフラボンで抗がん作用もプラス

長ねぎとわかめの味噌汁

63 kcal　脂質 2.6g　塩分 1.2g

材料（1人分）
木綿豆腐……50g（1/6丁）
わかめ（乾燥）……2g
長ねぎ……30g
低塩みそ……7g（小さじ1強）
水……150mℓ（3/4カップ）
昆布……1g

作り方
❶鍋に水と昆布を入れて火にかけ、沸騰直前に昆布を取り出し、だし汁を作る。
❷木綿豆腐はさいの目に切り、わかめは水に戻して水気をしぼり、長ねぎは斜め切りにする。
❸①に②を入れて火にかけ、木綿豆腐が温まったら低塩みそを溶き入れる。
※汁を飲まない場合は、塩分をさらに抑えられます。

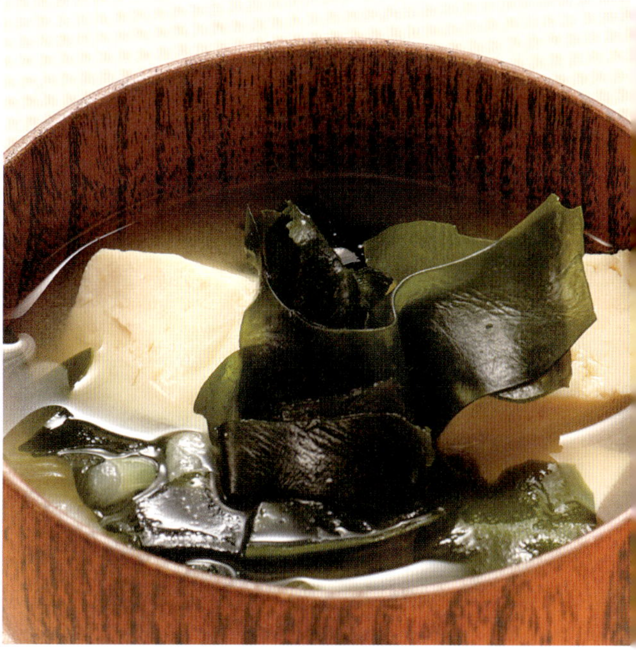

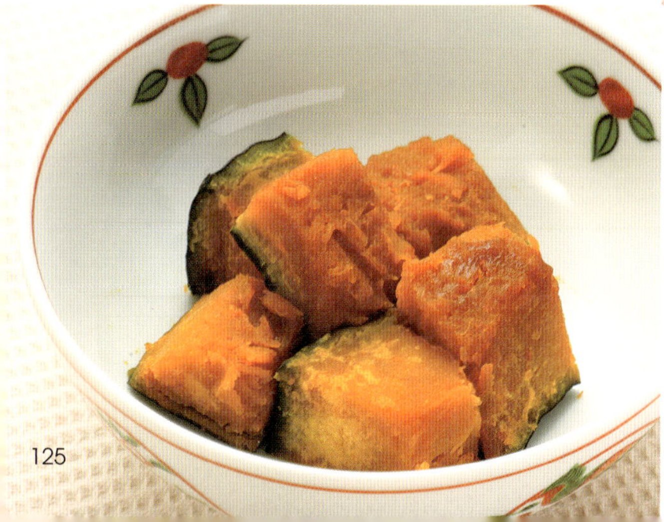

β-カロテンにビタミンC・E
パワー3倍の強力な抗がん作用

かぼちゃ煮

100 kcal　脂質 0.3g　塩分 0.7g

材料（1人分）
かぼちゃ……100g
水……100mℓ（1/2カップ）
めんつゆ（ストレート）……20mℓ（1/10カップ）

作り方
❶かぼちゃは一口大に切る。
❷鍋に①・水・めんつゆを入れて、かぼちゃが柔らかくなるまで煮る。

馬場悦則さん 2日目夕食

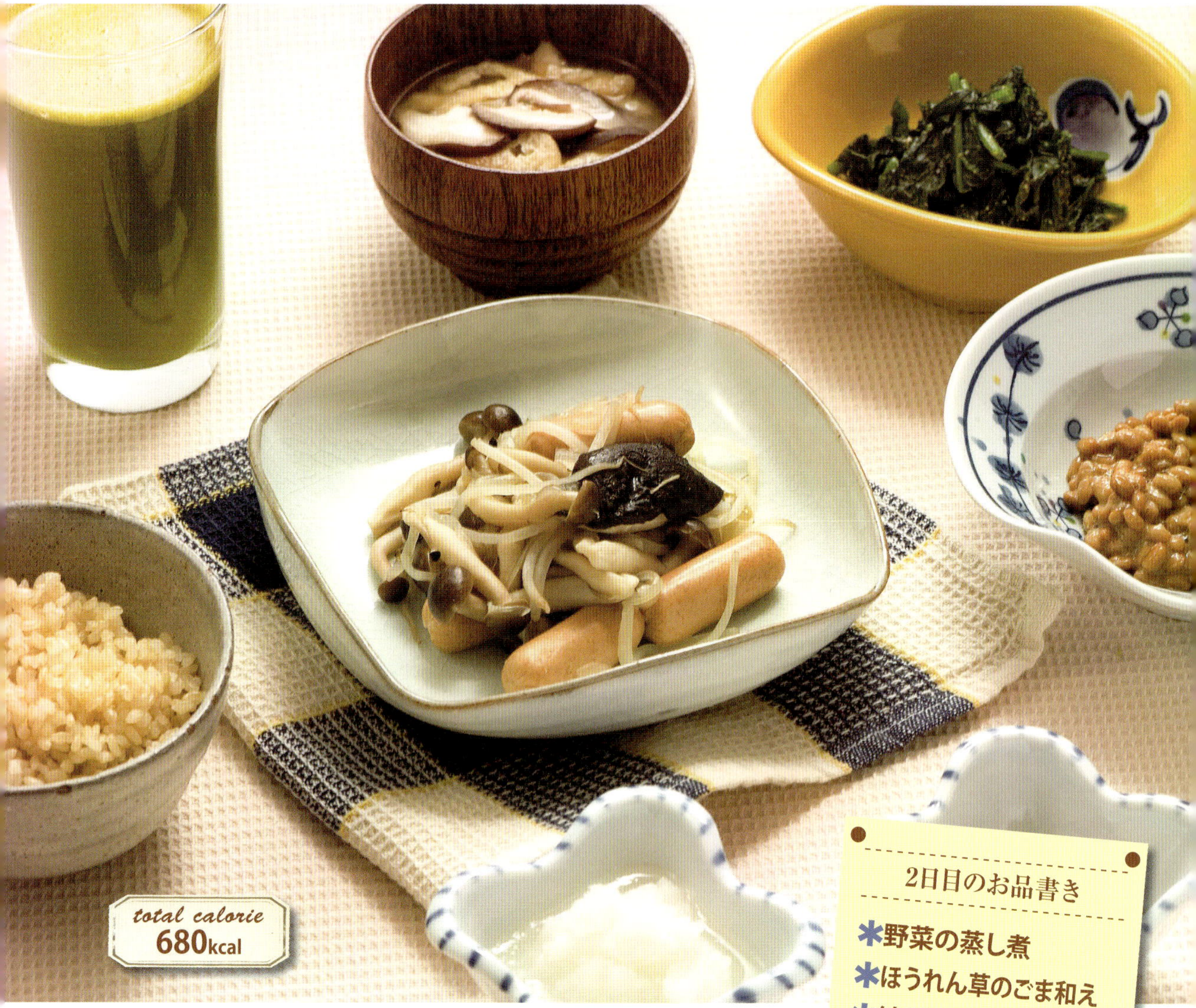

total calorie
680kcal

2日目のお品書き

＊野菜の蒸し煮
＊ほうれん草のごま和え
＊納豆

常食

玄米ごはん、青汁
味噌汁（きのこと油揚げ）

大豆で作られたソーセージを
いろいろな野菜ときのこと一緒に

野菜の蒸し煮

182 kcal　脂質 11.3g　塩分 1.3g

材料（1人分）

しいたけ……20g（1個）
たまねぎ……40g（1/5個）
もやし……60g（1/3袋）
しめじ……50g（1/2パック）
大根……60g（2㎝）
リンケッツ……50g（1/4缶）
ポン酢……9g（大さじ1/2）

作り方

❶しいたけは石づきを取って半分に切り、たまねぎは皮をむいて薄切りにする。
❷もやしは水洗いし、しめじは小房に分ける。
❸大根は皮をむいてすりおろす。
❹鍋に①を敷き、②・リンケッツを加え、水を入れて蒸し煮にする。
❺ポン酢に③を入れて、④をつける。

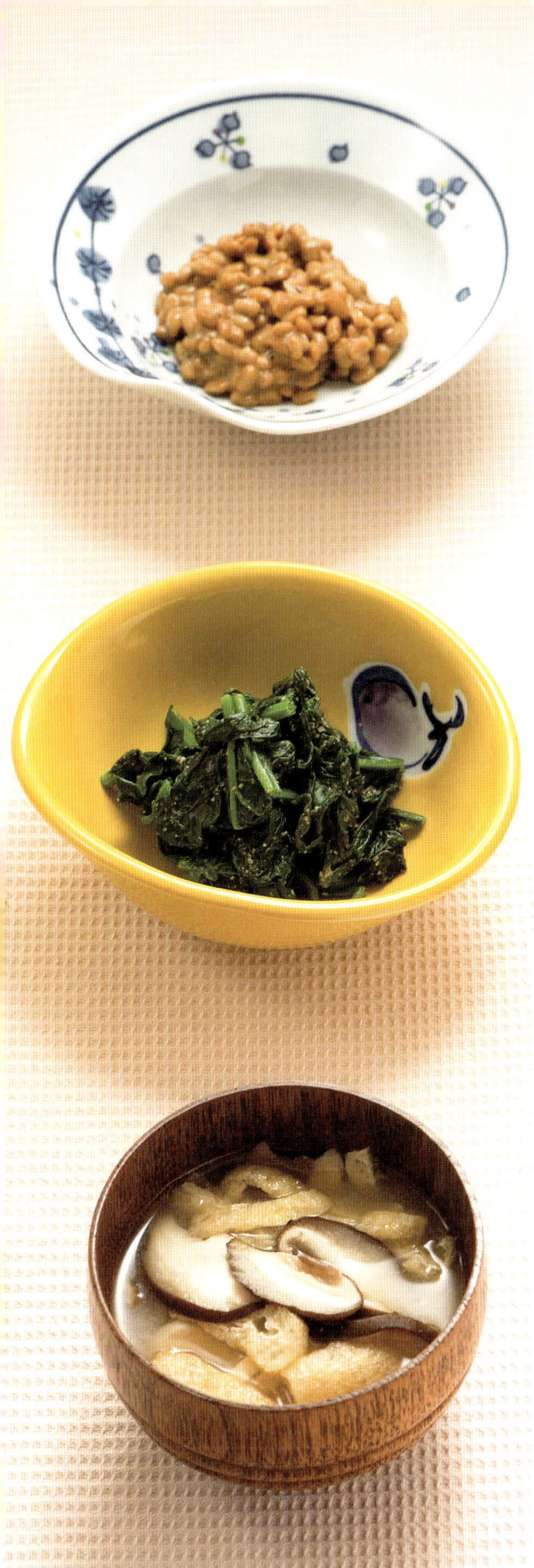

善玉菌を増やす高い健康効果
抗がん作用のある栄養素も豊富

納豆

97 kcal　脂質 4.7g　塩分 0.3g

材料・作り方（1人分）
❶万能ねぎ6g（1本）は小口切りにする。
❷納豆45g（1パック）・減塩醤油2g（小さじ1/3）・練りからし1g（小さじ1/5）・①をよく混ぜる。

栄養価の高い緑黄色野菜の代表
ごまで和えてパワーアップ

ほうれん草のごま和え

56 kcal　脂質 3.0g　塩分 0.2g

材料（1人分）
ほうれん草……100g
えごま……6g（大さじ1）
めんつゆ……7.5g（大さじ1/2）

作り方
❶ほうれん草はゆでて冷水にとって3㎝長さに切り、水気をきる。
❷えごまは熱したフライパンで炒めて、すり鉢ですりめんつゆを入れて混ぜる。
❸②に①を入れて和える。

β-グルカンと大豆イソフラボン
がん対策に最強の組み合わせ

きのこと油揚げの味噌汁

62 kcal　脂質 3.9g　塩分 0.7g

材料（1人分）
エリンギ……25g（1/2本）
しいたけ……20g（1個）
油揚げ……10g
低塩みそ……7g（小さじ1強）
水……150㎖（3/4カップ）
昆布……1g

作り方
❶鍋に水と昆布を入れて火にかけ、沸騰直前に昆布を取り出し、だし汁を作る。
❷エリンギは5㎜厚さの斜め切り、しいたけは石づきをとりスライスにする。
❸油揚げは5㎜幅の拍子切りにする。
❹①に②・③を入れて火にかけ、②がしんなりしたら低塩みそを溶き入れる。
※汁を飲まない場合は、塩分をさらに抑えられます。

馬場悦則さん 3 日目夕食

3日目のお品書き

- ＊野菜のホイル焼き
- ＊れんこん煮
- ＊納豆(P.125のレシピ参照)

常食

玄米ごはん、青汁
味噌汁（根菜とコンニャク）

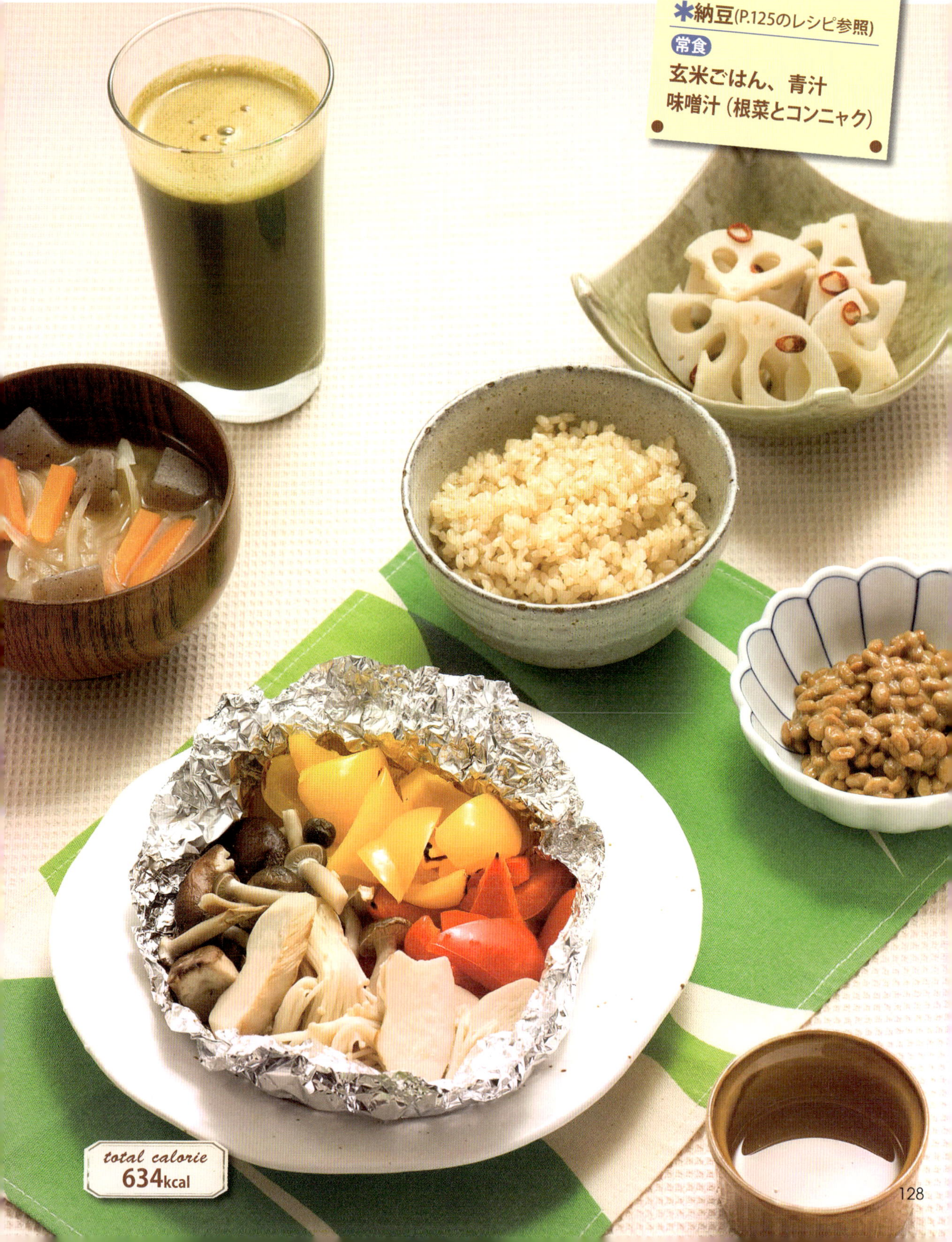

total calorie
634kcal

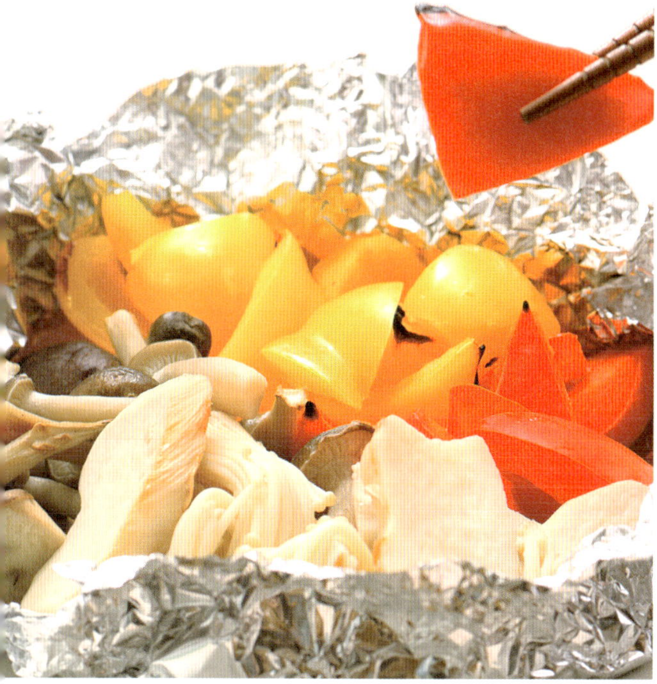

完熟パプリカのβ-カロテンと
きのこのグルカンで免疫力増強

野菜のホイル焼き

74 kcal　脂質 0.9g　塩分 0.0g

材料（1人分）
しいたけ……20g（1個）
エリンギ……50g（1/2本）
しめじ……50g（1/2パック）
えのき茸……50g（1/2パック）
赤パプリカ……75g（1/2個）
黄パプリカ……75g（1/2個）
レモン（果汁）……15g（大さじ1）

作り方
❶しいたけは石づきを取って半分に切り、エリンギは1㎝厚さの斜め切りにする。
❷しめじは小房に分けて、えのき茸は根元を切り落としてほぐす。
❸赤・黄パプリカはヘタと種を取り食べやすい大きさの乱切りにする。
❹アルミホイルに①・②・③を並べて閉じ、オーブントースターで約10分焼く。
❺④を器に盛り、レモン果汁をかける。

れんこんには抗がんに働くビタミンCと、
ぬるぬる成分のムチンも豊富

れんこん煮

106 kcal　脂質 4.2g　塩分 0.2g

材料（1人分）
れんこん……100g
オリーブ油……4g（小さじ1）
輪切り唐辛子（乾燥）……0.5g（1本）
水……100mℓ（1/2カップ）
昆布……1g

作り方
❶鍋に水と昆布を入れて火にかけ、沸騰直前に昆布を取り出し、だし汁を作る。
❷れんこんは皮をむいて5㎜厚さのいちょう切りにする。
❸熱したフライパンにオリーブ油を敷いて、②・輪切り唐辛子を加えて軽く炒める。
❹①に③を入れて煮る。

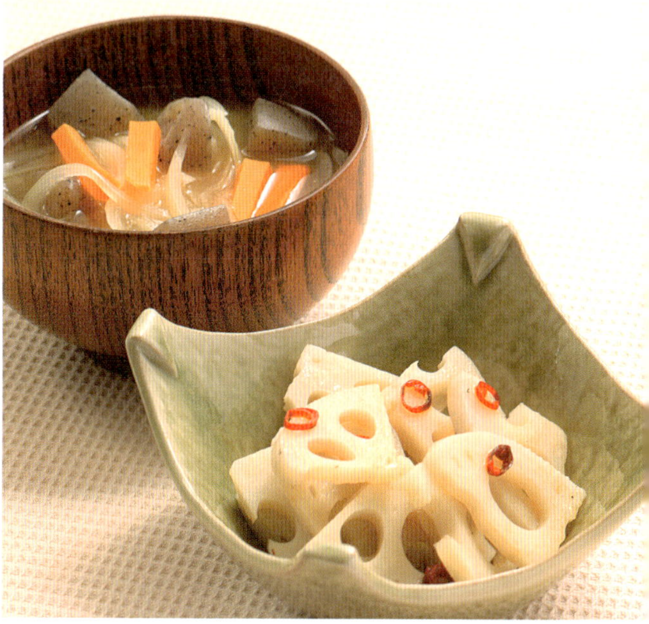

コンニャクの不溶性食物繊維が
体内の有害物質の排出を促す

根菜とコンニャクの味噌汁

74 kcal　脂質 2.6g　塩分 0.7g

材料（1人分）
大根……30g（1㎝）
にんじん……20g（2㎝）
たまねぎ……40g（1/5個）
コンニャク……30g（1/8枚）
里芋……50g（1個）
低塩みそ……7g（小さじ1強）
水……150mℓ（3/4カップ）
昆布……1g

作り方
❶鍋に水と昆布を入れて火にかけ、沸騰直前に昆布を取り出し、だし汁を作る。
❷大根・にんじんは皮をむいて5㎜厚さの拍子切り、たまねぎは皮をむいて薄切りにする。
❸コンニャクは一口大に切り、里芋は皮をむいて半分に切る。
❹①に②・③を入れて火にかけ、里芋に火がとおったら低塩みそを溶き入れる。
※汁を飲まない場合は、塩分をさらに抑えられます。

馬場悦則さん 4日目夕食

4日目のお品書き

＊キャベツロール
＊わかめの酢の物
＊長芋のせんぎり

常食

玄米ごはん、青汁
味噌汁（にんじんとコンニャク）

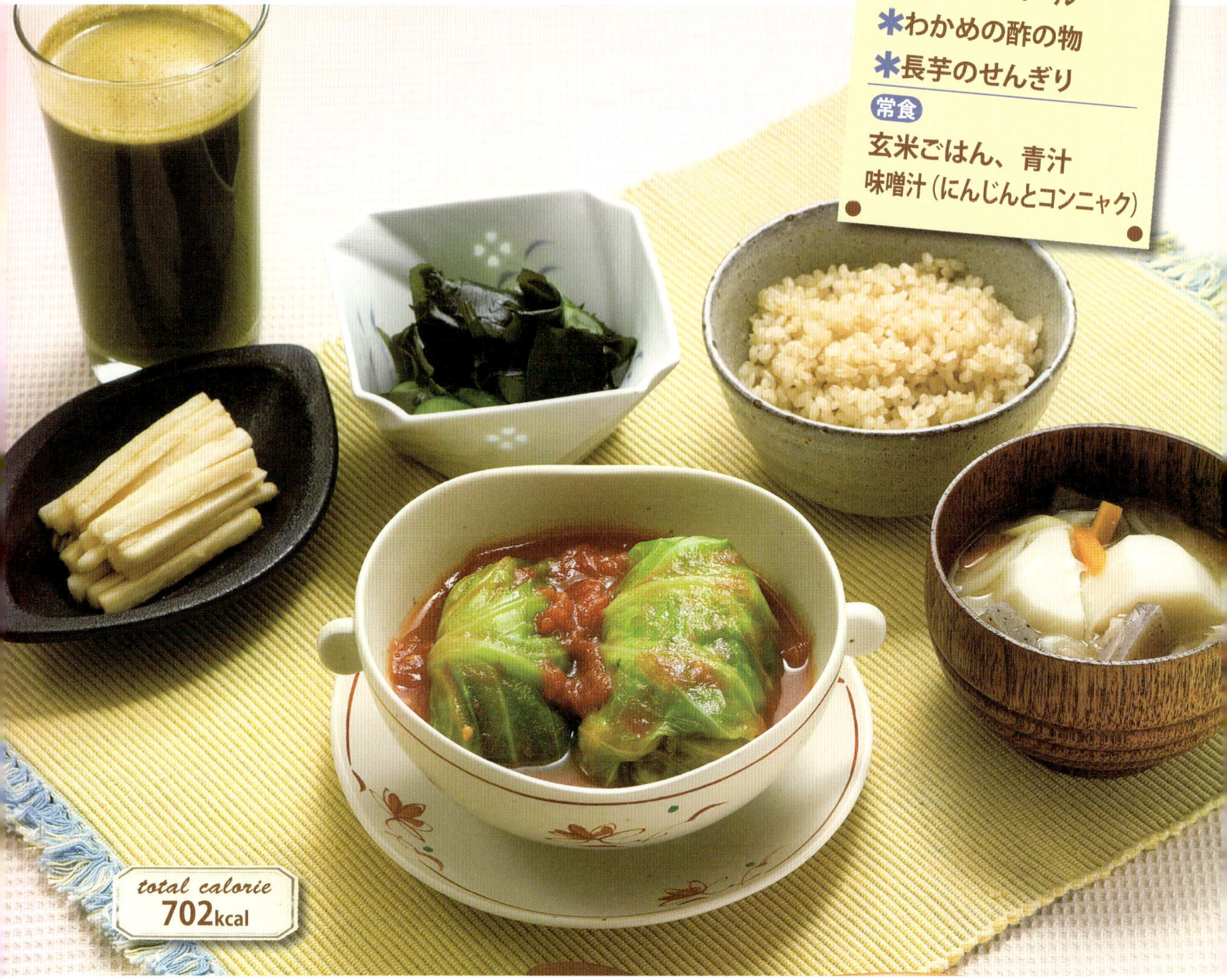

ビタミンUが胃腸に効果を発揮
大豆たんぱくの代用肉を活用

キャベツロール

221 kcal　脂質 7.5g　塩分 2.4g

材料（1人分）

キャベツ……120g（2枚）
しいたけ……20g（1個）
にんじん……30g（3㎝）
春雨……10g
グルテンバーガー……70g
こしょう……少々
トマト缶（ホール）……100g（1/2缶）
固形コンソメ……2.5g（1/2個）
水……100㎖（1/2カップ）

作り方

❶キャベツは柔らかくなるまでゆでる。
❷しいたけは石づきを取ってみじん切り、にんじんは皮をむいてみじん切り、春雨は熱湯に入れて透き通ったらザルにあけてみじん切りにする。
❸ボウルに②・グルテンバーガー・こしょうを加えて混ぜ、2つに分けて丸め①で包む。
❹鍋にホールトマト缶・水・コンソメを加えて火にかけ、③を入れて煮込む。

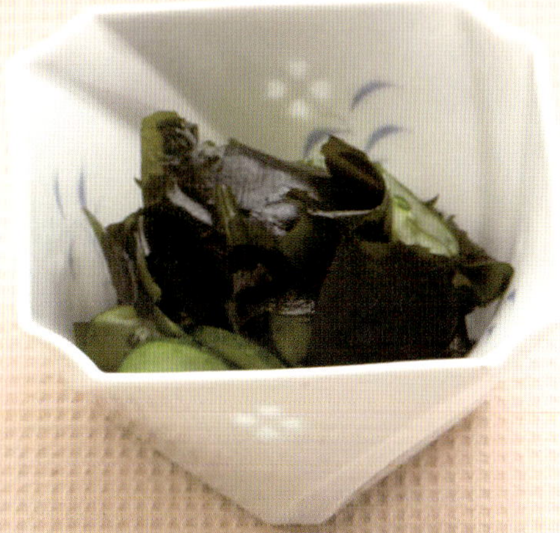

免疫を賦活する作用のある
ハチミツを加えるのがポイント

わかめの酢の物

84 kcal　脂質 0.2g　塩分 1.0g

材料・作り方（1人分）

❶わかめ4gは水に戻して、水気をきり、きゅうり30g（1/3本）は薄い輪切りにする。

❷①に酢15g（大さじ1）・ハチミツ24g（大さじ1）を加えて和える。

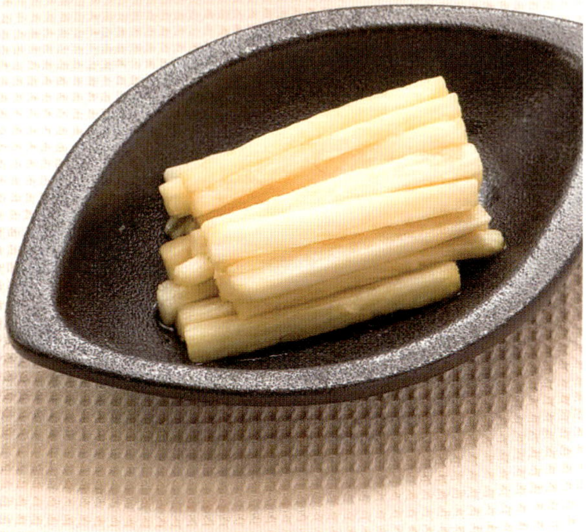

ぬるぬる成分が胃腸をサポート
カリウムで余計な塩分を排出

長芋のせん切り

52 kcal　脂質 0.2g　塩分 0.6g

材料・作り方（1人分）

❶長芋80gは皮をむいて5㎜厚さの拍子切りにして水にさらし、水気をきる。

❷①に減塩醤油6g（小さじ1）をかける。

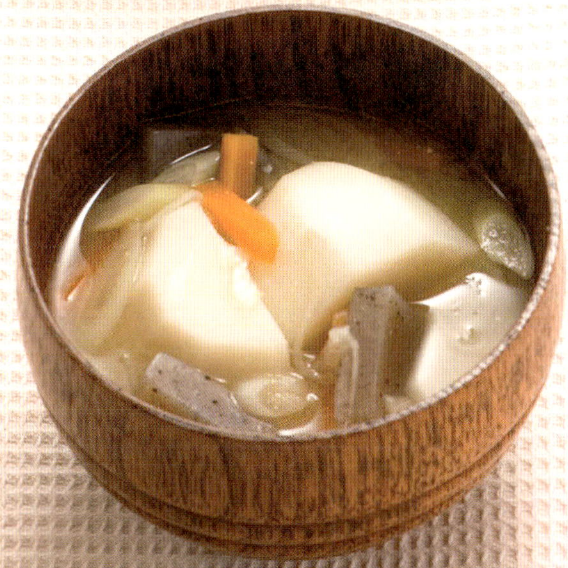

にんじんのβ-カロテンが活性酸素を抑制。
ムチンが豊富な里いももプラス

にんじんとコンニャクの味噌汁

62 kcal　脂質 0.5g　塩分 0.7g

材料（1人分）

にんじん……20g（2㎝）
里芋……50g（1個）
コンニャク……30g（1/8枚）
長ねぎ……30g（1/3本）
低塩みそ……7g（小さじ1強）
水……150mℓ（3/4カップ）
昆布……1g

作り方

❶鍋に水と昆布を入れて火にかけ、沸騰直前に昆布を取り出し、だし汁を作る。

❷にんじんは皮をむいて5㎜厚さの拍子切り、里芋は皮をむいて半分に切る。

❸コンニャクは一口大に、長ねぎは斜め切りにする。

❹①に②・③を入れて火にかけ、にんじんが柔らかくなったら低塩みそを溶き入れる。

※汁を飲まない場合は、塩分をさらに抑えられます。

済陽式食事療法をおいしく続けるコツ

毎日、済陽式の食事療法を実践しているみなさんには、いくつかの共通するお悩みがあるようです。その相談に、管理栄養士の杉本恵子先生が答えてくださいました。回答を参考にして、ちょっとしたコツをつかんで、お悩みをスッキリと解消しましょう。

患者さんのお悩み❶ 塩味がないと味気ない…

減塩料理には4つの強い味方があります。

1番目は香味野菜。ハーブをはじめ、しょうがや青じそ、みょうがなどの香りのある野菜を薄味の料理に加えると変化がつきます。薬効に富んだ素材も多いので、ふんだんに使いたいものです。2番目はかんきつ類。レモンやゆず、すだち、かぼすなどの酸味は料理の風味を増してくれるばかりでなく、がん抑制に欠かせないクエン酸の補給にもなります。3番目は香辛料。唐辛子やこしょう、わさび、からし、カレー粉などの香辛料はアクセントになり、料理の味わいにメリハリが生まれます。4番面はだし。多少面倒でも天然のだしをとって、昆布やしいたけなどの自然の旨味を活かしましょう。さらに、減塩料理では素材のもつ本来の味や香りを楽しみたいものです。そのためにも、できるだけ新鮮な旬のものを選ぶことが大切。旬の素材を見分けるコツは、スーパーなどでお買い物のときに“少し前より安くなったな”と感じるものを選ぶことです。

患者さんのお悩み❷ 大量の野菜を毎日食べ続けるのがつらい…

野菜は生ではかさがあって、量を多くとることができません。蒸したり、ゆでたり、炒めたり、火を通して使うのがポイント。温野菜や和え物、煮物など、さまざまな調理法を工夫したいものです。なかでも、スープや味噌汁に野菜をたくさん入れるのはおすすめ。汁を一緒に食べれば、そこに溶け出したビタミンやミネラルなどの栄養素を逃がさず摂取することができます。冬場には、いろいろな野菜をたっぷり入れた鍋料理も喜ばれるでしょう。味やにおいが苦手な野菜は、みじん切りしてぎょうざやお好み焼きなどに加えると食べやすくなります。好きな野菜と組み合わせるのもいいでしょう。たとえば、キャベツが嫌いなら好きなトマト味のスープにするのです。毎日、大量にとらなければならないのですから、好物の野菜を必ず入れたいものです。また、玄米が苦手という方には炊き込みご飯を試してみては。

患者さんのお悩み❸ 毎日でるジュースのしぼりかすがもったいない…

野菜や果物ジュースを毎日作るたび、大量に発生する「しぼりかす」。しかも、使った野菜や果物はどれも通常のものよりかなり割高になる有機無農薬野菜だったりするのですから、みなさんが“このまま捨てるのはもったいない”と思うのも当然のことでしょう。そこで、何とか食卓にのせる方法はないかと考え、レシピにまとめてみました（140～144ページ）。もともとしぼりかすに含まれる豊富な食物繊維を活かして、ドレッシングやソース、ジャム、そしてスイーツに変身させています。すべて済陽式にそったヘルシーなメニューですから、ぜひともチャレンジしてみてください！　なお、しぼりかすは冷凍すると7日間は保存が可能。さらに、テフロン加工のフライパンなどでおからのように炒って水分を飛ばしてから冷凍すると、14日くらいの長期保存もできるようになります。

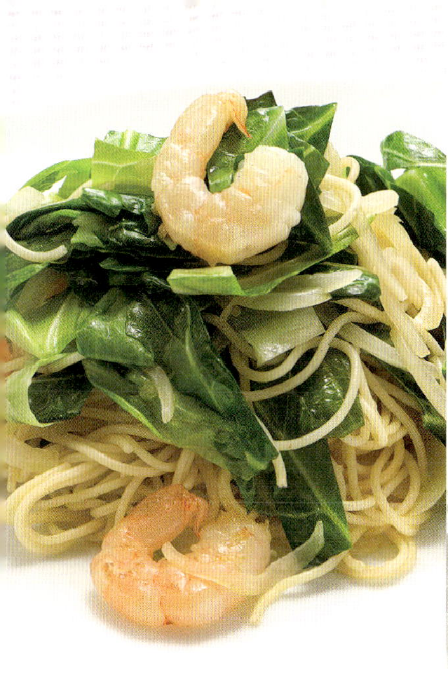
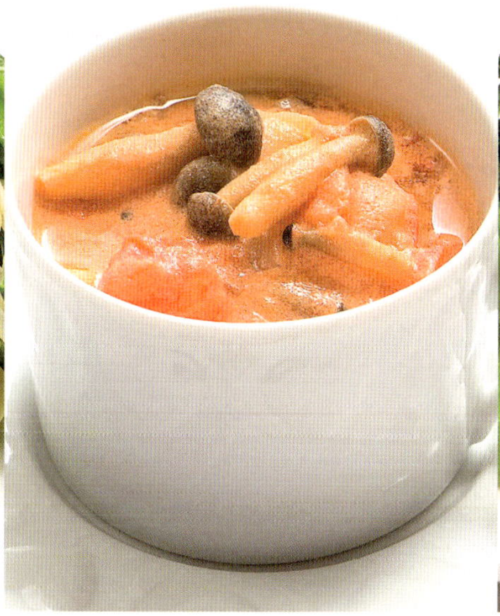
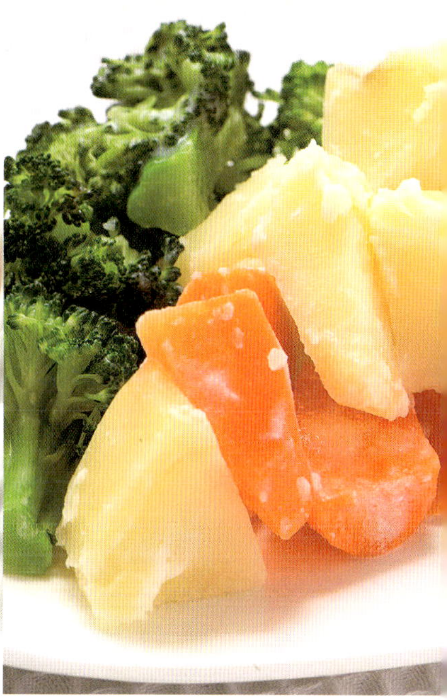

Chapter 2

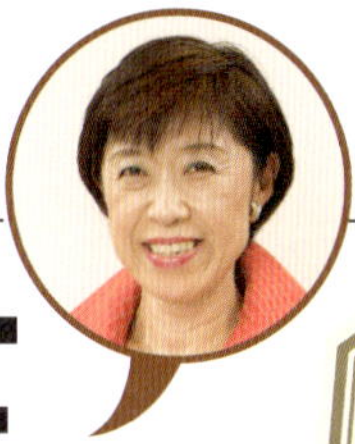

管理栄養士 杉本恵子先生の お助けレシピ

食事療法を続けていると、毎日の献立がパターン化してしまいがち。たまには違う料理にしたいと思っても制限があり、なかなか思いつかないものです。そこで、管理栄養士の杉本先生がお助けレシピを考案。毎日のジュースのしぼりかすを使ったアイデアいっぱいのレシピをはじめ、どれも必見です！

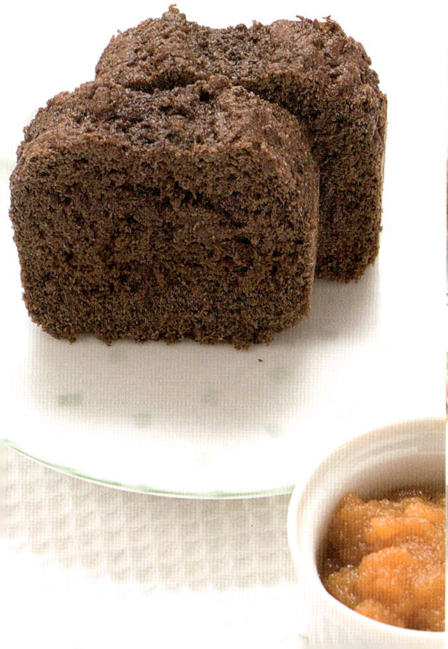
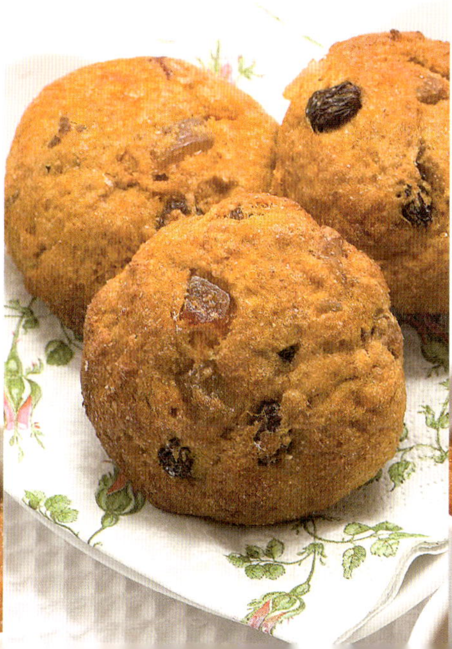
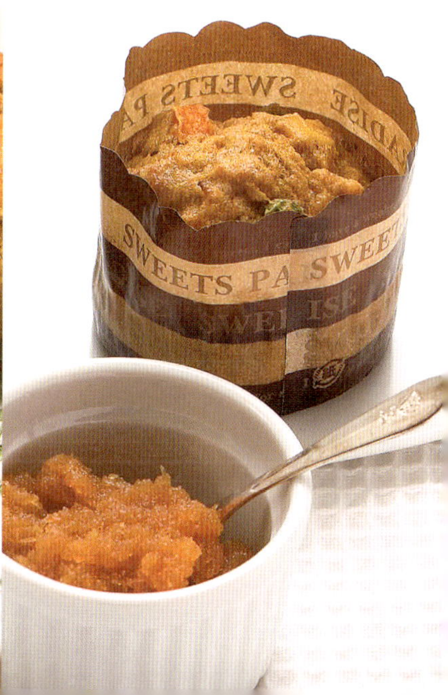

野菜がたっぷり摂れるワンプレート

季節の野菜を彩りよく盛りつけて食欲増進

どんなに味のいい料理でも見た目がゴチャゴチャしていると、なかなか食欲がわいてこないものです。大量の野菜をしっかりと摂るためには、彩りが大切。旬の野菜の自然な色合いを活かして、ワンプレートで食べやすく、目にも美味しい料理を心がけましょう。

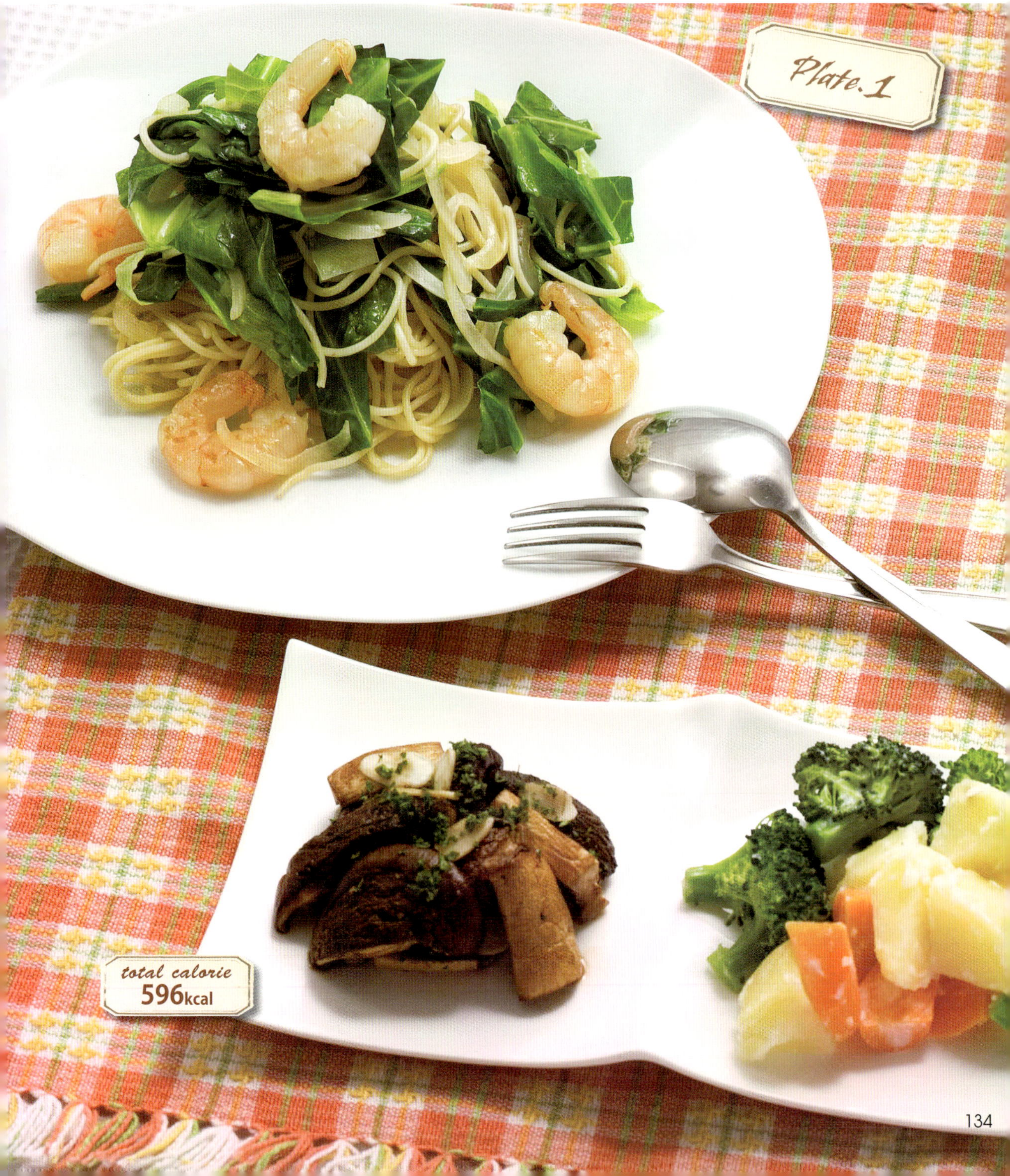

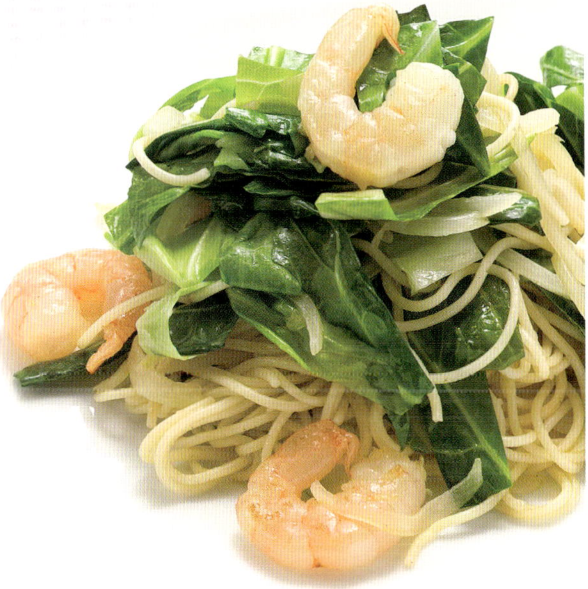

ぷりぷりのエビの赤さは免疫力を高める
アスタキサンチンパワー！

エビとキャベツのパスタ

401 kcal　脂質 8.0g　塩分 1.1g

材料（1人分）
スパゲティ（乾燥）……65g
むきエビ……50g（5尾）
キャベツ……180g（3枚）
たまねぎ……100g（1/2個）
オリーブ油……6g（大さじ1/2）
減塩塩……2g（小さじ1/3）
こしょう……少々

作り方
❶鍋に湯を沸かし、スパゲティを固めにゆでてざるにあげる。
❷むきエビは背わたをとり、キャベツは1.5㎝幅、たまねぎは皮をむき薄切りにする。
❸熱したフライパンにオリーブ油を敷いて②を炒め、①を加え、減塩塩・こしょうで味をととのえる。

栄養素がぎゅっと濃縮した
香ばしいナッツをふりかけて

焼ききのこのアーモンドマリネ

61 kcal　脂質 3.3g　塩分 0.0g

材料（1人分）
しいたけ……40g（4枚）
エリンギ……100g（2本）
バルサミコ酢……15g（大さじ1）
パセリ（生）……1g
スライスアーモンド……5g

作り方
❶しいたけは石づきをとり半分に切り、エリンギはしいたけの大きさに合わせて切り、魚焼きグリルで焼く。
❷バルサミコ酢は鍋でとろみがつくまで煮詰める。
❸パセリはみじん切りにする。
❹ボウルで①・②を和えて器に盛り、③・スライスアーモンドをふる。

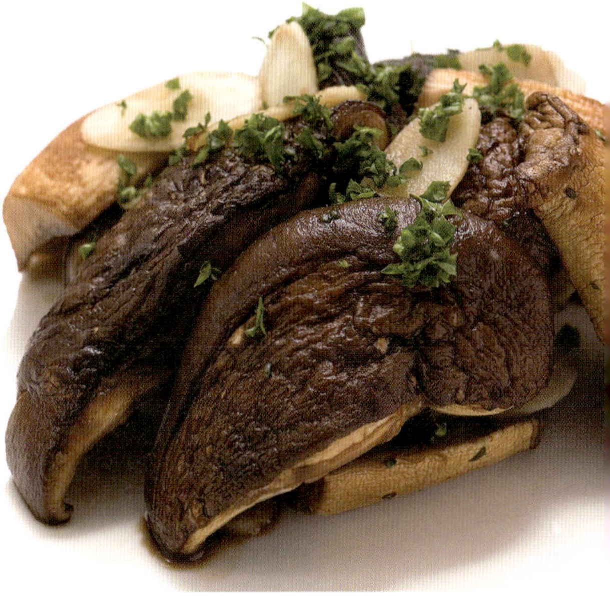

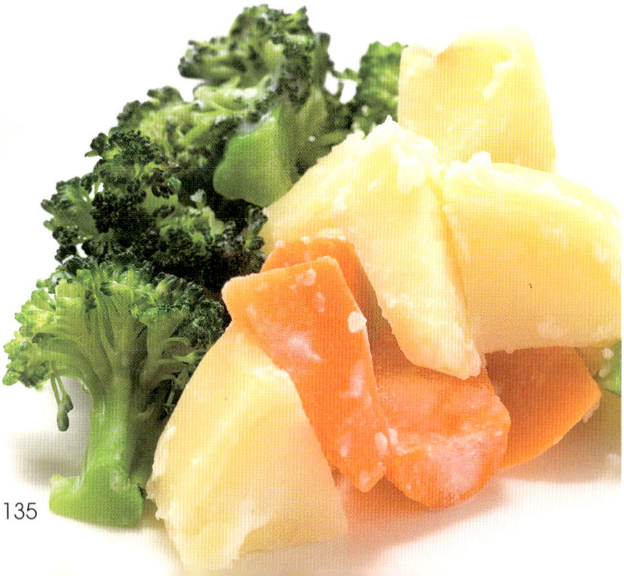

滋養に富んだハチミツの
やさしい甘みがポイント

じゃがいもヨーグルトソースサラダ

134 kcal　脂質 0.9g　塩分 0.1g

材料（1人分）
じゃがいも……100g（1個）
にんじん……30g（1/6本）
ブロッコリー……50g（1/5株）
ヨーグルト（プレーン）……16g（大さじ1）
ハチミツ……7g（小さじ1）

作り方
❶じゃがいも・にんじんは皮をむき、一口大に切り、ブロッコリーは小房に分ける。
❷①をゆでる。
❸ボウルでプレーンヨーグルト・ハチミツを混ぜ合わせ、②を和える。

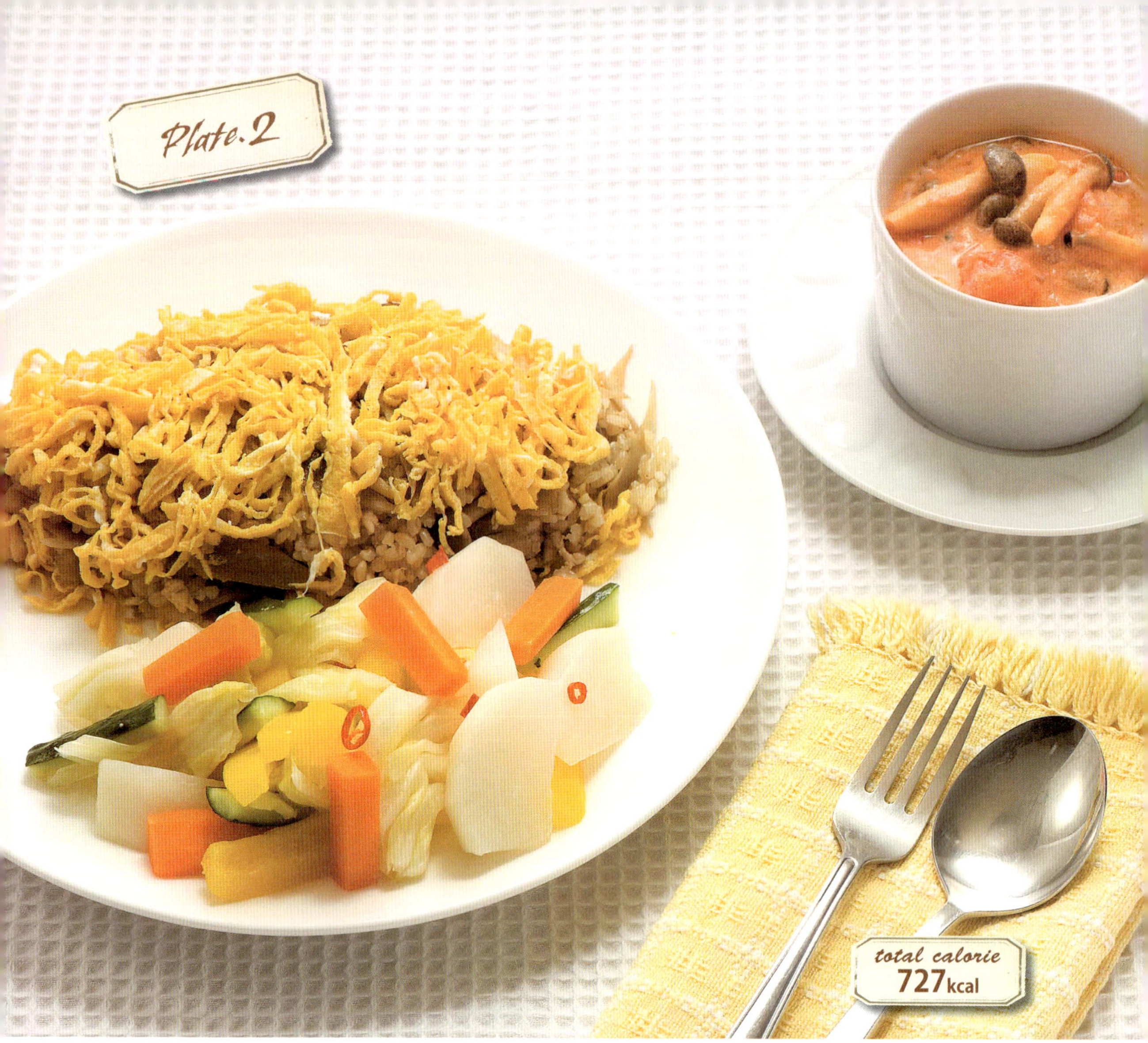
Plate.2
total calorie
727kcal

卵を1/2個しか使わなくても
こんなに華やかで美味しそうに

ごぼう入りオムライス風

467 kcal　脂質 13.8g　塩分 0.9g

材料（1人分）
ごぼう……100g（2/3本）
しめじ……60g（1/2パック）
しょうが……5g（1片）
オリーブ油……4g（小さじ1）
鶏ひき肉……70g
三温糖……8g（小さじ2）
低塩だし醤油……9g（大さじ1/2）
玄米ごはん……100g
卵……25g（1/2個）
こしょう……少々

作り方
❶ごぼうは洗って皮をむき（むかないのが基本）、ささがきにして水にさらす。
❷しめじは石づきを切り落としてほぐし、しょうがは皮をむいてみじん切りにする。
❸フライパンを熱してオリーブ油を敷き、水気をきった①・②・鶏ひき肉を入れて炒める。
❹鶏ひき肉の色が変わったら、三温糖・低塩だし醤油を加えて炒める。
❺玄米ごはんに④を加えてよく和え、器に盛る。
❻ボウルに卵・こしょうを入れてよく溶きほぐす。
❼フライパンで⑥を薄く焼き、せん切りにして錦糸たまごを作り⑤に盛り付ける。

作り置きをしておくと便利
旬の野菜でたくさん作ろう！

よくばりピクルス

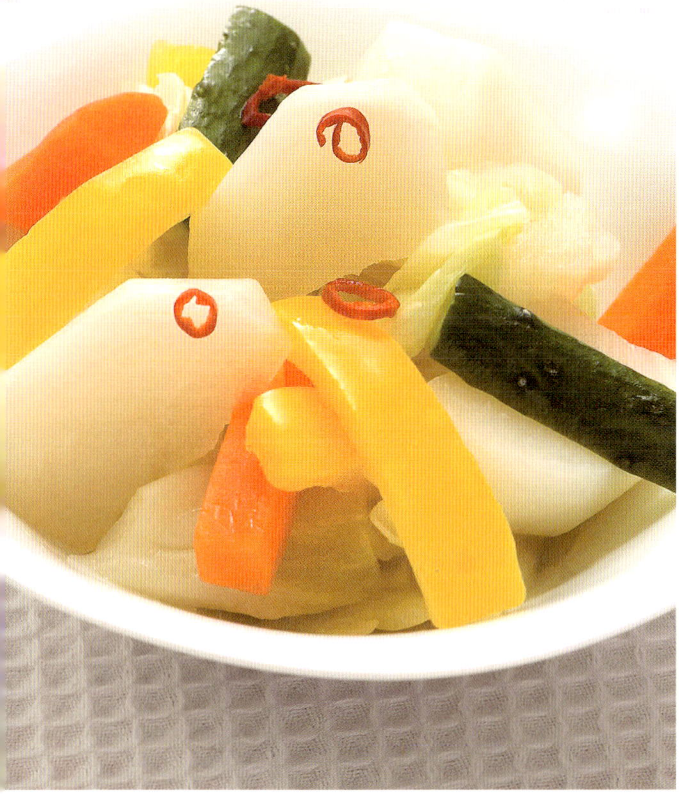

120 kcal　脂質 0.6g　塩分 0.1g

材料（1人分）
かぶ……100g（1個）
にんじん……30g（1/6本）
きゅうり……30g（1/3本）
キャベツ……120g（2枚）
黄パプリカ……80g（1/2個）
三温糖……6g（大さじ1/2）
酢……45g（大さじ3）
水……30g（大さじ2）
昆布……1g
赤唐辛子（輪切り）……少々

作り方
❶かぶは皮をむき、6等分のくし型に切る。
❷にんじんは皮をむき（むかないのが基本）、きゅうりはそのまま3㎝長さのスティック状に切る。
❸キャベツは3㎝角に切り、黄パプリカは1㎝幅に切る。
❹①・②・③をゆでる。
❺鍋に三温糖・酢・水・昆布・赤唐辛子を入れて沸騰させ、火からおろして④を加えて冷蔵庫で冷やす。

赤いトマトの色合いで食欲増進
豆乳イソフラボンも効果的

トマト豆乳スープ

140 kcal　脂質 6.5g　塩分 0.2g

材料（1人分）
トマト……100g（1個）
たまねぎ……50g（1/4個）
しめじ……60g（1/2パック）
顆粒だし……0.5g（小さじ1/6）
トマトジュース（無塩）……50㎖（1/4カップ）
豆乳……100㎖（1/2カップ）
オリーブ油……4g（小さじ1）

作り方
❶トマトはへたをとり2㎝角に切り、たまねぎは皮をむき1㎝角に切り、しめじは石づきを切り落としてほぐす。
❷熱した鍋にオリーブ油を入れて軽く炒め、顆粒だし・トマトジュースを入れて煮る。
❸②に豆乳を加え、沸騰直前まで温める。

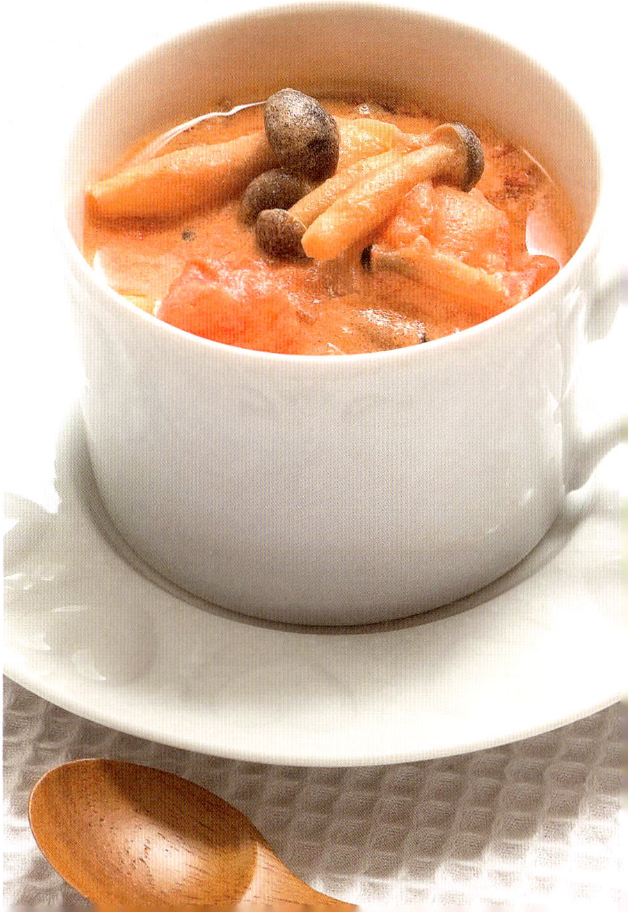

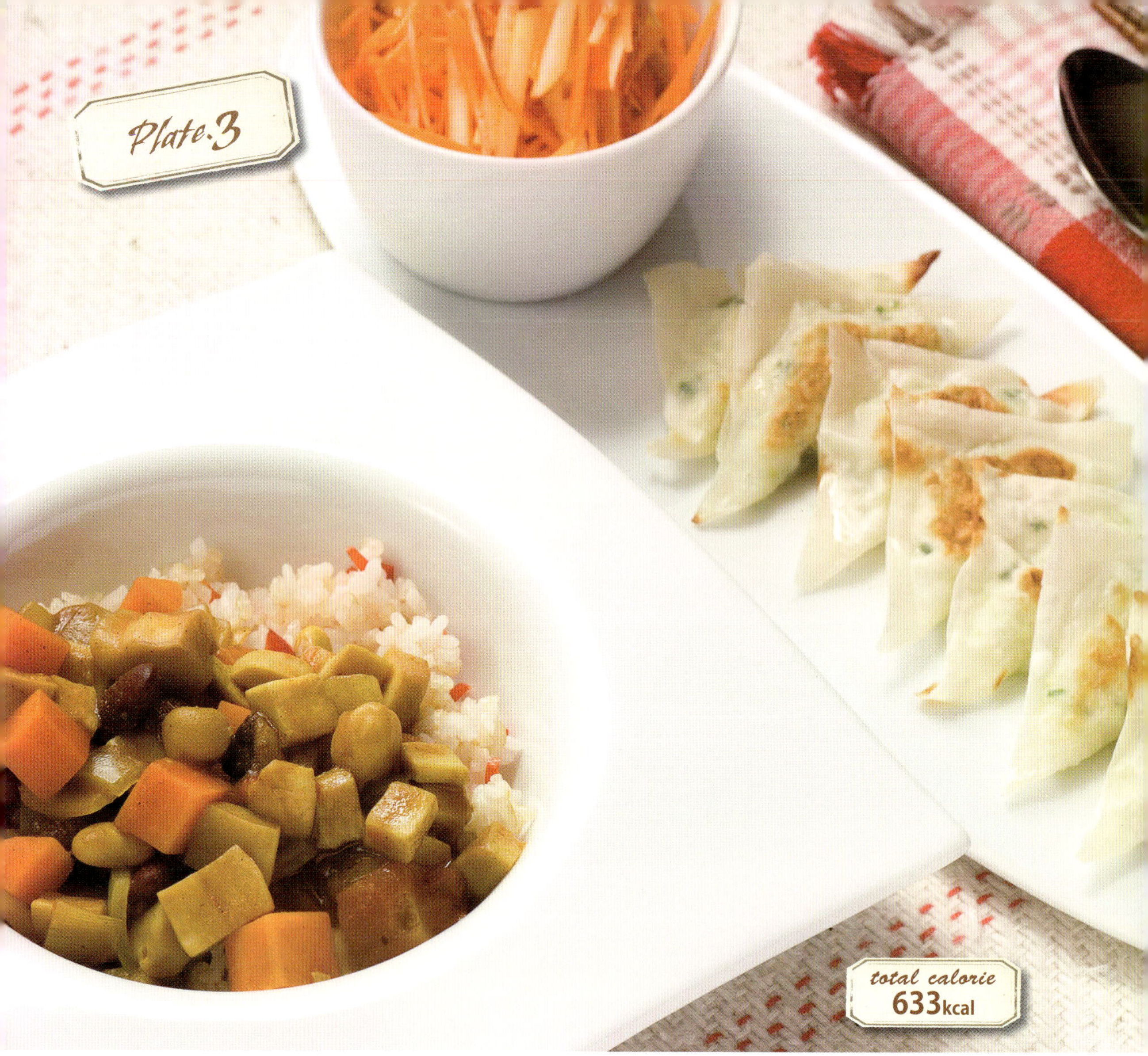
Plate.3
total calorie
633kcal

食が進まないときの頼もしい味方
カレーに豆類をどっさり入れて

豆カレー

275 kcal　脂質 2.8g　塩分 0.3g

材料（1人分）
たまねぎ……30g（1/6個）
にんじん……30g（1/6本）
エリンギ……50g（1本）
ミックスビーンズ缶……20g
大豆（水煮）……10g
水……65mℓ
カットトマト缶……35g
カレー粉……2g
こしょう……少々
赤パプリカ……10g
玄米ごはん……100g
小麦粉……3g

作り方
❶たまねぎ・にんじんは皮をむき1㎝角に切る。
❷エリンギは1㎝角に切る。
❸鍋に、①・②・ミックスビーンズ・大豆・水・トマト缶・カレー粉・小麦粉を入れて煮込む。
❹にんじんが柔らかくなったら、こしょうを入れて味をととのえる。
❺赤パプリカを5㎜角に切り、玄米ごはんに混ぜる。
❻器に⑤を盛り、④をかける。

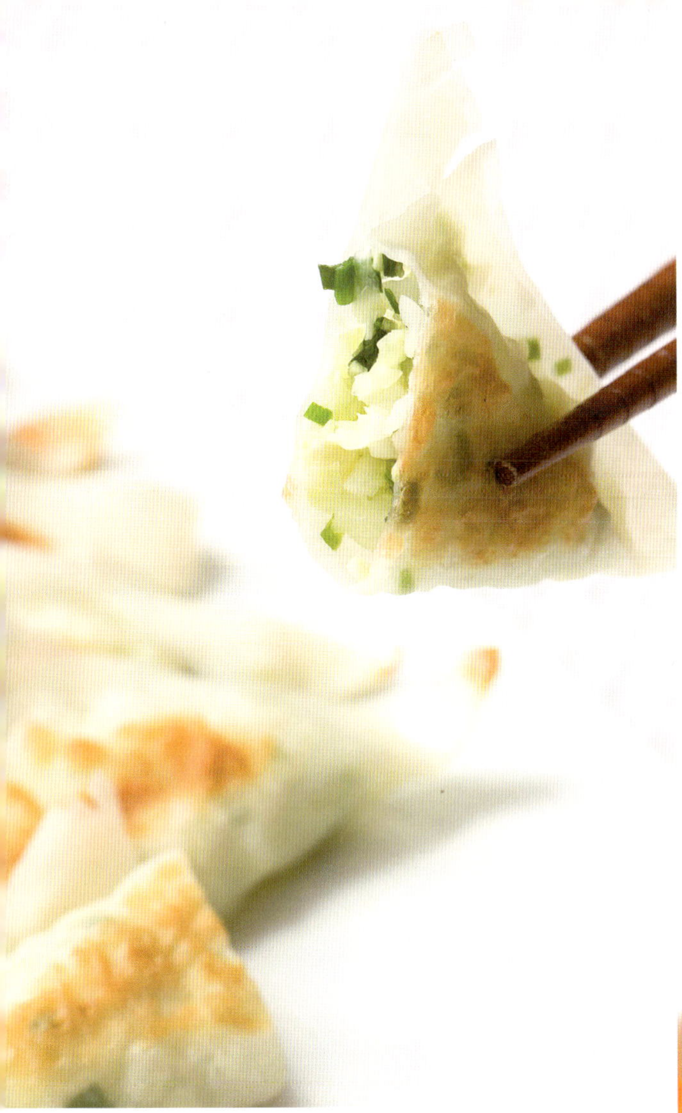

野菜の自然な甘みで
たれをつけなくても満足な味

野菜たっぷり餃子

212 kcal　脂質 1.9g　塩分 0.2g

材料（1人分）
キャベツ……60g（1枚）
ニラ……10g（1/10束）
鶏ひき肉……10g
減塩みそ……1.5g（小さじ1/4）
三温糖……2g（小さじ1/2）
シュウマイの皮……10枚

作り方
❶キャベツ・ニラはみじん切りにする。
❷ボウルに①・鶏ひき肉・減塩みそ・三温糖を入れてよく混ぜる。
❸シュウマイの皮に②をのせ、半分に折り三角にする。
❹フライパンを熱し、③を並べ両面に焼き色がつくまで弱火で焼く。
❺④を器に盛る。

たっぷりつくって時間を置くと
味がなじんで、もっとおいしく

キャロットアップルサラダ

146 kcal　脂質 4.2g　塩分 0.1g

材料（1人分）
にんじん……100g（1/2本）
りんご……120g（1/2個）
オリーブ油……4g（小さじ1）
酢……10g（小さじ2）
ハチミツ……5g

作り方
❶にんじんは皮をむきせん切りにする。
❷りんごは皮をつけたまません切りにする。
❸オリーブ油・酢・ハチミツをよく混ぜ合わせ、①・②を和え、にんじんがしんなりするまで置く。

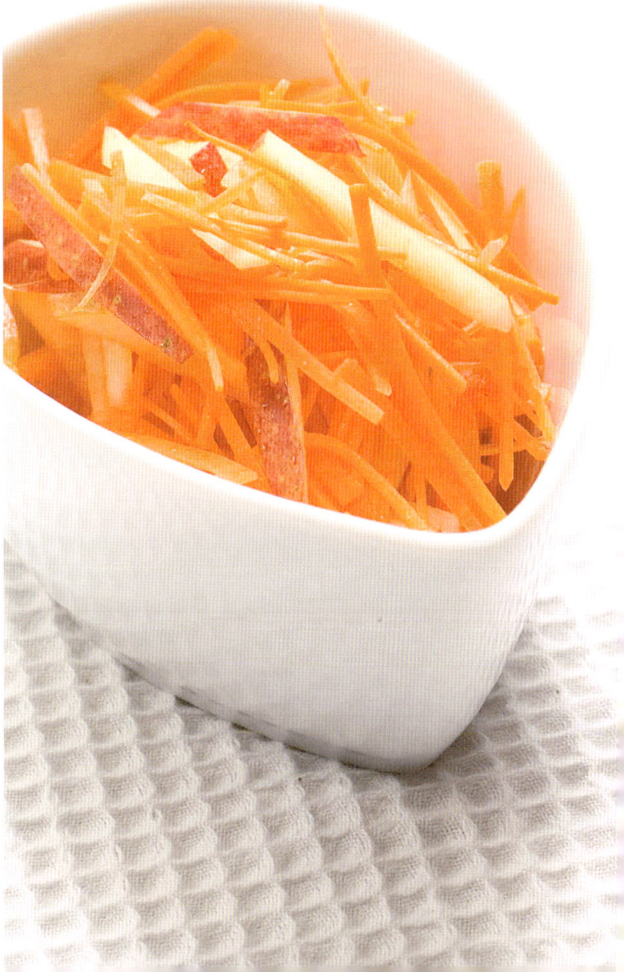

野菜を美味しくたっぷり摂れるドレッシング&ソース

野菜を食べるにも塩分や油の多い市販のドレッシングやソースは禁止。ちょっと味が変わればもっと食べやすいのに……と考えている方も多いはず。では、ドレッシングを手作りしてみてはいかが？しかも、主な材料はいつものりんご・にんじんジュースのしぼりかす！　美味しくて安心なレシピをご紹介します。

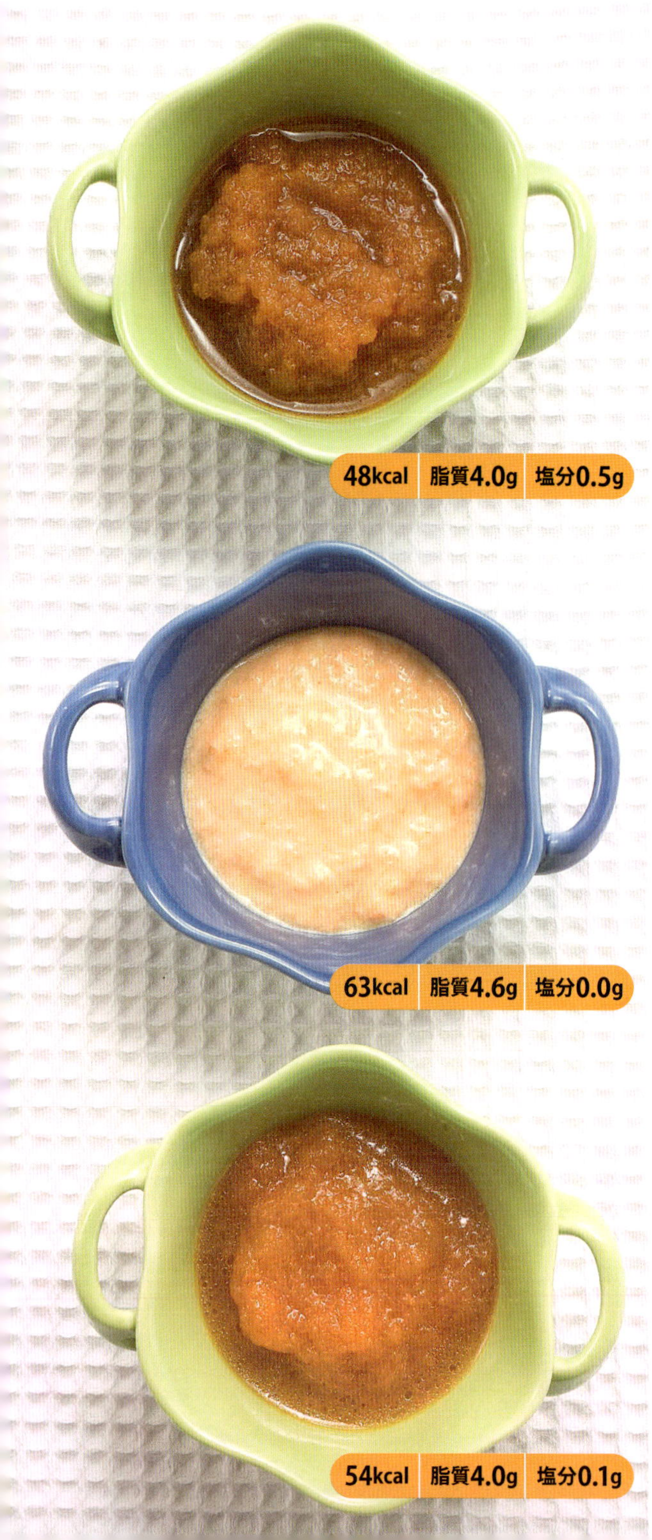
48kcal　脂質4.0g　塩分0.5g
63kcal　脂質4.6g　塩分0.0g
54kcal　脂質4.0g　塩分0.1g

豆腐にかけたり、めんつゆ代わりに

ドレッシング①

材料（5人分）
りんご・にんじん絞りかす……50g
たまねぎ……50g（1/4個）
しょうが……5g（1片）
ごま油……20g
減塩醤油……27g（大さじ1・1/2）
昆布……1g
水……80mℓ

作り方
❶鍋に水と昆布を入れて火にかけ、沸騰直前に昆布を取り出し、だし汁を作る。
❷りんご・にんじんの絞りかすを包丁で細かく刻む。
❸たまねぎ・しょうがは皮をむいてすりおろす。
❹①・②・③・ごま油・減塩醤油をよく混ぜる。

たらこマヨネーズのような味わい

ドレッシング②

材料（5人分）
りんご・にんじん絞りかす……50g
ヨーグルト（プレーン）……100g
酢……15g（大さじ1）
オリーブ油……20g
レモン汁……10g（小さじ2）
ハチミツ……14g（小さじ2）

作り方
❶りんご・にんじんの絞りかすを包丁で細かく刻む。
❷①・ヨーグルト・酢・オリーブ油・レモン汁・ハチミツをなめらかになるまでよく混ぜる。
※にんじんの絞りかすのみでも同量で使用できます。

生野菜に合うプレーンな味

ドレッシング③

材料（5人分）
りんご・にんじん絞りかす……50g
りんご酢……50mℓ（1/2カップ）
ハチミツ……21g（大さじ1）
オリーブ油……20g
水……30mℓ
低塩だし醤油……6g（小さじ1）

作り方
❶りんご・にんじんの絞りかすを包丁で細かく刻む。
❷①・りんご酢・ハチミツ・オリーブ油・水・低塩だし醤油をよく混ぜる。

野菜スティックに合うマイルドな味

ソース①

材料（5人分）

りんご・にんじん絞りかす……50g
絹豆腐……50g（1/6丁）
低塩みそ……10g
オリーブ油……24g（大さじ2）
レモン（果汁）……5g

作り方

❶絹豆腐はよく水切りする。
❷①・りんご、にんじんの絞りかす・低塩みそ・オリーブ油・レモン果汁をフードプロセッサーでなめらかになるまで混ぜる。

※にんじんの絞りかすのみでも同量で使用できます。

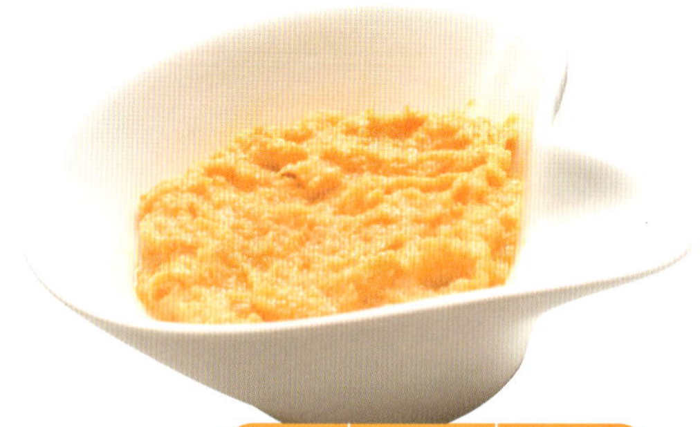

56kcal　脂質5.2g　塩分0.2g

トマトの酸味が魚介類のソテーと合う

ソース②

材料（5人分）

りんご・にんじん絞りかす……50g
トマト……200g（大1個）
たまねぎ……50g（1/4個）
水……50mℓ（1/4カップ）
ごま油……12g（大さじ1）
低塩だし醤油……6g（小さじ1）

作り方

❶りんご・にんじんの絞りかすを包丁で細かく刻む。
❷トマトはヘタを取り1cm角に切り、たまねぎは皮をむいてみじん切りにする。
❸熱したフライパンに①・②を入れて軽く炒め、水を加えて約5分強火で煮る。
❹③にごま油・低塩だし醤油を加えて混ぜる。

※にんじんの絞りかすのみでも同量で使用できます。

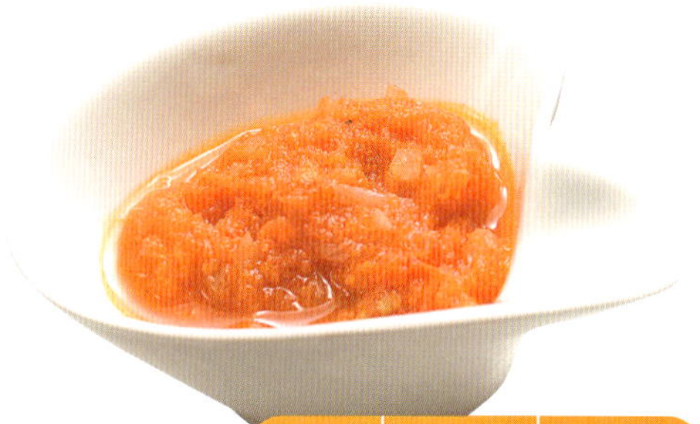

28kcal　脂質2.4g　塩分0.1g

パスタにからめて食べてもおいしい

ソース③

材料（5人分）

りんご・にんじん絞りかす……50g
れんこん……30g
りんご……60g（1/4）
水……50mℓ（1/4カップ）
ハチミツ……24g（大さじ1）
テンメンジャン……3g

作り方

❶りんご・にんじんの絞りかすを包丁で細かく刻む。
❷れんこんは皮をむき1cm角に切り、酢（分量外）を加えた湯でゆでる。
❸りんごは皮をむきすりおろす。
❹鍋に①・②・③・水・ハチミツ・テンメンジャンを加えて火にかけ、ひと煮立ちさせる。

※にんじんの絞りかすのみでも同量で使用できます。

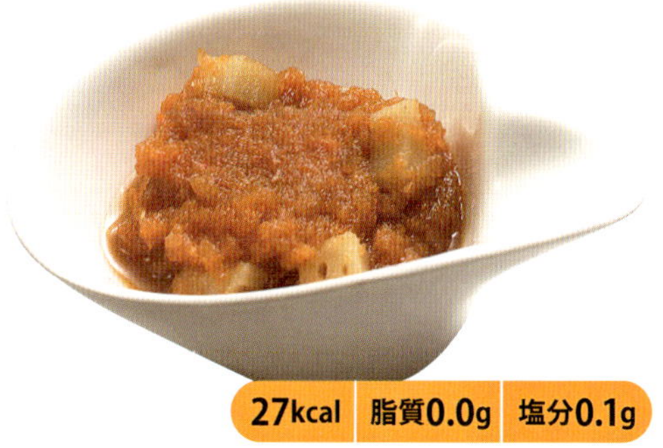

27kcal　脂質0.0g　塩分0.1g

白身魚のソテーに合う、洋食屋さんの味

ソース④

材料（5人分）

りんご・にんじん絞りかす……50g
赤ワイン……100mℓ（1/2カップ）
中濃ソース……9g（大さじ1/2）
トマトケチャップ……15g（大さじ1）

作り方

❶りんご・にんじんの絞りかすを包丁で細かく刻む。
❷鍋に赤ワインを入れ、強火で沸騰させて火を止める。
❸②に①・中濃ソース・トマトケチャップを加えてよく混ぜる。

※にんじんの絞りかすのみでも同量で使用できます。

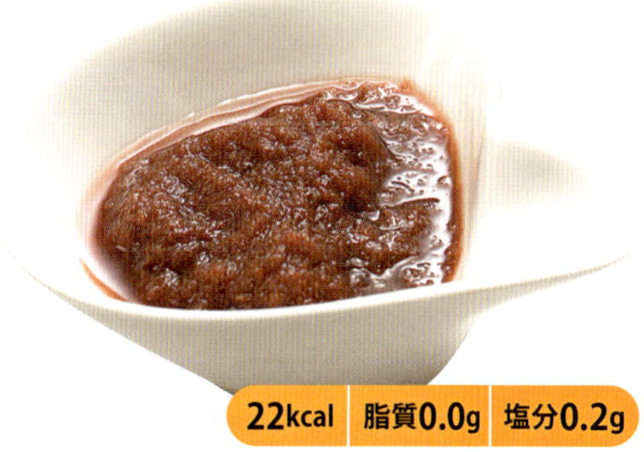

22kcal　脂質0.0g　塩分0.2g

ジュースのしぼりかすを使ったヘルシースイーツ

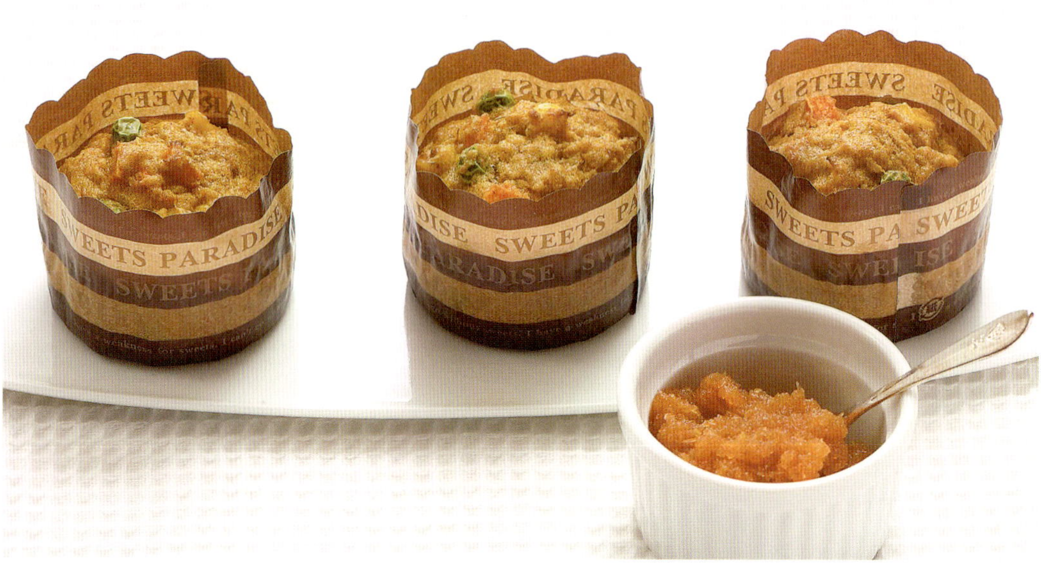

イソフラボン効果の豆乳をプラス！

野菜の中華風カップケーキ

137kcal 脂質3.8g 塩分0.2g

材料（3個分）

にんじん・りんご絞りかす……50g
ミックスベジタブル（冷凍）……30g
全粒粉……50g
ベーキングパウダー……2g（小さじ1/2）
三温糖……20g
卵……50g（1個）
豆乳……30㎖（大さじ2）
ごま油……4g（小さじ1）

作り方

❶絞りかすは細かく刻み、ミックスベジタブルは解凍する。
❷ボウルに全粒粉・ベーキングパウダー・三温糖を入れてよく混ぜる。
❸別のボウルに、卵・豆乳・ごま油を入れてホイッパーでよく混ぜ、①を加えてさらに混ぜる。
❹③に②を入れてよく混ぜ、カップに入れる。
❺180℃のオーブンで15分焼く。

甘さ控えめで合わせやすい基本のジャム

ジャム①

材料・作り方（5人分）

❶りんご・にんじんの絞りかす50gを包丁で細かく刻む。
❷鍋に①・きび砂糖50g・水50㎖（1/4カップ）を加えて火にかけ、弱火でよく混ぜながら水分がなくなるまで煮詰める。
❸②にレモン果汁10g（大さじ2）を加える。
※にんじんの絞りかすのみでも同量で使用できます。

41kcal 脂質0.0g 塩分0.0g

スイーツで気分を和ませて！

白砂糖やバターを使わなくても野菜や果物の自然な甘みを活かせば、美味しくてヘルシーなスイーツのできあがり！　甘いものには気分を和らげてくれる効果があります。心身がリラックスすると免疫力アップも期待できるので、ぜひ試してみてください。

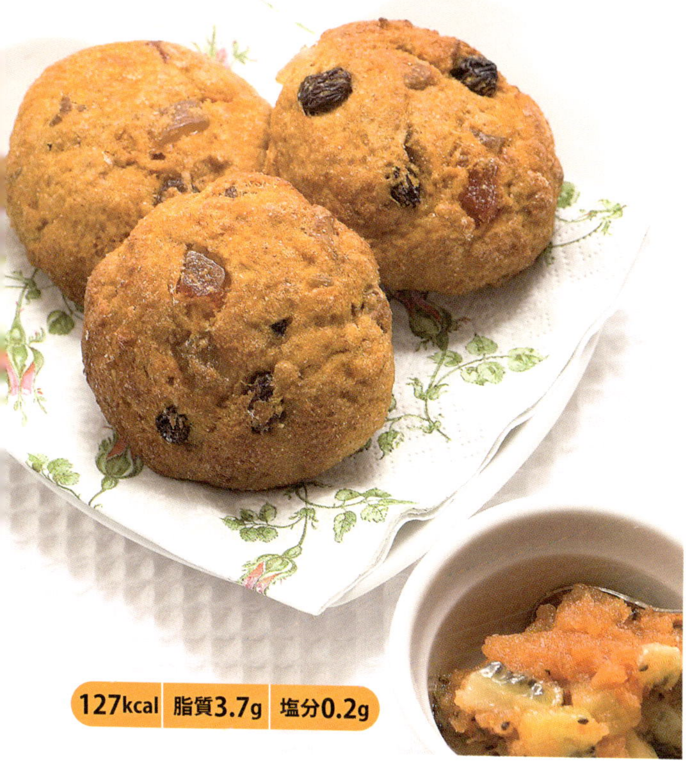

127kcal 脂質3.7g 塩分0.2g

栄養価の高いドライフルーツが決め手

スコーン

材料（6個分）
にんじん・りんご絞りかす……100g
全粒粉……100g
ベーキングパウダー……6g（大さじ1/2）
卵……50g（1個）
ハチミツ……24g（大さじ1）
オリーブ油……4g（小さじ1）
ドライフルーツ……30g
くるみ……15g

作り方
❶にんじん・りんごの絞りかすを細かく刻む。
❷ボウルに全粒粉・ベーキングパウダーを入れてよく混ぜる。
❸別のボウルで卵・ハチミツ・オリーブ油を入れてホイッパーでよく混ぜる。
❹③に①を入れて混ぜ、②を加えたら手でよく混ぜ合わせる。
❺ドライフルーツ・くるみを入れてさらに混ぜ、6等分にして形を整える。
❻クッキングシートを敷いた180℃のオーブンで15分焼く。

キウイフルーツのさわやかな甘みを加えて

ジャム②

49kcal 脂質0.0g 塩分0.0g

材料・作り方（5人分）
❶りんご・にんじんの絞りかす50gを包丁で細かく刻む。
❷キウイフルーツ100g（1個）は皮をむき、1cm角に切る。
❸鍋に①・②・きび砂糖50gを加えて火にかけ、汁気がなくなるまで弱火で煮詰める。
※にんじんの絞りかすのみでも同量で使用できます。

豆乳をホイップして添えても美味しい

ショコラケーキ

材料（7cm×20cm型1台分／10人分）
にんじん・りんご絞りかす……150g
全粒粉……180g
ココア……20g
ベーキングパウダー……12g（小さじ3）
卵……100g（2個）
黒砂糖……50g
豆乳……50mℓ

作り方
❶にんじん・りんごの絞りかすを細かく刻む。
❷ボウルに全粒粉・ココア・ベーキングパウダーを入れてよく混ぜ合わせる。
❸別のボウルに卵・黒砂糖を入れてホイッパーでよく混ぜる。
❹③に①・②を入れてよく混ぜ、豆乳を加えてさらに混ぜる。
❺クッキングシートを敷いた型に入れ、180℃のオーブンで25分焼く。

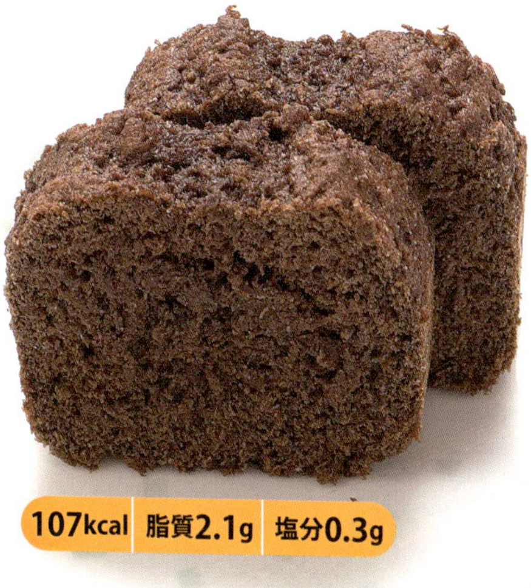

107kcal 脂質2.1g 塩分0.3g

バナナのやさしい甘さで満足感いっぱいに

ジャム③

52kcal 脂質0.0g 塩分0.0g

材料・作り方（5人分）
❶バナナ30g（1/3本）をつぶす。
❷りんご・にんじんの搾りかす50g、きび砂糖50g、水70mℓ、レモン果汁10gを鍋に入れ、5〜10分程火にかける。
❸①、②をミキサーにかけたら鍋に戻し、弱火でよく混ぜながら水分がなくなるまで煮詰める。
※にんじんの絞りかすのみでも同量で使用できます。

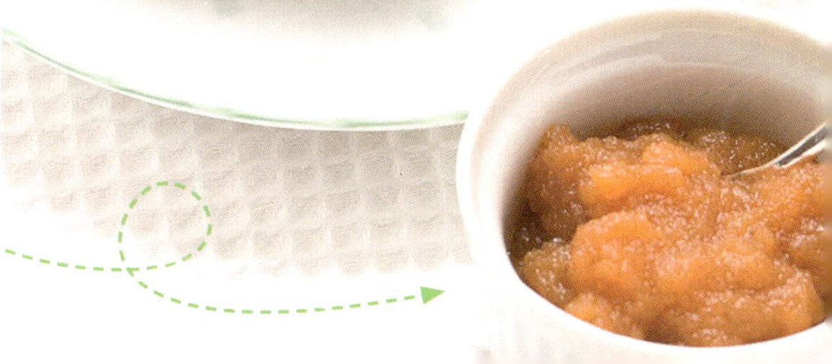

シリーズ好評発売中

Vol.2 『私の晩期がんを治した毎日の献立』
余命半年前後を宣告された、悪性リンパ腫、直腸がん、卵巣がん、乳がん、大腸がん、胃がん、前立腺がんを克服した7名の患者さんの実例レシピ集。『臓器別・がんに勝つ食材事典』つき。

B5判 144ページ

Vol.3 『私の末期がんを治した毎日の献立』
余命3ヵ月前後を宣告された、大腸がん、乳がん、胃がん、肺がん、肝臓がん、食道がん、悪性リンパ腫に勝った8名の患者さんの驚異のレシピ集。6名の治ったその後をレポートする『がん克服患者さんの今』も紹介。

B5判 144ページ

Vol.4 『がんから生還した私の常食とジュース』
早期から末期の肺がん、進行性胃がん、悪性リンパ腫、残胃がん、前立腺がん、胆管がん、すい臓がん、卵巣がん、大腸がんに勝った17名の「常食」と「ジュース」の驚異のレシピ集。済陽式食事療法で治した患者さんの今も紹介。

B5判 144ページ

私のがんを治した毎日の献立

2010年2月23日　第1刷発行
2016年2月24日　第15刷発行

監修　済陽高穂（わたようたかほ）
発行者　鈴木　哲
発行所　株式会社講談社
　　　　〒112-8001　東京都文京区音羽2-12-21
　　　　販売　TEL 03-5395-3606
　　　　業務　TEL 03-5395-3615
編　集　株式会社　講談社エディトリアル
代　表　田村　仁
　　　　〒112-0013　東京都文京区音羽1-17-18　護国寺SIAビル
　　　　編集部　TEL 03-5319-2171
印刷所　日本写真印刷株式会社
製本所　株式会社国宝社

定価はカバーに表示してあります。
本書のコピー、スキャン、デジタル化等の無断複製は著作権法上での例外を除き禁じられております。
本書を代行業者等の第三者に依頼してスキャンやデジタル化することはたとえ個人や家庭内の利用でも著作権法違反です。
乱丁本・落丁本は、購入書店名を明記の上、講談社業務あてにお送りください。
送料小社負担にてお取り替えいたします。
なお、この本についてのお問い合わせは、講談社エディトリアルあてにお願いいたします。

©Takaho Watayo 2010 Printed in Japan
N.D.C.594 143p 26cm ISBN978-4-06-215969-2

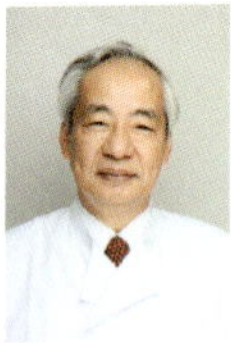

済陽高穂 Takaho Watayo

1970年千葉大学医学部卒業後、東京女子医科大学消化器病センター入局。73年国際外科教室（J.C.トンプソン教授）に留学、消化管ホルモンについて研究。帰国後、東京女子医科大学助教授、94年に都立荏原病院外科部長、2003年より都立大塚病院副院長を経て、08年11月より西台クリニック院長、三愛病院研究所所長。千葉大学医学部臨床教授も兼任しながら現在に至る。主な著書に『治った人が食べていた　済陽式抗がん食材帖』『私の晩期がんを治した毎日の献立』『私の末期がんを治した毎日の献立』（講談社）などがある。